JN218255

獣医学教育モデル・コア・カリキュラム準拠

獣医臨床薬理学

日本比較薬理学・毒性学会 編

編集委員　下田　実　　堀　正敏
　　　　　東　泰孝　　尾﨑　博　　乙黒兼一　　佐々木一昭
　　　　　鈴木一由　　高橋賢次　　寺岡宏樹

近代出版

編集・執筆者一覧 (五十音順) (2017年7月末日現在)

編集（☆☆は委員長，☆は副委員長）

☆☆ 下田 実　東京農工大学 教授
☆ 堀 正敏　東京大学 准教授
東 泰孝　大阪府立大学 准教授
尾﨑 博　東京大学 名誉教授
乙黒 兼一　北海道大学 准教授
佐々木 一昭　東京農工大学 准教授
鈴木 一由　酪農学園大学 教授
高橋 賢次　鳥取大学 准教授
寺岡 宏樹　酪農学園大学 教授

執筆者

東 泰孝　大阪府立大学 大学院生命環境科学研究科 獣医学専攻応用薬理学教室
安藤 貴朗　鹿児島大学共同獣医学部 獣医学科 臨床獣医学講座
伊藤 茂男　北海道大学 名誉教授
上野 儀治　日本中央競馬会本部 馬事部生産育成対策室
大滝 忠利　日本大学生物資源科学部 獣医学科 獣医臨床繁殖学研究室
大橋 秀一　日本全薬工業株式会社 学術部
大濵 剛　山口大学共同獣医学部 獣医学科 生態機能学講座獣医薬理学研究室
大村 一　日本中央競馬会 競走馬総合研究所 運動科学研究室
岡田 啓司　岩手大学農学部 共同獣医学科 産業動物臨床学研究室
乙黒 兼一　北海道大学 大学院獣医学研究院 基礎獣医科学分野薬理学教室
黒田 泰輔　日本中央競馬会 競走馬総合研究所 臨床医学研究室
桑野 睦敏　日本装削蹄協会(出向)認定研修部(執筆時：日本中央競馬会 競走馬総合研究所)
佐々木 一昭　東京農工大学農学部 共同獣医学科 獣医薬理学研究室
佐藤 繁　岩手大学農学部 共同獣医学科 産業動物内科学研究室
佐藤 礼一郎　麻布大学獣医学部 獣医学科 産業動物内科学研究室
下田 実　東京農工大学農学部 共同獣医学科 獣医薬理学研究室
白井 明志　麻布大学獣医学部 獣医学科 薬理学研究室
白石 光也　鹿児島大学共同獣医学部 獣医学科 基礎獣医学講座薬理学分野
鈴木 一由　酪農学園大学獣医学群獣医学類 生産動物医療分野 生産動物外科学ユニット
高橋 賢次　鳥取大学農学部 共同獣医学科 基礎獣医学講座獣医薬理学教育研究分野
田村 周久　日本中央競馬会 競走馬総合研究所 臨床医学研究室
田村 豊　酪農学園大学 動物薬教育研究センター
寺岡 宏樹　酪農学園大学獣医学群獣医学類 生体機能分野 獣医薬理学ユニット
堀 正敏　東京大学 大学院農学生命科学研究科 獣医学専攻獣医薬理学研究室
松山 勇人　岐阜大学応用生物科学部 共同獣医学科 基礎獣医学講座獣医薬理学教育研究分野
水谷 尚　日本獣医生命科学大学獣医学部 獣医学科 産業動物臨床学教室
守山 秀和　日本中央競馬会本部 馬事部生産育成対策室
山岸 則夫　帯広畜産大学 臨床獣医学研究部門(牛病学)
山脇 英之　北里大学獣医学部 獣医学科 獣医薬理学研究室
和田 信也　日本中央競馬会 美浦トレーニング・センター 競走馬診療所

はじめに

　獣医学教育のモデル・コア・カリキュラムが作成されてから，6年が経過しました。この間，モデル・コア・カリキュラムを基礎にした獣医学教育を推進するために，様々な科目で教科書の発刊が推し進められてきました。

　獣医臨床薬理学に関しては，従来教育している大学はごく僅かでしたが，モデル・コア・カリキュラムに組み込まれているため，今後はすべての獣医系大学で教育することとなりました。このため，臨床薬理学の教育に必要な教科書を発刊することとなりました。

　獣医臨床薬理学は，伴侶動物の臨床や畜水産の現場での適切な薬物の使用法を研究する学問分野です。このため，獣医臨床薬理学の講義では，①薬物治療を行う際に必要な医薬品の基礎知識を学ぶ，②投薬方法の根拠となる理論，投薬後に現れる効果や副作用を理解する，③獣医領域で扱う動物における疾病治療を含めた医薬品の使用方法について理解することを主な目的としています。この目的に対応して，第1章では臨床薬理学の基礎的内容を記載しました。第2章では小動物に対する薬物治療法を，第3章と4章では産業動物およびウマに対する薬物治療法について記載しました。

　本書は「獣医薬理学」と同様に，モデル・コア・カリキュラムに定められた項目の一般目標と到達目標のほかにキーワードをまとめ，キーワードが記載されている個所がすぐにわかるように編集しました。また，共用試験に類似した五者択一問題を項目ごとに加えました。

　本書に記述されている個々の薬物の使用法の記述に際しては，多くの学術論文のほかに，Plumb DC 著の "Veterinary Drug Handbook（第3〜8版，Wiley-Blackwell, Iowa）"，Boothe DM 著の "Small Animal Clinical Pharmacology and Therapeutics（Saunders, Pennsylvania），および尾崎　博ら著の「小動物の薬物治療学（オーム社）」を参考にしました。また，参考文献の記載のないものについては，臨床現場での従来から使用されている方法を記載しました。個々の薬物の当該動物における消失半減期や分布容積などの薬物の体内動態パラメータに関しては，可能な限り記載しました。

　この獣医臨床薬理学の教科書は今回が初版となりますが，今後も必要に応じて改訂していく予定ですので，ご意見やご批判をいただければ幸いです。

2017年8月

編集委員　一同

目　　次

第3章　産業動物の薬物治療法

第4章　ウマの薬物治療法

［本書で使われている略語］

（投与方法）

i.m.	intramuscular injection	筋肉内注射
i.p.	intraperitoneal injection	腹腔内注射
i.v.	intravenous injection	静脈内注射
p.o.	oral administration；*per os*	経口投与
s.c.	subcutaneous injection	皮下注射
i.a.	intraarticular injection	関節内注射

（投与回数）

SID	*semel in die*	1日1回
BID	*bis in die*	1日2回
TID	*ter in die*	1日3回
QID	*quater in die*	1日4回
EOD	every other day	2日に1回
q**h	*quaque ** hora*	**時間ごと

（体内動態パラメータ）

$t_{1/2}$	elimination half-life	消失半減期
$t_{1/2}(\alpha)$	half-life of distribution phase	分布相半減期
$t_{1/2}(\beta)$	half-life of elimination phase	消失相半減期
C_{max}	maximum drug concentration	最高血漿中濃度
C_{min}	minimum drug concentration	最低血漿中濃度
T_{max}	maximum drug concentration time	最高血漿中濃度到達時間
AUC	area under the plasma concentration-time curve	血漿中濃度−時間曲線下面積
MIC	minimum inhibitory concentration	最小発育阻止濃度
V_d	volume of distribution	分布容積
CL_{tot}	total body clearance	全身クリアランス
BA	bioavailability	生物学的利用率（生体内利用率）
EC_{50}	50% effective concentration	50%有効濃度

（単　位）

/body	1個体あたり
/kg	体重1kgあたり
/m^2	体表面積1m^{2}あたり

本書のご利用に際して

1. 到達目標の（△）は「獣医学共用試験」の出題範囲外であること，またその後の学習の進行の過程で学んでよいことを示す。

2. 第2章以降に取りあげている薬物名の後ろに付された（○）は，コア・カリキュラムテキスト「獣医薬理学」でキーワードとなっている薬物を示す。

3. 各薬物の用法・用量ならびに体内動態に関する数値は，専門図書や査読付き原著論文を元に細心の注意を払って記載し，その出典をあげた。一方，それらに記載がみつからなかった場合，各薬物の用法・用量は空欄とするか，通常使用例を記載したため，出典はない。また，動物用に承認されている薬の場合も，用法・用量についての出典はない。

4. 薬物動態や薬物間相互作用，有害反応などについてはヒトのデータは記載せずに，極力各章の対象動物における知見を記述することに努めた。薬物によっては対象動物での検証がなされていなかったり，信頼できる情報を得られなかったため，それらについては見出し自身を立てていない。

5. 薬物の使用に際しては，個々の動物の状態に十分注意し，あらゆる可能性を考慮して各獣医師の責任をもって投与して下さい。本書に記載した薬物の用法・用量に関して，著者ならびに出版社はいかなる責任を負うものではありません。

薬物治療を行う際に必要となる医薬品の基礎知識を学び，投薬方法の根拠となる理論，投薬後に現れる効果や副作用を理解する。これらの事項に関わる獣医学領域の特殊性を，特に比較生物学的な立場から理解する。また，産業動物における疾病治療を含めた医薬品の使用方法について理解する。

第1章　薬物治療の基本姿勢

> **一般目標**：薬物治療を行う際の基本姿勢と倫理，投薬方法の根拠となる理論，投薬後に
> 現れる効果や副作用，残留について理解する。

競走馬を含めた伴侶動物から産業動物に至るまで，多種の動物に対して合理的かつ安全な薬物療法を行うためには，獣医師は関連する多くの法規を十分理解し，高度な獣医師倫理観を身につける必要がある。同時に，薬物の投与法や剤型の特徴を理解し，各薬物の各動物種における体内動態パラメータ，有害反応，薬物間相互作用などの違いについての知識を十分身につけなければならない。

1. 薬物治療の基本姿勢と倫理

> **到達目標**：薬物治療における基本姿勢と倫理を説明できる。
> **キーワード**：インフォームド・コンセント，原因療法，対症療法，適応外使用，薬物の使用禁止
> 期間，獣医師法，医薬品医療機器等法，食品衛生法，ポジティブリスト制度，飼料
> 安全法，麻薬及び向精神薬取締法，獣医師倫理，ヘルシンキ宣言，動物愛護管理法，
> 動物福祉

1）獣医薬理学から獣医臨床薬理学へ

獣医師は薬の作用機序と副作用の知識に基づき薬の投与計画を作り，有効かつ安全に薬を使用しなければならない。わが国には約26,000の医薬品が流通し，その中で医師の処方が必要な薬の数は約16,000である。動物用医薬品等データベース[注1]に登録されている動物用医薬品数は，処方箋が不要な薬あるいは用量が異なる同一製剤も含まれているが，約19,000にもなる（**表1−1**）。

獣医師が動物病院で使用する薬の7〜8割は人体用医薬品である。薬効分類でみるとワクチン類や抗寄生虫薬はすべて動物用医薬品であるが，動物用医薬品の薬効分類にはない抗悪性腫瘍薬は，すべて人体用医薬品を使用する。高度な獣医療を提供する場合，人体用医薬品を使う割合が増える。『獣医薬理学』（近代出版，2013年）の教科書には約500種の薬が記述されているが，薬物治療を有効かつ安全に行うためには，これらの薬の使用方法を十分に理解する必要がある。

表1−1　対象動物別の薬剤登録件数（動物用医薬品等データベースで検索）

	イヌ	ブタ	ネコ	ウシ	ウマ	鶏	衛生害虫
2013年	1,406	1,040	971	947	446	409	293
2006年	1,112	948	797	875	386	396	260

イヌの動物用医薬品が最も多い。近年イヌとネコの製剤数が顕著に増加している。

注1　動物医薬品検査所のホームページには動物用医薬品等データベースが公開されている（http://www.nval.go.jp/asp/asp_dbDR_idx.asp）。製造販売承認を受けている動物用医薬品や医薬部外品の情報を入手できる。

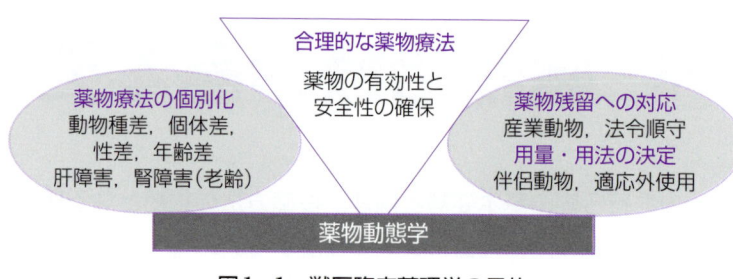

図1-1　獣医臨床薬理学の目的

2）獣医臨床薬理学と臨床薬理学の役割

　医学領域の臨床薬理学は，薬害の発生を抑えることを目的とした学問分野である。たとえば，1959年から約1年半の間に，欧州や日本において妊娠女性がサリドマイド（鎮静・睡眠薬）を服用した結果，3,900名の新生児に奇形が生じ，日本でも300名を超える子供が被害を被った。薬学は薬の化学構造に関する研究，また薬理学は薬の作用機序に関する研究に主眼がおかれており，薬の使い方に関する科学分野がないことが指摘された。WHO[注2]は1970年「実験動物における薬理学」から「人における薬理学」への転換を図るべきであると提言した。これを契機に医師の経験に頼る薬物療法ではなく，科学的根拠に則った安全で有効な薬物療法を行うための教育研究が求められるようになった。このような状況下で，①人体薬理学の研究，②臨床薬物動態学の研究，③臨床薬効評価に関する研究を行うことを目的として，1980年に日本薬理学会から分かれて日本臨床薬理学会が設立され，「臨床薬理学は，薬物の人体における作用と動態を研究し，合理的薬物治療を確立するための学問である」と定義した。

　獣医療においても科学的根拠に基づき合理的な薬物治療を確立することは当然のことである。さらに獣医師は多種類の動物を扱うので，それぞれの動物種に対する薬物動態を知ることも，安全で有効な薬物治療を行うためには不可欠である。一方，獣医療における薬物治療は，以下の点で医療とは異なっている。①伴侶動物に人体用医薬品を使用する場合は，用量・用法を自己責任で決めなければならない。②産業動物に対する薬物治療は，可食組織における薬物の残留阻止を最優先に考えねばならない。

　獣医臨床薬理学の目的は，①臨床薬理学と同様，薬の安全性と有効性を科学的に評価し合理的な動物の薬物療法を教育・研究すること，②動物種差を理解し，薬物治療の個別化を図り個々の動物に最適の薬物治療を行うこと，③産業動物の場合は，可食組織における薬物残留を抑え食品の安全を確保することにある。これらはいずれも薬物動態学を基礎にすれば達成できるものであり，獣医臨床薬理学においては薬の体内動態を理解することが基本となる（図1-1）。

3）合理的な薬物治療

　獣医療行為を行うにあたり獣医師は動物の飼い主に疾病の状態，病名や治療の方針を説明し理解してもらい，そのうえで治療方針に同意してもらわねばならない。これをインフォームド・コンセントinformed consentと呼ぶ。また，薬物治療にいくつかの選択肢があるときには，獣医師は最良と考えた

注2　**WHO**（World Health Organization）：世界保健機関。保健衛生分野の国連専門機関で，1948年に設立された。「すべての人民が可能な最高の健康水準に到達する事」を憲章に定め，幅広い活動を行っている。

治療法の合理性と妥当性，費用，副作用，さらに予後などに関する情報も提供し，飼い主が理解するまで説明しなければならない。獣医療において，飼い主との信頼関係の構築は獣医師の最も重要な責務の一つである。

　薬物治療は大きく原因療法と対症療法に分類できる。前者は疾病による症状の真の原因を取り除き，健康な状態に回復させるための治療法であるが，後者は症状の緩和や消失を主な目的とする治療法である。対症療法では症状の根本原因を除去できないので，一般的には原因療法が望ましいが，症状の原因の複雑さ，疾患の進行の程度，そのときの全身状態などによっては原因療法が難しい場合も多い。理想的には対症療法と原因療法をバランスよく組み合わせ，症状を緩和しつつ原因を取り除く。

　薬物治療を行うときには，薬の期待する作用（主作用）の他に期待しない作用（副作用：主作用には関連のない作用）が生じる可能性を認識する必要がある[注3]。薬の作用には個体差があるために適切な投与量であっても効き過ぎる場合，あるいは過量投与により副作用が生じることがある。副作用の中で，特に動物の健康にとって好ましくない作用を発現する場合を有害反応（16頁も参照）という。高齢動物は一般的に多病になり多種類の薬物が処方され，有害反応が起こるリスクが高まる。併用禁忌の薬物も多いので注意が必要である。

　獣医師は様々な動物種を治療するので，薬物反応の動物種差も考慮しなくてはならない。薬物反応に影響を与える要因は薬物側と生体側に分けることができ，前者は主として製剤的な要因や薬物間相互作用などが，後者は遺伝的要因，生理的要因，病理的要因などがあげられる。さらに，生体側の要因である薬物代謝の動物種差が，薬物の相互作用の程度（薬物側の要因）に影響を与えることもある[注4]。

　薬物治療における適用量の決定は，最も留意すべき点である。人体用医薬品を伴侶動物に使用する場合は，獣医師の責任で用量・用法を決めねばならない。この適応外使用で有害反応が起きた場合は獣医師が責任を負うことになる。小動物獣医療においては，様々な方法で用量・用法に関する情報を集め，動物種差や動物個体の体内動態を把握したうえで薬用量の最適化を図らねばならない。

　薬物動態学pharmacokineticsと薬力学pharmacodynamicsは，これらの問題を解決するための学問である。古くから薬の用量は経験により決定され，投与量と薬効の相関関係が前提であった。しかし，投与量–薬効の関係よりも，薬物の血漿中濃度と効果との関係を指標とする方が，客観的かつ科学的なアプローチであることが示されており，これらに基づき薬物治療を行う必要がある。産業動物を扱う獣医師は，動物用医薬品の有効性と安全性のみではなく，法律で定められた用量・用法で使用し，薬物が可食組織に残留しないように留意しなければならない。薬物の使用禁止期間[注5]も薬物動態データから算出される最大残留基準値maximum residue level（MRL）から求められる。

注3　動物医薬品検査所のホームページには副作用情報データベースが構築されている（http://www.nval.go.jp/asp/se_search.asp）。薬の品名，主成分名，生物学的製剤名から，今まで獣医師が報告した副作用情報を検索できる。

注4　フェノール骨格をもった非ステロイド系抗炎症薬nonsteroidal anti-inflammatory drugs（NSAIDs）はグルクロン酸抱合により代謝される。ネコ科の動物はこのグルクロン酸抱合能が弱いため有害作用が生じやすい。

注5　薬物の使用禁止期間：「医薬品医療機器等法（旧「薬事法」）」の規定に基づき使用者が遵守すべき基準（使用基準）として定められたもので，これに違反した場合は罰則が設けられている。これに対し，休薬期間は個々の医薬品の承認事項である。法律による遵守義務はないが，これらの期間が守られなければ食品中に薬の成分が基準値を超えて残留し，「食品衛生法」違反となるおそれがある。
　動物用医薬品の休薬期間と使用禁止期間を第3章180頁にまとめた。

4) 関連法規

(1) 医薬品，医療機器等の品質，有効性及び安全性の確保等に関する法律(医薬品医療機器等法)

獣医師の職務・資格などを規定した「獣医師法」や診療施設の開設・管理および獣医療を提供するために必要な事項を定めた「獣医療法」に加えて，「医薬品医療機器等法」なくしては獣医師の業務は成り立たない。「医薬品医療機器等法」は薬の製造と販売を規制する規制法であるが，条件を満たせば製造と販売に関して行政の承認・許可を得ることができる。薬の製造に関しては厚生労働大臣(動物用医薬品では農林水産大臣)が，また販売に関しては都道府県知事などが許認可権をもつ。医薬品は一般の人は購入できないが，医師，歯科医師および獣医師は例外とされており，診療業務で自由に薬物を購入し使用できる。

獣医師が医師や歯科医師と大きく異なる点は，「動物用医薬品及び医薬品の使用の規制に関する省令」により使用者が遵守しなければならない基準(使用対象動物，用法および用量，薬物の使用禁止期間)が定められている薬がある点である。薬物治療を行うときに，可食組織に薬が残留することを阻止するための法的枠組みの一つである。

(2) 食品衛生法

「食品衛生法」では古くから「食品は抗生物質を含有してはならない」と規定され(不含有基準)，一部の動物用医薬品(ホルモン剤や寄生虫駆除薬など)に関しては測定法と残留基準が規定されていた。さらに，農薬や動物用医薬品の残留を規制できるポジティブリスト制度が構築された(図1-2)。この制度は食品中の残留基準が設定されていない農薬，動物用医薬品および飼料添加物に関して，これらが残留する食品の流通を原則的に禁止することを目的としている。ミネラルや重曹など，食品中に残留しても健康を損なうおそれのないものを除き(対象外物質)，食品にかかわる成分規格が設定されていないもの(残留基準がないもの)については，ヒトの健康を損なうおそれのない一律の基準値(0.01 ppm)を設定している。成分規格が設定されているもの(残留基準があるもの)については，その基準値を超えて食品中には残留してはならないと規定した。

また「食品衛生法」では，遺伝毒性や発がん毒性など，許容限度値が設定できないものは食品中には含有してはならない(不検出基準)と定められている。

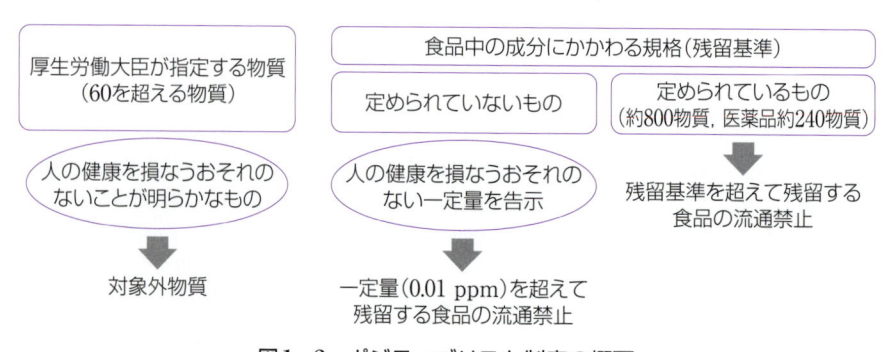

図1-2 ポジティブリスト制度の概要

「食品衛生法」においてポジティブリスト制度が導入され，食品中に農薬や動物用医薬品が残留した場合の流通禁止について規定した。

表1-2　飼料添加物

	医薬品医療機器等法	飼料安全法
手続き	農林水産大臣が品目ごとに審査して承認，許可を与える	農林水産大臣が省令で定める用途に適するとして指定したもの
対象内容	①日本薬局方に収められているもの ②診断，治療，予防に使用されるもの ③身体の構造，機能に影響を及ぼすことが目的とされるもの	①〜③の目的で飼料に添加するもの 　①飼料品質の低下防止 　②飼料の栄養成分の補給 　③飼料が含有する栄養成分の有効利用の促進
製造する品目	業者が品目ごとの承認を農林水産大臣から得ることが必要	業者が基準または規格が定められた飼料，飼料添加物のうち製造する品目を農林水産大臣に届出
検査機関	動物用医薬品検査所	農林水産消費安全技術センター
使用の規制	抗菌性物質（すべてではない）について使用対象動物，用量，用法，使用禁止期間が定められている	抗菌性物質を添加できる飼料，添加量の基準が定められている

ヨーロッパでは成長促進剤としての抗菌薬の飼料添加は認められていない。

(3) 飼料の安全性の確保及び品質の改善に関する法律（飼料安全法）

　動物用医薬品は，「医薬品医療機器等法」に基づき農林水産大臣が品目ごとに審査して承認・許可しているが，「飼料安全法」により飼料添加物として定義されている抗菌薬がある。これは飼料が含有する栄養成分の有効利用を促進することを目的として飼料に添加される抗菌薬で，添加できる飼料と添加量の基準が定められている（表1-2）。治療目的で飼料に添加する抗菌薬は飼料添加剤と呼ばれ「医薬品医療機器等法」の規制を受ける。一方，飼料添加物としての抗菌薬は，疾病を予防し動物の増体量を増すことができるので，生産性向上薬とも呼ばれる。飼料添加物を含む飼料で飼育した産業動物は，食用を目的としてと殺する前7日間は休薬しなければならない。一方，飼料添加物として使用する抗菌薬は耐性菌を増やす可能性も指摘されている。日本ではこのリスクを科学的に調べるために，広範囲に家畜の糞便から細菌を分離して，薬剤耐性菌に関する実態調査を行っている。

(4) 麻薬及び向精神薬取締法

　「麻薬及び向精神薬取締法」は，麻薬および向精神薬の輸出入，製造，譲り渡しなどを取り締まる法律である。獣医師は麻薬施用者として疾病治療の目的で麻薬を施用すること，麻薬を使用している診療施設では麻薬管理者として麻薬を管理することができる。麻薬施用者や麻薬管理者になるためには都道府県知事に申請しなければならない。麻薬施用者は使用した麻薬とその数量などの必要事項を診療簿に，また麻薬管理者は麻薬の譲り受けなどの必要事項を帳簿に記録しなければならない。また診療施設で施用した麻薬を毎年知事に届け出なければならない。

　向精神薬は，その乱用の危険性と治療上の有用性により，第一種，第二種および第三種向精神薬に分類されている。譲り渡しまたは廃棄したときは帳簿に記録しなければならない。

(5) 毒物及び劇物取締法

　この法律は化合物の急性毒性の強さにより毒物と劇物を指定し，製造，輸入，販売，取り扱いを取り締まることを目的としている。「医薬品医療機器等法」で毒薬や劇薬に分類されている医薬品および医薬部外品は，この法律からは除外されている。「医薬品医療機器等法における毒薬と劇薬」と「毒物及

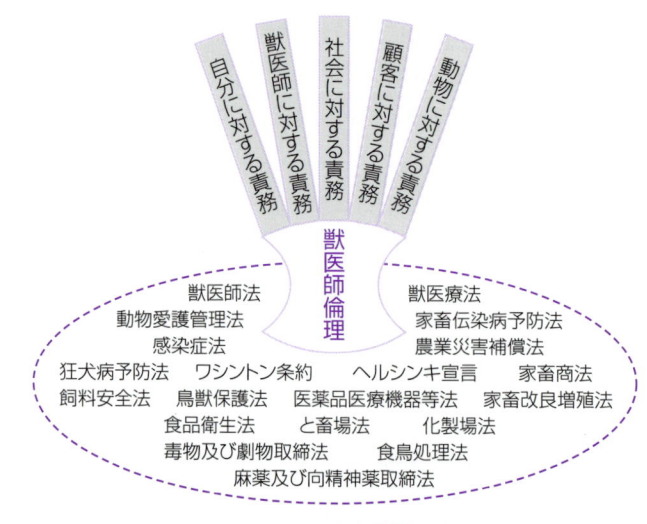

図1-3　獣医師倫理と法律

獣医師は多くの法律とかかわる職業である。高い倫理観をもち，その職責を担わなければならない。

び劇物取締法における毒物，劇物」は異なる分類であり，表示方法も異なる。

5）獣医師倫理

　獣医療には，専門的な職業倫理が必要となる。職業倫理は社会倫理や個人倫理の中間的なものであり，獣医師はそれぞれの考え方に基づいて獣医師倫理を構築しなければならない。

　獣医師には次の5つの責務（責任）[注6]，①社会に対する責務，②顧客（飼い主）に対する責務，③他の獣医師に対する責務，④自分自身に対する責務，⑤動物に対する責務がある。獣医師倫理は，職業上これらが複雑に絡み合った問題が起きたときに，これを解決するために最優先すべき責務を判断するための実践倫理であるべきである。たとえば，飼い主に健康なイヌの動物の安楽死処分を頼まれたときには，獣医師は飼い主，動物と自分自身に対する責務を天秤にかけ，最優先すべき責務に基づき行動することになる[注7]。産業動物の薬物治療において，薬物残留の阻止や薬剤耐性菌の発現抑制などは，獣医師が最優先しなければならない社会に対する責務である（図1-3）。

注6　バーナード・ローリン著（竹内和世 訳，浜名克己 監訳）：獣医倫理入門―理論と実践―．白揚社，東京，2010
注7　顧客からの依頼，動物を安楽死させたくないという個人の信念および健康動物の処分とアニマルウェルフェアとの対立，という3つの責務の中で決断することになる。

（1）動物の愛護及び管理に関する法律（動物愛護管理法）

　ヘルシンキ宣言には，一般的に受け入れられる科学的原則に従って，実験動物の福祉を尊重し，適切な動物実験を行うことなどが明記されている。わが国の「動物愛護管理法」では，動物を終生飼育動物〔家庭動物（伴侶動物）と展示動物〕と非終生飼育動物（産業動物と実験動物）に分けている。非終生飼育動物の場合は，生きている間の「苦痛などの軽減」に重点がおかれる。実験動物の福祉・動物実験の適正化の原則として「3R（苦痛の軽減，代替法の活用，動物使用数の削減）の原則」がこの法律には明記されており，動物実験では3Rに十分配慮する必要がある。また産業動物においては5 freedoms（飢え

と渇きからの自由，苦痛と不快感からの自由，傷害や疾病からの自由，恐れと不安からの自由，生理的な行動の自由）が，アニマルウェルフェアにおいて重要な指針となる。

(2) 動物福祉

「動物愛護管理法」では，すべての動物に対する虐待を公序良俗に反するものとして禁止している。昔は社会的な風潮もあり，獣医師は動物に対する責務を他の責務よりも少し低く扱っていた。しかしながら，動物に対する倫理観が動物福祉，アニマルウェルフェアという概念を生み，社会に定着しつつある現代においては，獣医師は動物の代弁者として行動する必要がある。将来，動物福祉という社会倫理はさらに大きく発展する可能性があるので，社会の動向に合わせて獣医師倫理も発展させる必要がある。

（伊藤茂男）

2. 薬物の投与方法と剤型

> 到達目標：薬物の投与量，投与間隔，投与経路について動物種と臨床例を考慮して説明できる。
> キーワード：剤型，静脈内注射，溶剤，皮下注射，筋肉内注射，懸濁剤，経口製剤，腸溶剤，
> 　　　　　　徐放剤，エリキシル剤，飼料添加剤，飲水添加剤，直腸内投与，吸入

　動物の薬物治療を行う際には治療目的に合致する薬物を選択し適切な投与計画で投与しなければならない。その際には，薬効を発揮してほしい部位（組織）に，薬効を発揮するのに適切な濃度を適切な時間維持できるような投与量や投与経路を選択する。たとえば，細菌性肺炎であれば，その起因菌に有効な抗菌薬を選択し，肺組織へ薬物を到達させるために，静脈内注射などの全身投与により適切な薬物量を肺組織へ到達させることを考える。

　薬物がその原体のまま医薬品として動物に使用されることはほとんどなく，通常は剤型に加工された上で動物に投与される。剤型とは薬が動物に投与される最終形態のことをいい，代表的なものとして，錠剤，注射剤，経皮吸収製剤などがある。使用目的や薬物，適用する部位によって異なるが，できるだけ投与が容易であり目的とする効果が効率よく発現する剤型を選択する。

　投与経路としては，注射による投与と注射以外の投与がある。注射による投与では薬物通過の障壁となる皮膚や粘膜を回避できるため，高分子薬を含め，ほとんどの薬物の投与が可能である。注射による投与部位としては，静脈内，皮下，筋肉内，脊髄腔などがある。また，注射以外の投与方法で投与された薬物の体内移行には吸収過程が存在するのが大きな特徴である。その投与経路としては，経口，経皮（膚），経粘膜，経直腸などがある。

1) 静脈内注射とその剤型

　静脈内注射は直接血管内に投与できるため，薬効の速やかな発現が期待できる。一方，急速に投与すると血中濃度および組織内濃度が急速に上昇するため，有害反応（16頁 参照）も速やかに発現しやすいので注意が必要である。静脈内注射は大量投与が可能であり，組織刺激性の高い薬物も投与可能である。また，注射量の調整や持続投与も可能である。図1-4のように，持続注入（点滴など）では投与速度

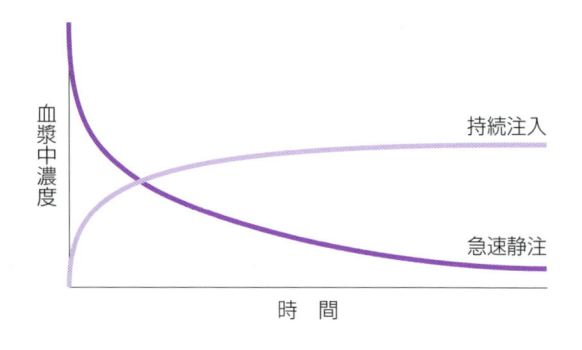

図1-4　急速静注と持続注入

を調整することができるため定常状態で持続効果が期待できる。

　薬物を溶解する溶剤には水溶剤と有機溶剤がある。水溶剤では薬物は弱酸か弱塩基なので、塩型の水溶液が用いられる。弱酸塩ではナトリウム塩やカリウム塩などがあり、弱塩基では塩化水素塩などがある。脂溶性の高い薬物には有機溶剤が用いられる場合がある。また、これら注射用溶剤や薬物そのものに刺激性がある場合があり、これらを血管外に漏らすと炎症を起こすことがあるので注意が必要である。このような刺激性をもつ注射用溶剤や薬物の筋肉内注射や皮下注射への流用はできない。また、脂溶性がきわめて高い薬物は乳化剤として用いられる。当然、静脈内注射用製剤は滅菌処置が必須である。

2) 筋肉内注射・皮下注射とその剤型

　筋肉内注射も皮下注射も全身循環へ到達するには吸収の過程を経る。皮下組織内に投与された薬物は単純拡散によって毛細血管やリンパ管を経て全身循環へ到達する。これら投与方法は、経口投与で用いることのできない薬物の投与経路として使われる場合や、吸収が著しく遅くあるいは生体内利用率が著しく低く経口投与では効果が期待できない動物種に用いられる場合がある。特に、筋肉内注射は獣医領域では、ウシやブタにおける汎用投与経路である。また、消失の速い薬物の効果を持続させるために懸濁剤が用いられることもある(図1-5)。しかし、吸収の過程が存在するので、全身循環への移行には時間差があり、同じ薬物でもその製剤の違いにより持続時間が異なることがある。なお、筋肉内注射は筋肉の損傷につながるため、繰り返しの注射は避ける。

　薬物が溶剤(水溶剤、有機溶剤)に完全に溶解した製剤の他、薬物の粒子が液体中に分散した状態の懸濁剤もよく使われる。懸濁剤には水性懸濁剤および油性懸濁剤がある。溶剤に完全に溶解している筋注製剤でも水と接触することで沈殿する可能性もあり、安易に静脈内注射はすべきではない。また、他の注射用製剤と混合すると吸収特性が変わる可能性もある。また、皮下注射では、体液と等張の水溶液として投与することにより組織の障害を少なくすることが望ましい。

3) 経口投与とその剤型

(1) 経口投与後の薬物動態と製剤

　経口製剤も主薬である薬効成分に溶剤や賦形剤などを組み合わせて剤型化されている。液剤やエリキシル剤などの液状製剤の場合は薬物が溶媒に溶解しているため、溶解した薬物が吸収部位の消化管粘膜に接触し吸収される。錠剤やカプセル剤、顆粒剤などの固形剤では、消化管の水分を得て崩壊し微粒子

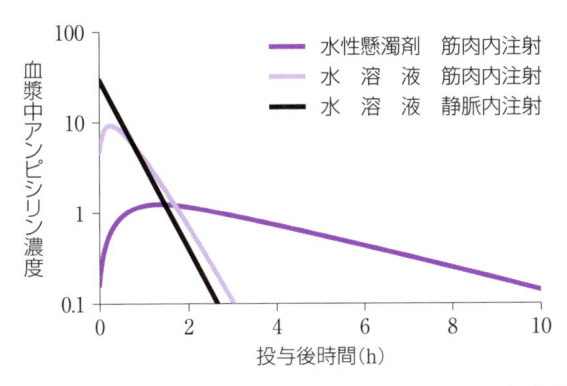

アンピシリンの水溶液を筋肉内注射すると速やかに血漿中濃度が高くなり，アンピシリンの水溶液を静脈内注射したときとほぼ近い挙動を示し，消失が速い薬物であることがわかる。

一方，アンピシリンの水性懸濁剤を筋肉内注射した場合は，血漿中濃度の上昇が緩やかで消失も緩やかである。同じアンピシリンでも懸濁剤として筋肉に投与した場合は，投与部位から薬物の溶解および拡散に時間がかかることで，アンピシリンのような消失の速い薬物の効果を持続させることが可能となることがわかる。

図1−5　アンピシリンのウシにおける投与後血漿中濃度推移の比較（投与量 10 mg/kg）

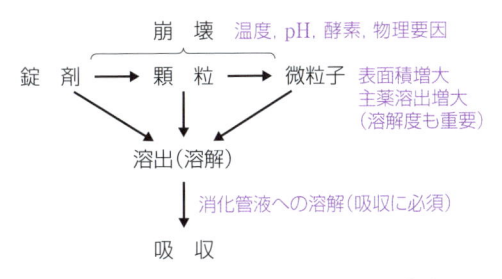

薬物の消化管からの吸収には，消化管液に溶解することが必須となる。したがって，その前に経口投与された錠剤は崩壊している必要がある。錠剤の崩壊には温度や溶液のpH，酵素，機械的刺激などが影響する。錠剤が崩壊すると薬物の溶出が促進される。錠剤が崩壊し顆粒や微粒子になり，表面積が増大することにより，消化管への溶解が促進される。この際，薬物の消化管への溶解性も重要となる。消化管液に溶解した薬物が主として小腸粘膜に到達することで薬物の吸収が行われる。

図1−6　経口投与された錠剤が吸収されるまでの過程

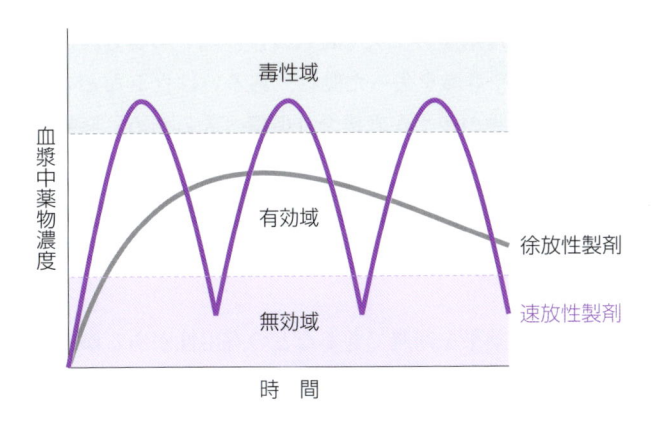

図1−7　速放性製剤と徐放性製剤の比較

化し，薬物が周囲の消化管液に溶解してはじめて消化管粘膜への接触・吸収へと進むことができる（図1−6）。したがって，錠剤のような固形剤の崩壊性や薬物の溶解性が重要になってくる。

　腸溶剤とは，中性で溶解するような物質でコーティングするなどして，胃内のpH環境では崩壊せずに，薬物が小腸移行後に崩壊するように設計された製剤である。たとえば，胃内で分解されやすい薬物をコーティングして薬物の分解を防いだり，アスピリンのように胃刺激性のある薬物をコーティングすることで胃障害を防いだりすることができる。ただし，胃内pHの個体差や疾患によるpHの大きな変動により腸溶剤が胃内で崩壊する可能性もある。また，腸溶剤からの薬物の溶出は胃排出後の小腸であるので，薬物の全身循環への到達は胃排出速度に大きく依存する。

　徐放剤とは，崩壊に時間がかかるように，あるいは時間をかけて薬物が溶出するように設計された製

剤である。吸収部位で持続的に吸収が行われることで，血漿中濃度の推移は緩やかになり薬効の持続時間が長くなる。速放性の経口製剤を使って，有効治療域の濃度をできるだけ長く維持させるためには頻回の投与が必要となるが，安全域の狭い薬物では有害反応の発現と治療効果があがらないことが懸念される。このような場合に徐放製剤にすることで，1回の投与で血漿中濃度は緩やかに推移し，安全性と薬効のバランスをとることが可能となる（図1-7）。

（2）その他の経口製剤

カプセル剤：薬物を液状，懸濁状，半固形状，粉末状，顆粒状などの形で，カプセルに充填したもの。

エリキシル剤：甘味や芳香のあるエタノールを含む透明な液状製剤。

懸濁剤：薬物を微細な粒子状で液中に懸濁した液状製剤。

チュアブル剤：服用時に噛み砕いて使う製剤。動物への嗜好性成分を含有するものがある。

飼料添加剤：飼料に粉剤や顆粒剤の薬物を添加して投与する剤型。多頭飼育におけるブタ・鶏の治療に用いられる。

飲水添加剤：飲水に溶解して投与する剤型。溶解しない製剤では混和し懸濁状や乳化状にする必要がある。飼料添加剤と同様に，多頭飼育におけるブタ・鶏の治療に用いられる。

4）その他の投与経路とその剤型

（1）直腸内投与

胃刺激性のある薬物の投与経路として使われたが，最近は剤型の工夫で胃刺激性の高い薬物も経口投与が可能となっている。直腸内投与は，嘔吐している動物や意識を失った動物，あるいはウシなどの反芻動物への投与に利点がある。また，直腸内投与では，薬物の多くが直接全身循環へ入るため，肝臓の初回通過効果を回避できる。

坐　剤：医薬品を基剤によって一定の形状に成形したもので，肛門や腟に適用する製剤。

（2）経皮（膚）投与

経皮投与は薬物投与が簡便であることや肝臓の初回通過効果を回避できるなどの有用性があるが，表皮は水溶性の高い薬物には障壁となるため，脂溶性の高い薬物が経皮投与の対象となる。

経皮吸収型製剤：皮膚に適用したとき，有効成分が皮膚を通して全身循環血流に到達するよう設計された製剤。フィラリア予防薬などの寄生虫予防薬などで利用されている。

（3）吸　入

ガス状あるいは揮発性の薬物は吸入剤として気道に投与する。吸収部位は呼吸器粘膜および肺胞である。特に肺胞の表面積は広大であり，上皮細胞がきわめて薄いため効率的な薬物吸収が期待できる。

（佐々木一昭・下田　実）

3. 薬物の体内動態，有害反応，薬物間相互作用

> 到達目標：薬物の体内動態，有害反応および薬物間相互作用について動物種と臨床例を考慮して説明できる。
>
> キーワード：消失半減期($t_{1/2}$)，投与間隔，定常状態，負荷用量，維持用量，血漿中濃度–時間曲線下面積(AUC)，分布容積(V_d)，血漿タンパク質結合，全身クリアランス(CL_{tot})，副作用，有害反応，有害事象，特異体質，薬物アレルギー，肝機能障害，腎機能障害，加齢，相乗作用，相加作用，拮抗作用，アルブミン，ワルファリンサイト（サイト1），ジアゼパムサイト（サイト2），ジギトキシンサイト（サイト3），α_1-酸性糖タンパク質，酵素誘導，酵素阻害，CYP，競合的拮抗，非競合的拮抗

1）薬物動態パラメータと投与計画

単回投与後に得られた薬物動態パラメータは，臨床での薬物投与計画に対して重要な情報となる。

（1）消失半減期

消失半減期($t_{1/2}$)は投与間隔を決めるうえで重要な情報となる。多くの場合，薬物を繰り返し投与し定常状態での薬物の効果を期待する。したがって，定常状態では有効血漿中濃度域内にその薬物濃度が保たれている必要がある。投与間隔が半減期と等しい場合，最低血漿中濃度(C_{min})は最高血漿中濃度(C_{max})のおよそ1/2になる。投与間隔が2半減期の場合はおよそ1/4になる。

定常状態に達するまでの時間も$t_{1/2}$の関数で表すことができる。n半減期後の濃度を定常状態に対する％で表すと，

$$定常状態に対する\% = \left(1 - \frac{1}{2^n}\right) \times 100$$

となる。上の式から4半減期後の濃度は定常状態の約94％になるので，定常状態までに要する時間はおよそ4半減期となる（図1–8）。

有効血漿中濃度域が極端に狭い薬物の場合，消失半減期が極端に長いものが臨床で使われる。ジゴキシンがその例である（図1–9）。このとき，初回の投与量を負荷用量，それ以降の投与量を維持用量と呼ぶ。

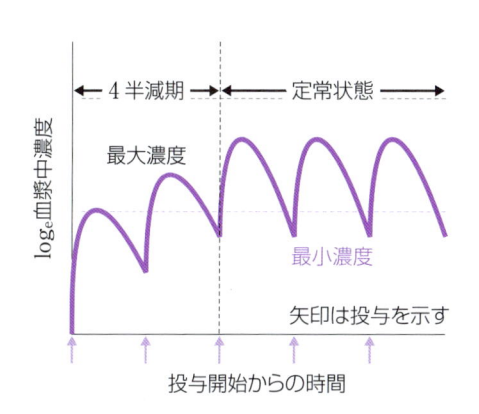

図1–8　消失半減期と定常状態に到達するまでの時間

およそ4半減期が経過すると，定常状態にほぼ達する。

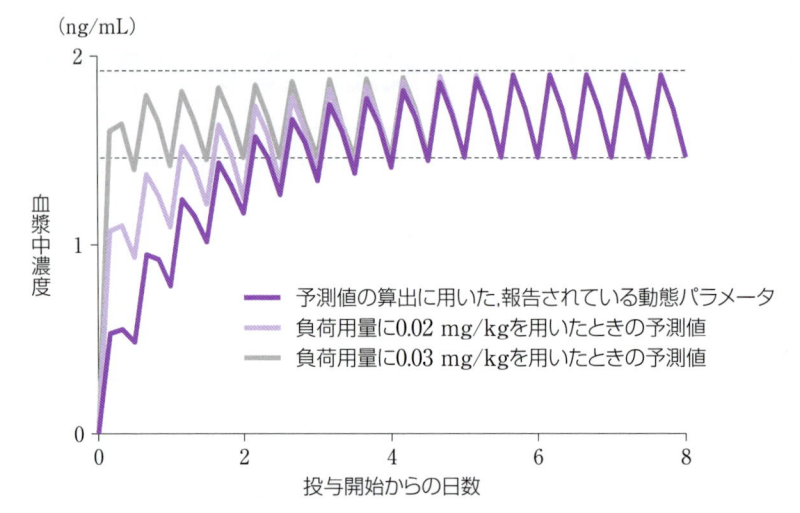

図1-9　ジゴキシンをイヌに1日2回0.01 mg/kgを繰り返し経口投与（臨床での処方）したときの濃度推移の予測値

ジゴキシンの$t_{1/2}$はきわめて長いので，定常状態での血漿中濃度がきわめて狭い範囲内で推移する。ジゴキシンの$t_{1/2}$はイヌで30〜40時間程度であるが，1日2回の処方で用いられる。このため，投与間隔での濃度の増減はわずかで，有効血漿中濃度域に維持できる。しかし定常状態になるまでに120〜160時間（$t_{1/2}$の4倍）を要するので，投与開始からより早い時期で効果を期待する目的で，初回に高い用量を投与し，それ以降は低い一定用量を繰り返し投与することがある。その結果，定常状態に早く到達することができる。

(2) 血漿中濃度–時間曲線下面積

　単回投与後に得られる血漿中濃度–時間曲線下面積area under the plasma concentration–time curve（AUC）は投与間隔内の平均血漿中濃度の予測に有用である。定常状態では投与した薬物は次の投与までにすべて消失する。したがって，定常状態での投与間隔のAUCは単回投与で得られるAUCと等しくなるので，単回投与後のAUCを投与間隔（τ）で割った値，AUC/τは定常状態での平均血漿中濃度になる（図1-10）。AUCは投与量に比例するので，投与量と投与間隔から平均血漿中濃度が予測できる。

(3) 分布容積

　ある時点での薬物の体内量は血漿中濃度と分布容積（V_d）の積になる。一方，体内量は血漿，間質液やそれぞれの組織における濃度と実際の容積との積の合計に等しい。

$$\text{薬物の体内量} = C_p \times V_p + C_i \times V_i + C_{t1} \times V_{t1} + C_{t2} \times V_{t2} + \cdots + C_{tn} \times V_{tn}$$

C_pとV_p：血漿中濃度とその容積　　　C_iとV_i：間質液中濃度とその容積　　　C_{ti}とV_{ti}：i番目の組織とその容積

　投与後ある時間が経過すると，間質液やそれぞれの組織中の濃度は血漿中濃度と一定の比率を維持して推移する。血漿中濃度に対する間質液中濃度の比をa_0，i番目の組織中濃度の比をa_iとすると，上の式は次のようになる。

$$\text{薬物の体内量} = C_p \times (V_p + a_0 \times V_i + a_1 \times V_{t1} + a_2 \times V_{t2} + \cdots + a_n \times V_{tn})$$

　したがって，$V_d = V_p + a_0 \times V_i + a_1 \times V_{t1} + a_2 \times V_{t2} + \cdots + a_n \times V_{tn}$となり，$a_0$から$a_n$までが1のとき，$V_d$は体液量と等しくなる。

　組織の移行性が高い薬物では$a_i (i = 1 \sim n) > 1$となり，V_dは体液量よりも大きくなる。組織に移行

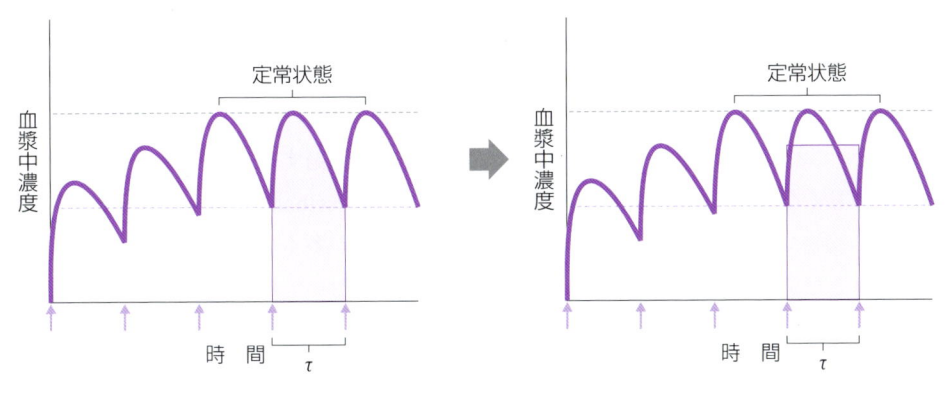

図1-10　定常状態での平均血漿中濃度の算出

左図の薄紫の部分の面積は単回投与で得られる AUC と等しいので，単回投与後の AUC を投与間隔で割ると
平均濃度（右図の長方形の高さ）が得られる。

しない水溶性の薬物で，間質液中濃度が血漿中濃度と等しい場合（$a_0 = 1$），V_d は細胞外液量に等しくなる。また，血漿タンパク質結合率がきわめて高く，間質液にほとんど移行しない薬物では V_d は血漿容積に等しくなる。したがって，V_d は組織移行性の指標となる。

2）薬物の体内動態の主な支配因子

（1）薬物の吸収の支配要因

　筋肉内注射や皮下注射では，薬物の吸収は剤型によって大きく影響される（9頁 2.薬物の投与方法と剤型 参照）。経口投与では剤型だけでなく，胃排出も大きく影響する。経口投与後の薬物の大部分が上部小腸で吸収されるためである（図1-11）。また，難溶性の一部の薬物は，胆汁酸とミセルを形成することによって小腸から吸収されるようになる。この種の薬物は食後に投与する必要がある。

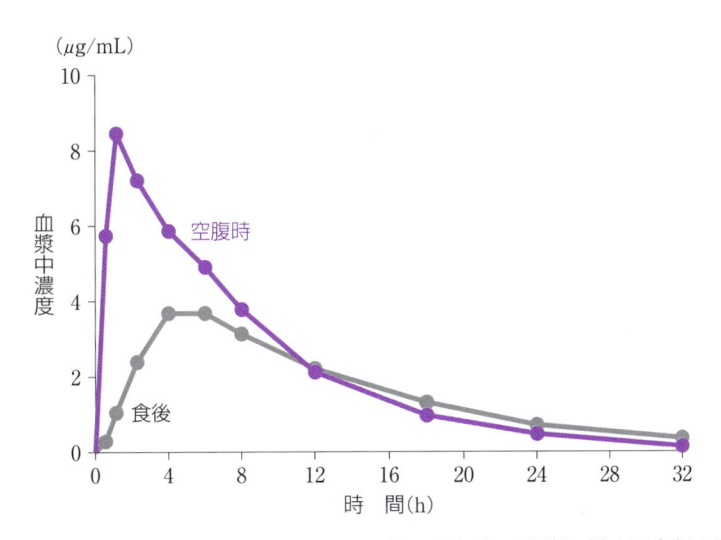

図1-11　イヌにおけるテオフィリン経口投与後の動態に対する食餌の影響

空腹時には胃排出速度が速いため，テオフィリンは速やかに吸収される。しかし，食後は胃排出速度が遅いため，吸収は遅くなる。その結果，最大濃度が低くなり，また T_{max} も遅くなる。

（2）薬物の分布の支配要因

　薬物の脂溶性が組織移行性の主要な支配要因となっており，脂溶性が高いほど組織に移行しやすい。また，一般に酸性の薬物よりも塩基性の薬物の方が組織に移行しやすい。これは，組織内のpHが間質液のpHよりも低いことが一部関係している。投与後ある時間が経過すると，間質液と細胞内液での非イオン型濃度が等しくなる。それぞれの液中ではHenderson-Hasselbalchの式（『獣医薬理学』参照）に従うので，塩基性の薬物ではpHの低い組織内液においてイオン型が多くなり，間質液よりも薬物の濃度が高くなる。これとは逆に，酸性の薬物ではpHの高い間質液においてイオン型が多くなり，組織内液よりも薬物の濃度が高くなる。一部の薬物は組織内でタンパク質と結合するので，この比率が高いと組織への移行性も高くなる。

　血漿タンパク質結合も支配要因となり，結合率が高いほど組織に移行しにくい。一般に，

$$V_d = V_p + f_u \times A$$
V_p：血漿容積　　A：定数で組織移行性が高いほど大きな値になる

となり，分布容積と血漿中の遊離型薬物の比率（f_u）との関係を近似することができる。

　血漿タンパク質結合率の高い薬物では，結合率のわずかな変化でもf_uの変化が大きいので，V_dは大きく変化する。たとえば結合率が99％から97％に変化した場合，f_uは0.01から0.03（3倍）に変化する。その結果，Aが大きい薬ではV_dが3倍近く大きくなる。

（3）薬物の消失の支配要因

　薬物に対する肝臓での代謝能力や腎臓からの排泄能力が主な支配要因となる。このため，代謝能力や排泄能力の低下は薬物の消失に大きく影響する。代謝で体内から消失する薬物のうち，比較的代謝されにくい薬物では，全身クリアランス（CL_{tot}）はf_uに比例する。腎排泄によって消失する薬物の場合，糸球体では血漿タンパク質と結合していない薬物だけが濾過されるので，糸球体濾過で排泄される薬物のCL_{tot}もf_uに比例する。能動輸送で排泄される薬物でも，輸送速度が比較的遅い場合には，CL_{tot}はf_uに比例する。したがって，血漿タンパク質結合率の高い薬物では，結合率のわずかな変化でもCL_{tot}が影響を受ける可能性がある。

3）副作用と有害反応

　一般に有害反応と副作用は同じ意味として扱われることが多いが，副作用とは薬物の主作用でない薬理作用を指し，副作用の中で，特に動物の個体の健康維持に好ましくない作用を有害反応という（狭義の副作用）。一方，動物が受ける健康被害のうち，直接的な薬物の副作用によらない場合を有害事象と呼び，副作用や有害反応とは区別する。薬物の有害反応は，薬理学的作用に基づく反応と体質が影響する反応に大別でき，前者は用量依存的な反応であり，後者は用量に依存せず臨床に用いられる用量の範囲内で生じる。表1-3に有害反応の分類とそれに関与する要因についてまとめた。

　獣医療においては，動物種差や個体差による薬物動態の違いによって発生する有害反応に対して，ヒトの医療に比べてより注意が必要である。薬物の用量に依存しない有害反応の要因は，特異体質による薬物アレルギーやアレルギー応答の関与しない薬物に対する過敏症などである。一方，薬物の用量に依存する有害反応のうち，肝機能障害，腎機能障害，加齢による薬物代謝機能低下，ならびに薬物の併用

表1-3　有害反応の種類とそれに関与する要因

有害反応の種類	要　因
薬理学的作用に基づく有害反応 （薬物の用量依存的）	年齢，性別，肝機能，腎機能 CYPの遺伝的多型，薬物間相互作用 用量・用法・適応疾患の不適正
体質が影響する有害反応 （薬物の用量に依存しない）	特異体質による薬物アレルギーや過敏症

によるCYP酵素の活性阻害などは，治療用量でも有害反応を生じる可能性がある。ヒトでは，抗がん薬の5-フルオロウラシルと抗ウイルス薬のソリブジンとの併用，H₁ヒスタミン受容体拮抗薬のテルフェナジンと抗真菌薬のケトコナゾールとの併用で，それぞれ死亡事故が過去に発生している。これらはいずれも薬物代謝に関連する酵素阻害が原因であったが，これらを契機に，薬物間相互作用が薬物の有害反応発生の重大な要因の一つとして認識されるようになった。

4) 薬物間相互作用

　薬物間相互作用には薬力学的な相互作用と薬物動態学的な相互作用がある。前者には，相乗作用，相加作用および拮抗作用がある。後者は併用した一方の薬物が他の薬物の体内動態に影響する場合を指す。薬物動態学的な薬物間相互作用のうち，血漿タンパク質結合に起因する相互作用と代謝に起因する相互作用が臨床において問題となる。このように薬力学的，あるいは薬物動態学的な相互作用により，併用により生体に明らかに有害反応をもたらしたり，薬効を減弱させる場合は「併用禁忌」，併用に注意を要する場合は「原則併用禁忌」や「併用注意」と添付文書に記載されている。

(1) 血漿タンパク質結合に起因する薬物間相互作用

　血漿タンパク質結合率が高い薬物を併用すると，それぞれの結合率が低下して体内動態が変化する可能性がある。酸性の薬物の主要な結合タンパク質であるアルブミンには3つの結合部位が知られており，ワルファリンサイト（サイト1），ジアゼパムサイト（サイト2），ジギトキシンサイト（サイト3）と呼ばれる。サイト2は酸性薬だけでなく，ジアゼパムなどの一部の塩基性薬の主要な結合部位となっている。もう一つの血漿中の結合タンパク質である α_1-酸性糖タンパク質は，塩基性の薬物と結合する。結合部位が同一の薬物を併用すると，結合部位での競合によってそれぞれの薬物の結合率が低下する。その結果，血漿中の遊離型薬物濃度が増加し，分布容積や全身クリアランスが増加する。弱酸性薬であるワルファリンはヒトで抗凝固薬として用いられるが，結合率の高い多くの弱酸性薬との併用は禁忌となっている。

(2) 代謝に起因する薬物間相互作用

　代謝に起因する薬物間相互作用には酵素誘導と酵素阻害がある。前者は薬物の消失が速まる方向への相互作用で，十分な薬物の効果が得られない可能性がある。後者は薬物の消失が遅くなる方向への相互作用で，併用する薬物の蓄積によって重篤な有害反応を招く可能性がある。

a. 酵素誘導

　臨床において問題となるのは，主に酸化酵素であるCYP（シトクロムP450）の誘導である（図1-

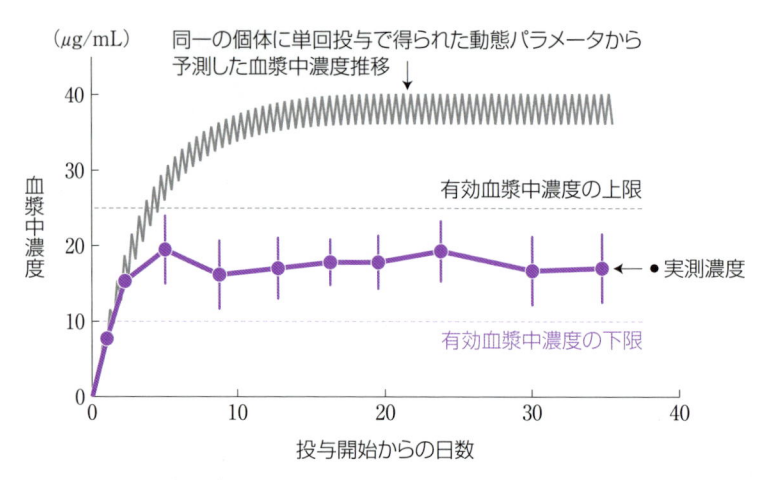

図1−12　フェノバルビタール5 mg/kg, *p.o.*, BID処方後の血漿中濃度の推移

イヌにフェノバルビタールをてんかんに用いる処方で繰り返し投与すると，CYP2CやCYP3Aが誘導され，これらのCYPで代謝される薬物の動態は大きく影響される。フェノバルビタールは主にCYP2Cで代謝されるために，自身の動態にも影響する。CYP2Cの誘導によって全身クリアランスが2倍程度上昇し，その結果，定常状態での血漿中濃度も予測値のおよそ1/2になっている。

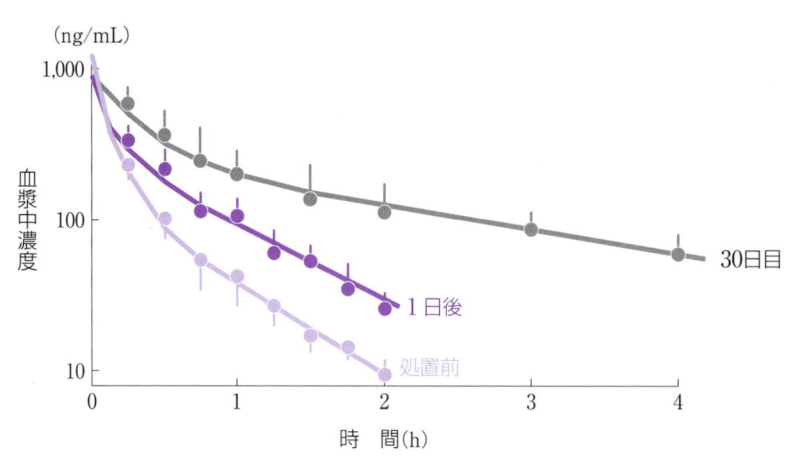

ケトコナゾールは皮膚感染症に対する処方（20 mg/kg, *p.o.*, BID）で30日間投与した。

図1−13　イヌにおけるミダゾラム静注後の血漿中濃度推移に対するケトコナゾール処置の影響

12）。CYPを誘導する化学物質はかなりあるが，薬物ではフェノバルビタール，バルプロ酸やフェニトインなどの抗てんかん薬，マクロライド系抗生物質，抗結核薬のリファンピシン，イミダゾール系の抗真菌薬，ステロイド系抗炎症薬のデキサメタゾンなどがヒトで知られている。

b. 酵素阻害

　阻害様式には，競合阻害，非競合阻害および代謝酵素阻害mechanism based inhibition（MBI）がある。前2者の阻害は可逆的であるが，MBIでは，阻害物質が反応性代謝物に変換されて酵素と共有結合するので，その阻害は非可逆的である。

　アゾール系抗真菌薬のケトコナゾールは，多くの動物種でCYP3Aを強力に阻害することが知られている。イヌでは競合的拮抗によって強力に阻害する。その結果，CYP3Aで代謝される薬物の消失はか

表1-4　CYP3Aの基質となる代表的な薬物（ヒト）

基質となる薬物		
麻酔薬・鎮痛薬・抗不安薬 　ジアゼパム 　フェンタニル 　リドカイン 制吐薬 　オンダンセトロン 　マロピタント 　アプレピタント 胃酸分泌阻害薬 　オメプラゾール 止瀉薬 　ロペラミド Ca^{2+}チャネル遮断薬 　アムロジピン 　ジルチアゼム 　ベラパミル	肺高血圧症治療薬 　シナデナフィル 　タダラフィル 　ボセンタン 抗アレルギー薬 　クロルフェニラミン 　テルフェナジン 免疫抑制薬 　シクロスポリン 　タクロリムス 高脂血症治療薬（スタチン系薬） 　ロバスタチン	多くの抗腫瘍薬 　イマニチブ 　ゲフィニチブ 　シクロホスファミド 　タモキシフェン 　ドキソルビシン 　ドセタキセル 　パクリタキセル 　ビンクリスチン 　ビンブラスチン 抗凝固薬 　ワルファリン

酵素を誘導する薬物	酵素を阻害する薬物
抗てんかん薬 　バルプロ酸 　フェニトイン 　フェノバルビタール 制吐薬 　アプレピタント 抗炎症薬 　デキサメタゾン 　プレドニゾロン 抗結核薬 　リファンピシン	マクロライド系抗生物質 　クラリスロマイシン クロラムフェニコール系抗生物質 アゾール系抗真菌薬 　イトラコナゾール（弱） 　ケトコナゾール 　フルコナゾール（弱）

なり遅くなる（**図1-13**）。ネコでは非競合的拮抗によって阻害するがイヌにおけるそれよりも弱い。同じアゾール系に属するイトラコナゾールやフルコナゾールの阻害は比較的弱い。

　ヒトでは一部のフルオロキノロン系（ニューキノロン系）抗菌薬がCYP1A阻害によってテオフィリンの有害反応（痙攣発作）をもたらすことが知られている。オフロキサシンはイヌのCYP1Aを非競合的拮抗と代謝酵素阻害の両方で阻害する。しかし，その阻害作用は弱く，薬物間相互作用の原因となる可能性はきわめて低い。エリスロマイシンや抗潰瘍薬のシメチジンはヒトで強力なCYP3A阻害薬と認識されているが，イヌやネコではその阻害作用はきわめて弱く，臨床では問題とはならない。

　また，異なる薬物が同じCYP[注8]の基質となり代謝されることで，相互にそれぞれの薬物の代謝を阻害することがある。たとえば，免疫抑制薬であるシクロスポリンやタクロリムスは抗腫瘍薬であるパクリタキセルやドキソルビシンと同じCYP3Aの基質となることから，相互に代謝が阻害され，薬理作用が増強される。

注8　CYPには動物種差があり，各動物で発現するCYPの分子種も異なるが，薬物を代謝するCYP種としては動物種を越えてCYP3Aが最も重要であり，薬物間相互作用において最も注意しなくてはならないCYP種といえる。**表1-4**ではヒトのCYP3Aの基質となる代表的な薬物を示した。

表1-5　MDR1を基質とする代表的な薬物

止瀉薬	強心薬	抗不整脈薬	ミクロフィラリア駆虫薬
ロペラミド	アリスキリン	キニジン	イベルメクチン
	ジゴキシン		ミルベマイシン
免疫抑制薬	アゾール系抗真菌薬	抗腫瘍薬	
シクロスポリン	イトラコナゾール(弱)	ドキソルビシン	
タクロリムス	ケトコナゾール(弱)	ビンクリスチン	
		ビンブラスチン	

(3) その他の薬物動態学的薬物間相互作用

　臨床で問題となりうる別の相互作用として，輸送担体での競合的拮抗がある。古くはペニシリンの能動輸送による腎排泄に対するプロベネシド(尿酸排泄促進薬)の拮抗作用が知られている。

　輸送担体は血液脳関門，腎臓，肝臓や消化管上皮に主に存在する。ヒトでは腎臓のトランスポーターを介した相互作用として，ジゴキシンとP糖タンパク質(MDR1)の基質となる薬物を併用すると，ジゴキシンの能動輸送が阻害されて蓄積し有害反応が発現する。表1-5にMDR1を基質とする代表的な薬物を示した。また，フロセミドなどのループ利尿薬と有機酸輸送担体の基質となる薬物を併用すると，ループ利尿薬の能動輸送が阻害されて効果が減弱することが知られている。

　血液脳関門は薬物の分布が中枢へ移行するか否かを制御するが，主にその作用は血管内皮細胞に発現するMDR1の働きによる。MDR1の基質となる薬物は血液中に汲み出されて中枢に分布できない。しかし，イヌにおいては犬種によりMDR1に点変異をもつ個体があり，MDR1を基質とする薬物が中枢に移行し有害反応を起こすことがある(65頁 注7 参照)。

(佐々木一昭・下田　実)

演 習 問 題

　(1. 薬物治療の基本姿勢と倫理)

1. 獣医臨床薬理学における最も適当な最終目標はどれか。
    a. 薬物投与計画の立案
    b. 薬物動態の解析
    c. 薬物の薬効解析
    d. 薬物の安全性評価
    e. 薬物治療の最適化

2. 動物用医薬品の製造を所管する行政機関はどこか。
    a. 厚生労働省
    b. 農林水産省
    c. 環境省
    d. 経済産業省
    e. 都道府県

（2.　薬物の投与方法と剤型）

3. 薬物の投与経路と剤型について<u>誤っている</u>記述はどれか。

    a. 筋注用懸濁剤は薬物の吸収に時間を要する。

    b. 経皮投与の製剤は脂溶性が高い。

    c. 腸溶剤は主成分を中性付近で溶解するような被膜で覆った製剤である。

    d. 筋注用製剤であればすべて静脈内注射が可能である。

    e. 徐放剤は時間をかけて薬物が溶出する。

（3.　薬物の体内動態，有害反応，薬物間相互作用）

4. 薬物AとBを併用した際に，AがBの薬理作用を増強する場合はどれか。

    a. AはBに比べてより高率にアルブミンに結合する。

    b. Bが作動薬として結合する受容体に対してAが拮抗薬である。

    c. AがBを代謝する薬物代謝酵素を誘導する。

    d. A，Bともに代謝を受けず糸球体濾過により尿中に排泄される。

    e. BがAを代謝する薬物代謝酵素を阻害する。

5. 反復経口投与した薬物の定常状態における血漿中濃度について正しい記述はどれか。

    a. 単回投与後のAUCを投与間隔 τ で割った値である。

    b. 薬物の生物学的利用率に反比例する。

    c. 定常状態に達するのにその薬の2半減期分を要する。

    d. 投与間隔とは無関係にクリアランスで決まる。

    e. 投与間隔とは無関係に投与量で決まる。

解　答

1.　正解　e
解説　薬物治療の最適化。それを図るために，薬物動態学，薬効評価，薬物毒性評価，投与計画を作成することになる。

2.　正解　b
解説　「医薬品医療機器等法」は厚生労働省の所管であるが，動物用医薬品に関しては厚生労働大臣をすべて農林水産大臣に読み替える。

3.　正解　d
解説　場合によっては，血液中で沈殿する可能性がある。

4.　正解　a
解説　Bが結合部位から追い出されるとBの遊離型薬物濃度が増加する。

5.　正解　a
解説　定常状態では投与した薬物は次回の投与時には消失すると考える。したがって，定常状態では投与間隔のAUCが単回投与後に得られるAUCと等しくなるので，単回投与後のAUCを投与間隔 τ で割ることにより平均血漿中濃度を推定できる。

第2章　小動物の薬物治療法

一般目標：小動物(イヌおよびネコ)の主な疾患の病態生理を理解するとともに，薬物治療法について主要な薬物の特徴，目的に合わせた選び方と使い方，特に治療に伴う有害反応と対処法を理解する。

伴侶動物(本章ではイヌとネコ)の獣医療行為を行うにあたり，事前に飼い主から十分なインフォームド・コンセントを得なくてはならない。また，治療には動物用ならびに人体用医薬品の適用外使用も含めて様々な種類の薬物を使用することになる。本章では各疾患の病態生理の概要と適用する薬物の薬理作用を理解したうえで，各薬物の体内動態・薬物間相互作用・有害反応の特徴を理解し，有効かつ安全な薬物治療法の知識を身につける。

1.　神経疾患，運動器疾患の薬物治療

到達目標：神経疾患，運動器疾患の薬物治療法を説明できる。(△)
キーワード：てんかん，抗てんかん薬，$GABA_A$受容体，バルビツール酸誘導体，ベンゾジアゼピン誘導体，ヒダントイン誘導体，炎症性脳疾患，免疫抑制薬，グルココルチコイド，重症筋無力症，多発性関節炎，抗リウマチ薬，生物学的製剤，NSAIDs

1）神経疾患

（1）病態生理

a．てんかん

〔病態生理〕　てんかんとは，反復性の発作を主徴とする慢性脳疾患で，脳ニューロンの突発的な過剰興奮によって生じる。突然生じる痙攣発作としてよく知られているが，非痙攣性の場合もある。また発作が一度しか起きない場合や脳に起因しない場合はてんかんには含まれない。抗てんかん薬は，ニューロンの異常興奮を抑制し，発作の消失または予防を目的とする薬物である。

　てんかん発作は，脳ニューロンの興奮性の増加あるいは抑制性の減少といった興奮と抑制のバランスが崩れることが原因で生じる。脳の主要な興奮性伝達物質のグルタミン酸や抑制性伝達物質のGABA(γ-アミノ酪酸)が関与する受容体やトランスポーター，チャネルに加え，ニューロンの電気的活動を支える電位依存性イオンチャネルの機能的変化が，てんかん発作の発生に深くかかわると考えられる。

〔治療薬〕　脳ニューロンの過剰な興奮を抑制するために，抗痙攣薬として$GABA_A$受容体に直接または間接的に作用する薬物〔バルビツール酸誘導体(フェノバルビタール，プリミドン)，ベンゾジアゼピン誘導体(ジアゼパム)，ヒダントイン誘導体(フェニトイン)，GABA分解酵素阻害薬(バルプロ酸)〕が使用される。上記以外の作用機序をもつ薬物として，ガバペンチンやプレガバリン，レベチラセタムなどが，また古くからは臭化カリウムがある。

b. その他の脳神経疾患

〔病態生理〕　肉芽腫性髄膜脳脊髄炎や壊死性髄膜脳炎，ステロイド反応性髄膜炎，全身性振戦症などが非感染性の炎症性脳疾患として知られている。肉芽腫性髄膜脳脊髄炎は中年齢の小型犬で比較的よくみられ，中枢神経組織に肉芽腫が形成され炎症を起こすとともに，周囲組織を圧迫し浮腫や壊死を引き起こす。壊死性髄膜脳炎は特に若齢のパグでみられることからパグ脳炎とも呼ばれ，大脳に非対称性の壊死や炎症が認められる。肉芽腫性髄膜脳脊髄炎や壊死性髄膜脳炎は非化膿性炎症性疾患で，病変の位置によって発作や痙攣，抑うつ，失明，運動失調など様々な中枢神経障害の症状を呈する。

　ステロイド反応性髄膜炎はイヌで発症する髄膜炎で最も多く，大部分は若齢の大型犬で発症する。化膿性の髄膜炎だが，細菌は分離されない。発熱や知覚過敏などを呈するが，その他の神経障害は示さないことが多い。全身性振戦症は白色被毛犬振戦症とも呼ばれマルチーズやホワイトテリアなど白色被毛犬に多いが，他の毛色の犬種でも発症する。多くの場合は，軽度のリンパ球性脳炎によって引き起こされ，び漫性の細かい全身性振戦を呈する。

　小動物では脳の感染性疾患はまれであるが，ジステンパーや狂犬病などウイルス感染の他，原虫や真菌，細菌感染などによって生じることがある。感染によって損傷を受けた脳の領域に特徴的な運動失調や麻痺，沈うつ，発作などの神経症状を引き起こすが，効果的な治療法はなく予後不良の場合が多い。病原体に適応した抗菌薬や抗真菌薬などが使用される。

〔治療薬〕　免疫抑制効果を得るために，グルココルチコイド（プレドニゾロンなど）や免疫抑制薬（シクロスポリン，アザチオプリンなど）を投与する。痙攣発作が生じている場合は，抗痙攣薬（ゾニサミド，臭化カリウム，ガバペンチン，プレガバリン，レベチラセタム）を使用する。

── TDMとトラフ値 ──

　薬物治療を適切に行うために，薬物の血漿中濃度を測定し投薬計画を立てる手法をTDM（治療薬物モニタリングtherapeutic drug monitoring）という。薬物を定期的に繰り返し投与すると，ある時点で一定の血漿中濃度に達する（定常状態）。このとき，薬物の血漿中濃度は投与によって変動を繰り返すが，その最高値をピーク，最低値をトラフと呼ぶ。トラフ値は薬物投与直前の値であり，抗てんかん薬で発作を持続的に抑えるためには，トラフ値と治療血漿中濃度を比較して投薬計画を立てることが重要である。図は$t_{1/2}$と同じ間隔で繰り返し投与した場合で，$t_{1/2}$の約4倍の時間（5回目の投与）で定常状態に達する。

（乙黒兼一）

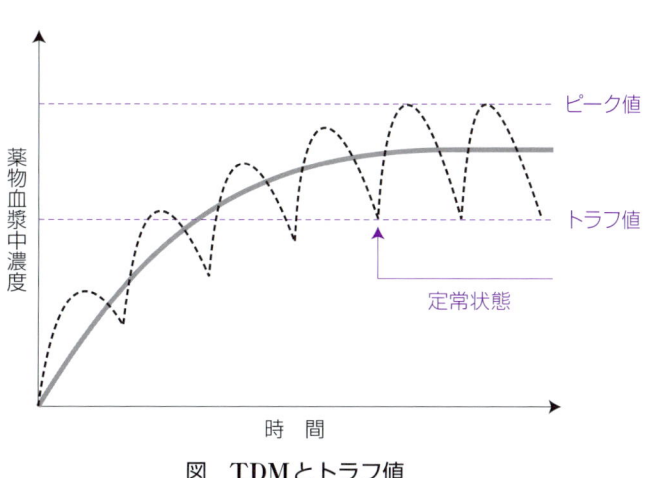

図　TDMとトラフ値

問題行動の薬物療法

　動物の問題行動には様々なパターンがあり原因も一様ではないが，ヒトと同じく中枢神経系の機能的疾患と捉えることができ，治療にも主にヒトの抗うつ薬が使用されている。抗うつ薬の多くは恐怖や不安に関与するモノアミンの働きを調節することで効果を発揮する。三環系抗うつ薬の**クロミプラミン**clomip-ramine（○）は，セロトニンとノルアドレナリンの再取り込み阻害作用を有し，イヌの分離不安症（飼い主から引き離されたときの不安やストレスによって生じる問題行動）の治療補助剤として認可されている。クロミプラミンの体内動態には顕著な動物種差がある。経口投与で大部分が消化管から速やかに吸収されるが，イヌでは初回通過効果を顕著に受けるためBAが16％程度[1]と低く（ネコ約90％，ヒト約50％）[2]，$t_{1/2}$も5〜7時間程度[1]と短い（ネコ約12時間[3]，ヒト1〜2日[1]）。活性代謝物のデスメチルクロミプラミンは，セロトニンよりもノルアドレナリンの再取り込み阻害作用が強く，抗コリン作用などの有害反応の原因ともなる。イヌではデスメチルクロミプラミンの産生量が低く，これがヒトに比べて消化管運動の抑制や眼圧上昇など抗コリン作用に起因する有害反応が少ない理由と考えられている。

　その他の三環系抗うつ薬として**アミトリプチリン**amytriptyline（○）や**イミプラミン**（⇒70頁），四環系抗うつ薬として**ミアンセリン**mianserin（○）などがある。またより有害反応が少ないSSRI（選択的セロトニン再取り込み阻害薬 selective serotonin reuptake inhibitor）として**フルボキサミン**fluvoxamine（○）などがある。

（乙黒兼一）

クロミプラミン　　　　　　　デスメチルクロミプラミン

図　クロミプラミンと活性代謝物の構造

---

(2) 各治療薬の薬理作用，体内動態，相互作用，副作用

a. フェノバルビタール phenobarbital（○）

〔薬理作用〕　抗痙攣作用。バルビツール酸誘導体で，GABA$_A$受容体に作用しニューロンの興奮を減少させる。小動物に最もよく使用される抗てんかん薬である。

〔体内動態〕　消化管からの吸収性が高く，経口投与時のイヌのBAは約90％[2]。脂溶性が高く，血液脳関門を容易に通過する。多くはCYPによって酸化された後にイヌではグルクロン酸抱合を受け，また一部は未変化体のまま尿中に排泄される。$t_{1/2}$が長い薬物だが個体差が大きく，イヌでは平均約2日（12時間〜5日[2]）。体内動態が餌や肝機能によっても変化するため，投薬中の血中濃度モニタリングが重要である（推奨される治療血中濃度[4]はイヌ　25〜40μg/mL，ネコ　10〜30μg/mL）。

　　　　　イヌ（2 mg/kg *p.o.* TID 5日間）[5]　　　$t_{1/2}$ 53 h，C_{max} 13〜24μg/mL，T_{max} 1.7 h

　用法・用量[6]　イヌおよびネコ（発作の緊急治療）

　　　　　　　　2〜4 mg/kg *i.v.* で30分ごとに反復投与（最大24時間，総量24 mg/kgまで）

　　　　イヌおよびネコ（てんかんの維持療法）

　　　　　　　　2〜10 mg/kg *p.o.* BID（最低用量から開始し，発作の頻度や血中濃度を測定して至適な投与量を決定する）

〔薬物併用の相互作用〕　CYP3Aの誘導を起こすため，CYP3Aで代謝される他の薬物（19頁 **表1-4**）の消

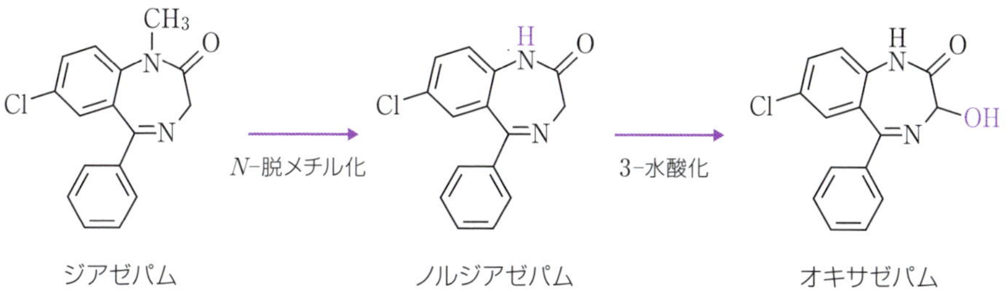

図2−1　ジアゼパムと活性代謝物の構造

表2−1　主な抗てんかん薬の体内動態パラメータ（イヌ，括弧内はネコ）

	$t_{1/2}$(h)	CL_{tot}(mL/min/kg)	V_d(L/kg)
フェノバルビタール	$12 \sim 125^{2)}$ $(35 \sim 76^{1)})$	$0.09 \sim 0.1^{1)}$ $(0.13 \sim 0.24^{9)})$	$0.75^{2)}$ $(0.93^{9)})$
ジアゼパム	$0.2 \sim 3.2(5.5^{1)})$	$19^{5)}$ $(4.7^{10)})$	$5.6^{5)}$ $(3.0^{10)})$
ノルジアゼパム[1]	3(21)	—	—
フェニトイン[11]	4.5	2.8	$1.0 \sim 2.0$
バルプロ酸[11]	$1.5 \sim 3$	3	$0.3 \sim 0.4$
ガバペンチン[12]	$2 \sim 4$	2.3	0.16
レベチラセタム	$3 \sim 4.5^{1)}$	$2^{13, 14)}$	$0.45 \sim 0.89^{1)}$
臭化カリウム[15]	$25 \sim 50$ day	$6 \sim 15$ mL/day/kg	0.45

失が早くなり，薬効が減弱する可能性があるので併用には注意する。

〔有害反応〕　催眠，鎮静，呼吸抑制，肝障害，過食，多飲，多尿。

b．ジアゼパム diazepam（○）

〔薬理作用〕　抗痙攣作用。ベンゾジアゼピン誘導体で，$GABA_A$ 受容体に作用して Cl^- チャネルの活性化を増強し，ニューロンの興奮を減少させる。ジアゼパムの代謝物ノルジアゼパム（デスメチルジアゼパム）とオキサゼパムはジアゼパムより活性と脂溶性がやや落ちるが，活性代謝物として作用する。

〔体内動態〕　脂溶性が高く，経口または直腸内投与（座薬）によって消化管から容易に吸収され，血液脳関門も容易に通過する。活性代謝物を含めたイヌのBAは，経口投与で約90%[7]，直腸投与でも70〜80%[8]である。経口投与後，肝臓で75〜90%がノルジアゼパムに，さらに10〜20%がオキサゼパムに代謝される[7]（**図2−1**）。イヌは代謝が速く，活性代謝物の $t_{1/2}$ も短いため，単回投与では持続的な薬効は期待できない。**表2−1**に主な抗てんかん薬の体内動態パラメータを示した。

イヌ（2 mg/kg *p.o.*）[7]　　ジアゼパム　　C_{max} 0.14 μg/mL，T_{max} 45〜60 min

ノルジアゼパム　　C_{max} 1.2 μg/mL，T_{max} 1〜2 h

用法・用量[6]　　イヌおよびネコ（発作の緊急治療）：①0.5〜2.0 mg/kg（座薬として），

②0.5 mg/kg *i.v.* または *i.m.* 発作が消失するまで反復投与（総量2.0 mg/kgまで），

③0.25〜1.0 mg/kg/h *i.v.*（5%ブドウ糖液に希釈して点滴）

ネコ（てんかんの維持療法）：0.25〜1.0 mg/kg BID（最低用量から開始し，発作の頻度や血中濃度を観察して至適な投与量を決定する）

〔薬物併用の相互作用〕　CYP3Aの基質となる他の薬物（19頁 **表1−4**）との併用には注意する。

〔有害反応〕　鎮静，運動失調，過食。ネコでは特発性肝壊死を引き起こすことがあり，発症率は低いが死に至る場合があり注意を要する。

c. プレドニゾロン（○）⇒75, 108頁　　**d. シクロスポリン**（○）⇒84頁　　**e. アザチオプリン**（○）⇒82頁

〔1.1〕乙黒兼一

2）運動器疾患

2）-1. 筋疾患

（1）病態生理

a. 咀嚼筋炎

〔病態生理〕　循環する抗体が特異的に咀嚼筋（顎二腹筋，側頭筋，咬筋，翼突筋）を攻撃する自己免疫疾患の一つ。咀嚼筋を構成する2M型筋線維やミオシン結合タンパク質C群に対する自己抗体によると考えられる。急性時には，腫脹と疼痛を伴い開口困難となる。また，腫脹した筋による視神経の圧迫が視力障害などを引き起こすことがある。慢性時では筋の萎縮により顔貌が変化する。開口障害，摂食不良により体重が減少する。診断は開口障害を起こす他の疾患との鑑別が必要であり，臨床徴候と抗2M型筋線維抗体陽性であることが確定診断の条件となる。ジャーマンシェパードでは病巣への好酸球の浸潤を特徴とするため，好酸球性筋炎とも呼ばれる。

〔治療薬〕　免疫抑制薬を投与する。急性期には漸減投与法(74頁 参照)によるグルココルチコイド（プレドニゾロンなど）が中心となり，この他の免疫抑制薬としてアザチオプリンやシクロスポリンが有効である。

b. 多発性筋炎

〔病態生理〕　原因不明の免疫介在性疾患で，CD8陽性Tリンパ球が病変部に浸潤する。他の自己免疫疾患である全身性エリテマトーデス(SLE)，関節リウマチならびにシェーグレン症候群などで併発することがある。疼痛，圧痛を呈し，四肢の中枢側，体幹の正中部でより強い痛みを感じる。炎症部位によって，嚥下困難，食道炎が認められる。

〔治療薬〕　咀嚼筋炎と同様に，免疫抑制薬を用いる。

c. 重症筋無力症

〔病態生理〕　重症筋無力症は神経筋接合部の疾患で，横紋筋の神経筋接合部のアセチルコリン受容体(AChR)の欠乏により，神経伝達が筋肉の収縮に至らず運動不全を発症する。多くは後天的な疾患で，自己抗体によるAChRの崩壊が原因となる免疫介在性疾患である。AChRの崩壊は，AChRへの抗体結合による飲食作用の増大，補体の活性化，抗体による直接的なAChRの機能阻害が要因となっている。全身型，局所型および劇症型の3つの型があり，全身型は運動不耐性，局所型は眼瞼反射の消失，巨大食道症を発症する。劇症型は重症で急性発症ののち，四肢麻痺と呼吸困難を発現する。先天的な疾患はシナプス後膜のAChRの遺伝子変異やまれにシナプス前膜の遺伝子欠損が原因で，ジャックラッセルテリア，スプリンガースパニエルおよびスムースフォックステリアに報告がある。

〔治療薬〕　対症療法として，ChE阻害薬（ネオスチグミン，ピリドスチグミン），免疫介在性疾患のため，プレドニゾロン，アザチオプリンおよびシクロスポリン，あるいはヒト免疫グロブリンを投与する。

(2) 各治療薬の薬理作用, 体内動態, 相互作用, 副作用

a. ネオスチグミン neostigmine（○）

〔薬理作用〕　コリンエステラーゼ（ChE）阻害薬。ChEを一時的に不活化して, アセチルコリンの分解を抑制し, 間接的にアセチルコリンの作用を増強する。直接的なコリン作動薬でもある。消化管運動促進作用ももつが, それを目的にはあまり使われない。ネオスチグミンの作用は, 骨格筋, 膀胱, 消化管において強く現れる。

〔体内動態〕　投与量のおよそ半分は未変化のまま尿中に排泄される。残りはChEによる加水分解, あるいは肝臓での酸化によって弱い活性をもつ3-hydroxyphenyltrimethylammoniumに変換される。この活性代謝物はそのままの形あるいはグルクロン酸抱合された後に尿中に排泄される。

イヌ（13 μg/kg i.v.）[16]　　　$t_{1/2}(\beta)$ 0.1 ～ 0.4 h, V_d 0.05 ～ 0.3 L/kg, CL_{tot} 4.6 ～ 10.2 mL/min/kg

用法・用量[5]　イヌ：40μg/kg i.v., 50μg/kg i.m.

〔有害反応〕　コリン作動性クリーゼ：腹痛, 下痢, 発汗, 唾液分泌過多, 縮瞳, 線維束痙縮などの症状。これらの改善にはエドロホニウム塩化物を投与する。M_3ムスカリン受容体とともにN_N（あるいはN_M）ニコチン受容体にも作用することから, 消化管以外の迷走神経系にも影響を及ぼすことがある。

b. プレドニゾロン（○）⇒75, 108頁　**c. アザチオプリン**（○）⇒82頁　**d. シクロスポリン**（○）⇒84頁

2)-2. 骨関節疾患

(1) 病態生理

a. 非感染性関節炎

〔病態生理〕　上皮に何らかの欠損がみられるび爛性（関節リウマチ, 犬種特異的な多発性関節炎, 骨膜増殖性多発性関節炎）と, 上皮に欠損がみられない非び爛性（全身性エリテマトーデス, 多発性関節炎, 多発性筋炎, 特発性多発性関節炎, 遺伝性多発性関節炎, 薬物誘導性多発性関節炎）がある。

　罹患動物の免疫機構が介在した滑膜の炎症を伴う初期病変が発症のきっかけとなる。滑膜支持構造中の微小血管内皮細胞が傷害され, 内皮細胞間に間隙が形成される（血液滑液関門の破綻）。結果, 全身血流中に存在する滑膜炎誘発因子が滑膜内に侵入し, 誘発因子が抗原となり, 滑膜に急性炎症を誘導する。この滑膜炎は通常, 誘発因子が排除されて速やかに解消されるが, まれに滑膜炎誘発因子が滑膜内に残存すると慢性滑膜炎に移行する。

〔治療薬〕　免疫介在性疾患であるため, グルココルチコイドを中心とした抗炎症薬や免疫抑制薬（プレドニゾロン, アザチオプリン, シクロスポリンなど）を投与する。関節リウマチや他のび爛性多発性関節炎には免疫抑制薬とともに抗リウマチ薬（ペニシラミン, ブシラミン, メトトレキセート, レフルノミド）を併用する。ヒトでは, 関節リウマチに対して抗炎症性サイトカイン療法（生物学的製剤）を行っているが, 小動物における生物学的製剤創製は今後の課題である。

b. 感染性関節炎

〔病態生理〕　細菌, ウイルス, マイコプラズマ, スピロヘータ, 真菌, 原虫などの感染による炎症性疾患の一つ。関節部位の外傷などの外環境からの感染, あるいは血行性・リンパ行性に感染が成立する。通常は単関節のみに発症するが, 免疫機能の低下や全身性の骨感染がある場合は, 複数の関節に感染が成立することがある。滑膜の炎症により滑膜絨毛が増生し, これに関連して滑膜および滑液に多形核白

血球が浸潤する。これら白血球に由来するタンパク質分解酵素により滑液の粘稠度は低下し，関節軟骨基質の構造も破壊される。さらには正常滑液中には存在しないフィブリンが誘導され，それによって軟骨への栄養供給が制限され，軟骨の破壊を助長する。

　マイコプラズマ感染，幼齢のネコではカリシウイルス感染時に多発性関節炎を発症する。イヌでは軽度の多発性関節炎がみられ，ウイルスによる免疫複合体形成が原因となっている。

〔治療薬〕　早期診断と有効な治療薬の選択のもと，速やかに病原体を排除する。静脈内あるいは筋肉内注射，関節内注射の場合は薬剤誘発性の関節炎や医原性感染の危険性を避けるよう注意する。

c．変形性関節症

〔病態生理〕　一次性（特発性）と二次性（形成不全，慢性関節リウマチ，外傷，脱臼による）に分類される。関節軟骨の破壊によるメタロプロテアーゼやセリンプロテアーゼを主体としたタンパク質分解酵素の活性化が軟骨を融解する。マクロファージや滑膜からの炎症性サイトカイン（IL-1，IL-6，TNF-α）分泌が関節の破壊を助長する。イヌに多くみられ，ネコでは老齢において発症する。患部関節の腫脹と疼痛を呈し，関節の退行性変化がみられる。慢性経過では廃用性萎縮を伴う。関節可動域の低下，関節液の貯留がみられる。

〔治療薬〕　**NSAIDs**（カルプロフェン，メロキシカム，フィロコキシブ，エトドラクなど）のうち，有害反応が少ないCOX（シクロオキシゲナーゼ）-2に対して選択性の高い薬物を使用する。疼痛が激しい場合に，グルココルチコイドを短期間使用する。

d．骨軟骨症

〔病態生理〕　関節軟骨および骨端軟骨の発育障害であり，軟骨内骨化による骨形成障害である。関節軟骨の軟骨細胞が肥厚し脆弱となるため，わずかな外力でも軟骨にひびや亀裂を生じる。この結果，関節軟骨が離断したものを離断性骨軟骨炎という。若齢の大型犬に多い。全身の軟骨の異常な軟骨内骨化が生じる骨軟骨症，大型犬（ゴールデン・レトリーバー，ラブラドール・レトリーバー，ジャーマンシェパードなど）に多くみられる肘関節形成異常（肘関節形成不全），股異形成（股関節形成不全），小型犬に多くみられる膝蓋骨脱臼がある。

〔治療薬〕　外科的処置に加え，疼痛管理を行いつつ**NSAIDs**を用いる。

(2) 各治療薬の薬理作用，体内動態，相互作用，副作用

a．プレドニゾロン（○）⇒75，108頁　　**b．アザチオプリン**（○）⇒82頁
c．カルプロフェン（○）⇒79頁　　**d．メロキシカム**（○）⇒79頁　　**e．フィロコキシブ**⇒79頁

f．ペニシラミン penicillamine（○）

〔薬理作用〕　金属解毒薬。抗リウマチ作用を示す（10〜15 mg/kg $p.o.$ q12 h）。免疫複合体を減少させる。ウイルソン病（銅蓄積による代謝性疾患）の治療薬として使用されている。

〔体内動態〕　金属をキレートし，安定な水溶液の複合体を形成し，尿中に排泄される。

　　イヌ（10.7 mg/kg $i.v.$）[17]　　$t_{1/2}(\beta)$ 1.4 h，AUC 1.16 mg·min/mL，CL_{tot} 211 mL/min/kg

〔薬物併用の相互作用〕　血小板減少，白血球減少などが起こるおそれがあるため金製剤とは併用しない。免疫抑制薬との併用は有害反応を増強する。経口鉄剤，マグネシウム剤，アルミニウム剤はペニシラミンの吸収率低下による効果の減弱が起こる。

〔有害反応〕　白血球減少症，間質性肺炎，グッドパスチャー症候群[注1]，味覚消失，SLE様症状，天疱瘡様症状，重症筋無力症，神経炎，多発性筋炎，血栓性静脈炎，胆汁うっ滞性肝炎。

注1　グッドパスチャー症候群：反復する肺出血と急速に進行する糸球体腎炎が主な特徴である。

〔1.2〕高橋賢次

2.　疼痛を伴う疾患の薬物治療
（本項目はコア・カリキュラムの対象ではない）

> 到達目標：疼痛を伴う疾患の薬物治療法を説明できる。
> キーワード：がん性疼痛，炎症性発痛物質，侵害受容性疼痛，神経因性疼痛，オピオイド受容体，
> 　　　　　麻薬性鎮痛薬，非麻薬性鎮痛薬，α_2アドレナリン受容体作動薬，NSAIDs，
> 　　　　　椎間板ヘルニア，変形性関節症，周術期疼痛，先取り鎮痛，マルチモーダル鎮痛，
> 　　　　　神経ブロック，局所麻酔薬

（1）病態生理

a．がん性疼痛

〔病態生理〕　がん性疼痛には，がんの進展による疼痛の他に，手術，化学療法や放射線療法に伴う痛みも含まれる。がん組織による周囲組織の圧迫や，炎症で生じたブラジキニンやサブスタンスP，ヒスタミン，セロトニン，PG（プロスタグランジン）などの炎症性発痛物質は，末梢の侵害受容器を刺激し痛みを生じる（侵害受容性疼痛）。末梢神経や脊髄神経の物理的な傷害や機能異常によって発現する神経因性疼痛は，わずかな痛み刺激でも非常に痛がる痛覚過敏や，本来は痛みを感じない軽く触れるような刺激だけでも痛がるアロディニアなどが症状として現れる。

〔治療薬〕　脊髄や脳の侵害受容器に発現しているオピオイド受容体を活性化する麻薬性鎮痛薬（モルヒネ，フェンタニル，ペチジン），非麻薬性鎮痛薬（ブトルファノール，ペンタゾシン，ブプレノルフィン），α_2アドレナリン受容体を活性化するα_2アドレナリン受容体作動薬（キシラジン，メデトミジン）が鎮痛を目的に使用される。またCOXを阻害することで，炎症性メディエーターの産生を抑え鎮痛作用を発現するNSAIDsも頻用される。

b．疼痛を伴うその他の疾患

〔病態生理〕　強い痛みを伴う疾患として，損傷性脊髄疾患，整形外科的疾患，炎症性疾患，周術期疼痛などがあげられる。損傷性脊髄疾患は外傷や先天性の原因で，脊椎・脊髄構造に異常が生じる疾患である。脊椎椎骨間が不安定となる環椎軸椎不安定症や，椎間板突出・逸脱症（椎間板ヘルニア）などが主な疾患で，変形あるいは損傷により椎骨や椎間円板が脊髄，脊髄神経および脊髄神経根を物理的に圧迫し疼痛を引き起こす。

　整形外科的疾患は，骨や関節，靭帯の異常から生じる疾患である。イヌや老齢のネコに多い変形性関節症は，関節軟骨の変形や減少による物理的な負荷が関節に強い痛みを引き起こす。若齢の大型犬で発症が多い骨軟骨症は，関節軟骨の発育障害によって生じ，悪化すると脆弱化した軟骨が遊離する離断性骨軟骨炎や，慢性化によって変形性関節症に進行することがある。炎症性疾患では，炎症で生じた発痛

物質が末梢の侵害受容器を活性化し痛みを起こす。炎症が慢性化すると，PG類などの炎症メディエーターが知覚神経の感受性を変化（侵害受容器の感受性を亢進）させ，痛覚過敏を引き起こす。

　　周術期疼痛とは周術期（術前・術中・術後）に伴う痛みで，特に問題となるのは術後疼痛だが，術後の痛みを軽減するためには術前，術後の鎮痛管理も重要である。術中の侵襲による痛みはもとより，痛み刺激が加わる前の術前に疼痛管理を行うこと（先取り鎮痛），複数の異なる作用機序の鎮痛薬や特定の神経や領域を対象とした神経ブロックを組み合わせること（マルチモーダル鎮痛）が，より効果的な疼痛管理を行ううえで奨励される。

〔治療薬〕　鎮痛を目的として麻薬性および非麻薬性鎮痛薬，α_2アドレナリン受容体作動薬，NSAIDsが組み合わされて使用される。また，神経ブロックには局所麻酔薬が使われる。

　　図2−2に痛覚の伝達と鎮痛薬の主な作用点を示した。

(2) 各治療薬の薬理作用，体内動態，相互作用，副作用

a. モルヒネ morphine（○）

〔薬理作用〕　麻薬性鎮痛薬。ケシに含まれるアヘンアルカロイドで，主にμオピオイド受容体を活性化する。

〔体内動態〕　経口投与，皮下および筋肉内注射など，どの投与経路であっても比較的よく吸収されるが，肝臓で初回通過効果を強く受けるため，経口投与時のイヌのBAは5〜20%[1]である。他の脂溶性の高いオピオイドと比較すると透過性は高くないが，血液脳関門を通過し中枢神経に作用する。主にイヌを含めた多くの動物ではグルクロン酸抱合を，ネコでは硫酸抱合をそれぞれ肝臓で受けた後，尿中に排泄される。

イヌ（16 mg/body s.c., 2 h）[18]　　$t_{1/2}$ 1 h，C_{max} 200 ng/mL，T_{max} 2 h

イヌ（0.5mg/kg i.v.）[5]　　$t_{1/2}$ 1.6 h，V_d 4.6 L/kg，CL_{tot} 63 mL/min/kg

ネコ（0.2mg/kg i.v.）[5]　　$t_{1/2}$ 1.2 h，V_d 2.6 L/kg，CL_{tot} 24 mL/min/kg

用法・用量[6]　イヌ：0.1〜0.3 mg/kg/h 点滴静注，0.25〜2.0 mg/kg i.m. またはs.c.，
　　　　　　　　 1.5〜3 mg/kg p.o.，0.1〜0.2 mg/kg 硬膜外投与

　　　　　　ネコ：0.05〜0.2 mg/kg i.m. またはs.c.，0.1〜0.2 mg/kg 硬膜外投与

〔薬物併用の相互作用〕　μオピオイド受容体に選択的な他のオピオイド（ブトルファノールやブプレノルフィンなど）との併用はモルヒネの作用と拮抗する可能性がある。鎮静薬との併用は中枢神経抑制作用を増強することがある。胃内容物の排出速度を低下させるため，併用薬の吸収を遅らせることがある。

〔有害反応〕　嘔吐，呼吸抑制，便秘，低血圧，興奮（ネコ）。

b. ブトルファノール butorphanol（○）

〔薬理作用〕　κオピオイド受容体作動性の非麻薬性鎮痛薬で，μオピオイド受容体に対しては部分作動薬として働き，弱い拮抗作用を示す。

〔体内動態〕　筋肉内および皮下注射で速やかに吸収される。主に肝臓で代謝され，ほとんどが尿中に排泄される。

イヌ（0.25 mg/kg i.m.）[19]　　$t_{1/2}$ 1.5 h，C_{max} 25 ng/mL，T_{max} 0.7 min

ネコ（0.4 mg/kg i.m.）[20]　　$t_{1/2}$ 6.3 h，C_{max} 132 ng/mL，T_{max} 0.35 h

イヌ（0.05 mg/kg i.v.）[5]　　$t_{1/2}$ 3.4 h，V_d 27 L/kg，CL_{tot} 137 mL/min/kg

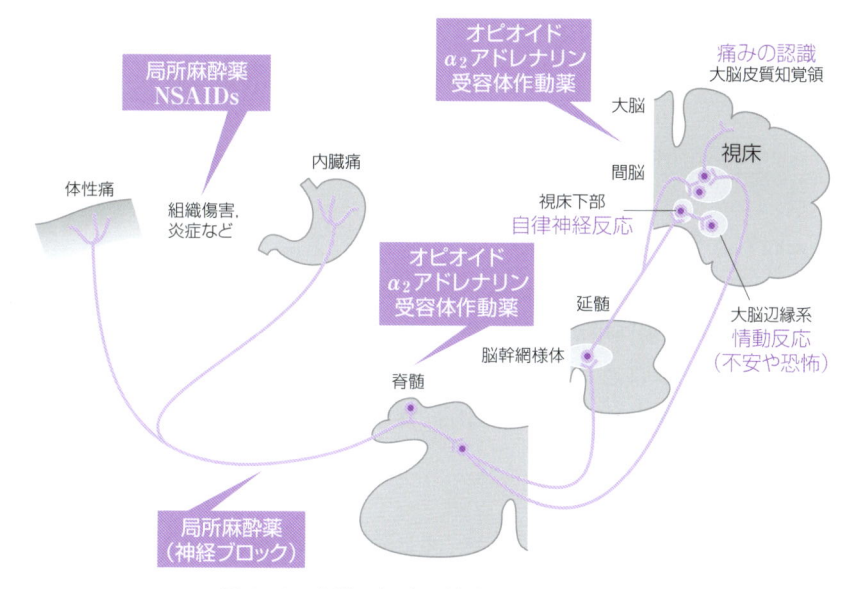

図2-2　痛覚の伝達と鎮痛薬の主な作用点

末梢に加えられた痛み刺激の情報は知覚神経を伝わって，脊髄に入力する。その後，延髄や視床を介して，最終的に大脳皮質知覚領で痛みとして認識される。また視床下部や大脳辺縁系への神経活動の投射は，自律神経反応と情動反応にそれぞれ関与している。局所麻酔薬やNSAIDsは主に末梢で，オピオイドとα_2アドレナリン受容体作動薬は中枢で痛みの伝達を遮断する。モルヒネなどのオピオイドは延髄の網様体にも作用する。α_2アドレナリン受容体作動薬は，上位中枢では主に脳幹の青斑核に作用し，鎮痛や鎮静，筋弛緩作用をもたらす。NSAIDsは脊髄内でのPG類の生合成も抑制し，鎮痛作用をもたらす。

　用法・用量[6]　**イヌおよびネコ：0.2 ～ 0.5 mg/kg *i.v.* または*i.m.* あるいは*s.c.***

〔薬物併用の相互作用〕　モルヒネなど他の鎮痛薬との併用で鎮痛作用が増強されることがある。

〔有害反応〕　鎮静，呼吸抑制，徐脈，流涎（イヌ）。

c．キシラジン xylazine（○）

〔薬理作用〕　鎮静，鎮痛および筋弛緩作用。α_2アドレナリン受容体を活性化する。

〔体内動態〕　筋肉内注射によって速やかに吸収され，イヌのBAは70%[21] である。

　　　　イヌ（1.4 mg/kg *i.m.*）[21]

　　　　　　$t_{1/2}(\beta)$　35 min，V_d 2.52 L/kg，C_{max} 0.4 μg/mL，T_{max} 13 min，CL_{tot} 81 mL/min/kg

　用法・用量[6]　**イヌおよびネコ：1.0 ～ 3.0 mg/kg *i.m.* または*s.c.***

〔有害反応〕　嘔吐，徐脈，不整脈，一過性の高血圧，高血糖，体温低下。

d．メデトミジン medetomidine（○）

〔薬理作用〕　鎮静および鎮痛作用。α_2アドレナリン受容体を活性化する他に，イミダゾリン受容体の活性化作用ももつ。L-異性体（levomedetomidine）と活性本体のD-異性体（dexmedetomidine）とのラセミ混合体である。

〔体内動態〕　筋肉内注射で速やかに吸収され，中枢神経組織にも分布する。肝臓で代謝され，イヌでは主にグルクロン酸抱合を受け尿中に排泄される（**表2-2**）。

　　　　イヌ（80 μg/kg *i.m.*）[22]　　　$t_{1/2}$ 77 min，C_{max} 22 ng/mL，T_{max} 30 min

表2-2　メデトミジンの体内動態パラメータ[1]

	$t_{1/2}$(h)	CL_{tot}(mL/min/kg)	V_d(L/kg)
イヌ	1.0	21～32	1.3～2.8
ネコ	1.4	30	3.5

ネコ(80 μg/kg *i.m.*)[22]　$t_{1/2}$ 81 min, C_{max} 25 ng/mL, T_{max} 15 min

用法・用量[6]　イヌ：20～80 μg/kg *i.m.*　　ネコ：80～150 μg/kg *i.m.*

〔薬物併用の相互作用〕　血管収縮作用があるため，抗コリン作動薬(アトロピンなど)と併用すると全身性の高血圧を引き起こし，心臓に過大な負担をかける危険がある。

〔有害反応〕　嘔吐，徐脈，不整脈，一過性の高血圧，疼痛。

e. プロカイン procaine(○)

〔薬理作用〕　エステル型の局所麻酔薬(図2-3)で，主に浸潤麻酔に用いられる。

〔体内動態〕　局所に浸潤させた場合，血中に吸収されたのち，主に血漿中のエステラーゼによってジエチルアミノエタノールとパラアミノ安息香酸に加水分解される。髄腔内に投与された場合は，脳脊髄液中にエステラーゼ活性はないため，全身循環に吸収されたのち代謝される。イヌやネコにおける詳細な体内動態パラメータの報告はない。$t_{1/2}$は総じて短い。

用法・用量[6]　アドレナリン添加時で8 mg/kg，アドレナリン無添加の場合で6 mg/kgを最大用量とする。痙攣を引き起こす用量が36 mg/kgと報告されている。

〔薬物併用の相互作用〕　代謝物のパラアミノ安息香酸がサルファ薬の葉酸生合成阻害作用と拮抗するため，サルファ薬の作用を減弱させることがある。

〔有害反応〕　蕁麻疹(主にパラアミノ安息香酸による)。

f. リドカイン lidocaine(○)

〔薬理作用〕　アミド型の局所麻酔薬(図2-3)で，神経ブロックの他に，表面および浸潤麻酔や抗不整脈薬としても用いられる。

〔体内動態〕　初回通過効果のため経口投与でのBAは低い。静脈内注射後全身に分布する。脂肪組織に高親和性を示す。投与部位から全身循環に吸収されたのち，主に肝臓で活性代謝物のmonoethylglycine(MEGX)とglycine xylidide(GX)に代謝される。MEGXとGXはそれぞれリドカインの約75%および10%の活性を示す[1]。未変化体のまま尿中に排泄されるのは10%以下である[2]。MEGXとGXはさらに代謝され，大部分が尿中に排泄される。

イヌ[1]　$t_{1/2}$ 52 min, V_d 2.5 L/kg, CL_{tot} 38.8 mL/min/kg

ネコ[23]　$t_{1/2}$ 100 min, V_d 1.9 L/kg, CL_{tot} 26 mL/min/kg

用法・用量[6]　イヌ：アドレナリン添加時で7 mg/kg，アドレナリン無添加の場合で4 mg/kgを最大用量とする。痙攣を引き起こす用量が11～22 mg/kgと報告されている。

〔薬物併用の相互作用〕　CYP3Aの基質となるので，他のCYP3Aを基質とする薬物(19頁 表1-4 参照)との併用には注意する。

〔有害反応〕　振戦，痙攣，呼吸抑制，徐脈。

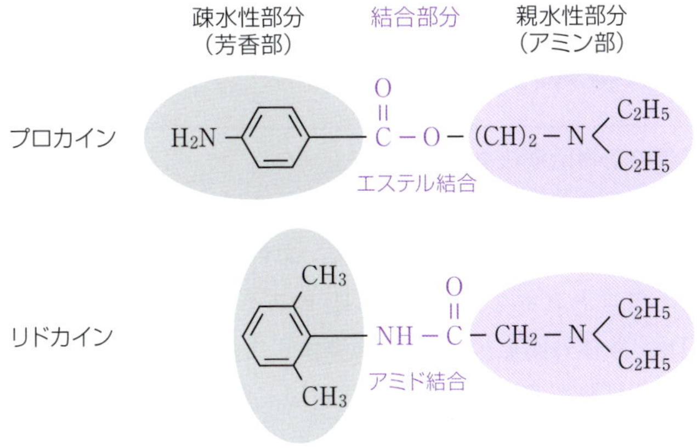

疎水性部分　　　結合部分　　　親水性部分
（芳香部）　　　　　　　　　　（アミン部）

図2-3　局所麻酔薬の基本構造

多くの局所麻酔薬は疎水性の芳香部と親水性のアミン部の結合からなり，結合部位の構造によってエステル型とアミド型に分類される。エステル型は血漿中のエステラーゼによって加水分解されるため，比較的作用持続時間が短い。

g. ブピバカイン bupivacaine（○）

〔薬理作用〕　アミド型の局所麻酔薬で，神経ブロックの他に浸潤麻酔や硬膜外麻酔にも使用される。作用発現は遅いが作用持続時間が長く，術後疼痛の管理に適している。S-異性体とD-異性体のラセミ混合体で，S-異性体のレボブピバカインの方が毒性が低い。

〔体内動態〕　投与部位から全身循環に吸収され，主に肝臓で代謝される。

イヌ $(i.v.)$[24]　　$t_{1/2}(\beta)$ 34.5 min，V_d 0.7 L/kg，CL_{tot} 20.2 mL/min/kg

イヌ（1.8 mg/kg硬膜外投与）[24]　　$t_{1/2}(\beta)$ 3 h，C_{max} 1.4 μg/mL，T_{max} 4.9 min

用法・用量[6]　イヌ：アドレナリン添加時で3 mg/kg，アドレナリン無添加の場合で2 mg/kgを最大用量とする。痙攣を引き起こす用量が3.5～4.5 mg/kgと報告されている。

〔薬物併用の相互作用〕　ジアゼパムとの併用で，血漿中濃度が増加するおそれがある。

〔有害反応〕　徐脈，不整脈，血圧低下など心血管系障害，振戦，痙攣，呼吸抑制。

〔2.乙黒兼一〕

h. アスピリン（○）⇒77頁　　**i. ケトプロフェン**（○）⇒78頁

j. カルプロフェン（○）⇒79頁　　**k. メロキシカム**（○）⇒79頁　　**l. フィロコキシブ**⇒79頁

3. 消化器疾患の薬物治療

到達目標：消化器疾患の薬物治療法を説明できる。（△）

キーワード：巨大食道症，粘膜保護薬，5-HT$_3$受容体拮抗薬，NK$_1$受容体拮抗薬，D$_2$ドパミン受容体拮抗薬，5-HT$_4$受容体作動薬，急性胃炎，機能性腸閉塞，慢性胃炎，免疫抑制薬，プロトンポンプ阻害薬，H$_2$ヒスタミン受容体拮抗薬，抗菌薬，胃潰瘍，NSAIDs，錐体外路症状，PGE$_1$誘導体，炎症性腸疾患，下剤，消化管運動機能改善薬，麻痺性腸閉塞，肝炎（急性，慢性），肝庇護薬，肝硬変，胆管炎，胆管肝炎，膵腺房萎縮，消化管内寄生虫症，寄生虫性肝炎

1）食道および胃の疾患

（1）病態生理

a．食道炎，巨大食道症

〔病態生理〕　食道炎は比較的頻繁に発症するが，嘔吐するまで気づかずに，見逃している場合も少なくない。食道炎の原因は薬物や化学物質の誤飲，過度の嘔吐などによる胃酸の逆流などである。この結果，下部食道括約筋が弛緩し，胃酸が容易に食道に逆流しやすくなり悪循環を招く。慢性化すると食道狭窄などにより重篤な疾患へと進展する。巨大食道症は一般にイヌで問題になる病態であり，食道の拡張により，嚥下障害や吐出などの症状を呈する。異物や噴門部の異常による通過障害，食道の機能異常，重症筋無力症などで発症するが，原因不明（特発性巨大食道症）の場合も多い。

〔治療薬〕　原因が物理的通過障害の場合は異物を除去し，食道粘膜の炎症を抑えるために胃酸分泌抑制薬と粘膜保護薬（スクラルファート），嘔吐がある場合は制吐薬の5-HT$_3$受容体拮抗薬（オンダンセトロン）やNK$_1$（ニューロキニン-1）受容体拮抗薬（マロピタントなど）を処方する。消化管運動機能改善薬のD$_2$ドパミン受容体拮抗薬（メトクロプラミド）や5-HT$_4$受容体作動薬（モサプリド）もときに有効である。重症筋無力症による巨大食道の場合には，ピリドスチグミンなどのChE阻害薬を用いる他，プレドニゾロン，アザチオプリンなどを使用する。食道自体の運動性を高める治療薬はない。

b．急性胃炎（急性嘔吐）

〔病態生理〕　急性胃炎は嘔吐を主症状とした胃粘膜に炎症を呈する疾患で，感染症，異物，あるいは中毒などにより胃粘膜に炎症が生じる。ワクチン歴，他の動物との接触，食事歴，誤飲や誤食の可能性などを確認し原因を特定する。胃痛を伴うことがある。

〔治療薬〕　原因が特定できないことが多く，次の対症療法で対処する。D$_2$ドパミン受容体拮抗薬やフェノチアジン系の鎮静薬（クロルプロマジン）を投与する。胃痛を伴う場合は抗コリン薬（ブチルスコポラミン）の処方を考慮する。胃排出遅延や機能性腸閉塞（イレウス）が存在する場合には制吐薬や消化管運動機能改善薬を投与する。吐物への血液混入やメレナ（黒色便）が認められる場合には胃び爛・胃潰瘍の薬物治療も考慮する。

c. 慢性胃炎

〔病態生理〕　嘔吐などの上部消化器症状が食餌変更や制吐薬などの対症療法で改善せず，症状が数週間持続している場合には慢性胃炎として取り扱う。慢性胃炎の原因は多くの場合，症状だけから特定できることは少ないが，内視鏡検査などで胃の炎症病変が証明されれば慢性胃炎の診断となる。このとき，肝疾患や腎疾患などの消化器以外の原因による嘔吐とは区別する。急性胃炎と異なり，慢性胃炎では絶食により症状が悪化することがある。

〔治療薬〕　急性胃炎に対する治療に準じる。内視鏡検査および病理組織学的検査などによりリンパ球形質細胞性胃炎，好酸球性胃炎などの診断が得られれば，グルココルチコイドや免疫抑制薬などを投与する。胃粘膜にHelicobacterが検出された場合[注2]，除菌によって症状が改善する例もある。除菌は胃酸分泌抑制薬（プロトンポンプ阻害薬あるいはH$_2$ヒスタミン受容体拮抗薬）と1〜2種の抗菌薬（アモキシシリン，メトロニダゾール，クラリスロマイシン）を組み合わせて1〜2週間連続投与する。

注2　イヌやネコの胃に感染するHelicobacterはH. heilmanniiなどであり，ヒトで好発するH. pyloriの感染報告はまれである。

d. 胃び爛および胃潰瘍，十二指腸潰瘍

〔病態生理〕　胃潰瘍の原因は，胃の腫瘍，NSAIDsやグルココルチコイドなどの薬物投与，腎不全や肝不全などの代謝性疾患，胃酸分泌の増加などがある。

〔治療薬〕　H$_2$ヒスタミン受容体拮抗薬（シメチジン，ラニチジン，ファモチジンなど），プロトンポンプ阻害薬（オメプラゾールなど）などの胃酸分泌抑制薬と粘膜保護薬（スクラルファート）を投与する。NSAIDsやグルココルチコイドに伴う潰瘍の予防や治療に対して，PG製剤（ミソプロストールなど）も有効である。

e. 胃排出障害

〔病態生理〕　胃の運動性低下に伴う胃排出時間の延長を主徴とする疾患で，胃拡張，胃炎，胃潰瘍などの疾患時だけでなく，電解質異常や代謝性疾患，そして胃の手術後にも認められる。機械的閉塞（異物，幽門狭窄）によって起こる場合もある。

〔治療薬〕　D$_2$ドパミン受容体拮抗薬（メトクロプラミド）や5-HT$_4$受容体作動薬（モサプリド），モチリン様作用を有するエリスロマイシンなどの消化管運動機能改善薬を使用する。胃炎，胃潰瘍，腫瘍，あるいは代謝性疾患などを原因とする場合は原疾患の治療を併せて行う。

(2) 各治療薬の薬理作用，体内動態，相互作用，副作用

a. スクラルファート sucralfate（○）

〔薬理作用〕　粘膜保護薬。酸との化学反応により形成された複合体が潰瘍表面のタンパク質と結合して粘膜を被覆し，胃酸から病変部を保護し潰瘍の治癒を促進する。胃液中のペプシン活性に対する抑制作用，制酸作用もある。

〔体内動態〕　経口投与量の3〜5％しか吸収されず，48時間以内に尿中に排泄される。残余の薬物は胃酸によってショ糖硫酸に変換され，48時間以内に糞便中に排泄される。本薬物の作用は服用後，最高6時間持続する[25]。血漿中濃度と薬理作用の相関性はない。

　用法・用量[6]　イヌ：0.5 〜 1.0 g/body *p.o.* TID　　ネコ：0.25 g/body *p.o.* BID 〜 TID

〔薬物併用の相互作用〕　併用禁忌なし。アルミニウムに対するキレート作用により，経口投与薬(フルオロキノロン系抗菌薬やテトラサイクリン系抗生物質など)の吸収を減少させることがある。スクラルファートが効果を示すためには酸性環境が必要なので，H_2ヒスタミン受容体拮抗薬もしくは制酸薬の投与前(少なくとも0.5時間前)に投与する[25]。

〔有害反応〕　スクラルファートの投与で有害反応が生じることはまれである。

b.　マロピタント maropitant(○)

〔薬理作用〕　NK_1受容体拮抗薬。制吐作用。胃や小腸からの求心性腹部迷走神経ならびに第四脳室最後野にある化学受容器引き金帯(CTZ)や孤束核に発現するNK_1受容体を阻害することで，末梢性あるいは中枢性に作用して制吐作用を示す。動揺病(乗り物酔い)の予防にも使用できる。

〔体内動態〕[26]　イヌ(2 mg/kg *i.v.*)　　$t_{1/2}$ 5.29 h，V_d 5.7 L/kg，CL_{tot} 1.0 L/h/kg

　　　　　　　　イヌ(2 mg/kg *p.o.*)　　$t_{1/2}$ 4.03 h，C_{max} 81 ng/mL，T_{max} 1.9 h

　用法・用量[27]　イヌ：1 mg/kg *s.c.* または2 mg/kg *p.o.*

〔薬物併用の相互作用〕　血漿タンパク質結合率が高く，タンパク質結合率の高い他の薬物と併用すると血漿中のタンパク質との結合において競合し，本剤または競合する薬物の血漿中遊離型濃度が変化し，それぞれの薬物の有効性または安全性に影響するおそれがある。タンパク質結合率の高い薬物としてはNSAIDs，ループ利尿薬や炭酸脱水酵素阻害薬などの利尿薬，一部のACE阻害薬および抗凝固薬などがある。また，Ca^{2+}チャネルに親和性を有するので，Ca^{2+}チャネル遮断薬と併用しない(イヌ)。CYP3Aを基質とする他の薬物(19頁 **表1−4**)との併用には注意する。

〔有害反応〕　注射部位に一過性の疼痛を認めることがある(イヌ)。

c.　メトクロプラミド metoclopramide(○)

〔薬理作用〕　D_2ドパミン受容体拮抗薬。消化管神経叢の抑制性ドパミン神経を阻害し消化管運動亢進作用を示す。特に上部消化管への作用(胃排出促進作用)が強い。また，中枢神経のD_2ドパミン受容体を阻害し制吐作用を示す。

〔体内動態〕　経口投与後の消化管からの吸収は良好である。主にグルクロン酸抱合および硫酸抱合により代謝される[25]。イヌ　　　$t_{1/2}$ 90[25]。投与後24時間のヒトでの尿中排泄率は80％近い[28]。

　用法・用量[5]　イヌ：0.2 〜 0.5 mg/kg *i.m.* または*p.o.* あるいは*s.c.*

〔薬物併用の相互作用〕　副交感神経遮断薬(アトロピンなど)や麻薬性鎮痛薬と併用すると薬効が抑制されることがある。また，薬物の吸収を減少(たとえばシメチジン，ジゴキシン)あるいは増加(たとえばオキシテトラサイクリン)させる。栄養物の吸収は促進されるので，インスリン要求量および/または作用時期が変わることがある。メトクロプラミドはドパミン作動薬であるカベルゴリンに拮抗する。メトクロプラミドの中枢神経作用は麻薬性鎮痛薬または鎮静薬によって増強される可能性が，錐体外路作用はフェノチアジン誘導体によって増強されることがある。

〔有害反応〕　錐体外路症状[注3]や行動異常(沈うつや興奮)がみられることがある。明らかな消化管出血がある場合には使用を控える。また，腎疾患がある場合は悪化させることがある。

注3　錐体外路症状：顔，頸，体幹，四肢を含む，遅いまたは速いねじり運動によって特徴づけられる運動障害

d. モサプリド mosapride

〔薬理作用〕　5-HT$_4$受容体作動薬。消化管内在神経叢のコリン作動性神経細胞に発現する5-HT$_4$受容体を刺激し，アセチルコリンの遊離を増大させて上部・下部消化管運動促進および胃排出促進作用を示す。

〔体内動態〕　代謝は速い。イヌへ経口投与した際，その約21％は尿中へ，約67％は糞便中へ排泄される[29]。イヌ(10 mg/kg *p.o.*)[29]　$t_{1/2}$ 約1.5 h，T$_{max}$ 約0.5 h

　　用法・用量[6]　イヌ：0.25 ～ 1.0 mg/kg *p.o.* BID

〔薬物併用の相互作用〕　併用禁忌なし。モサプリドの消化管運動促進作用はコリン作動性神経の賦活によって発現するので，抗コリン作用を有する薬物(たとえば，アトロピン，ブチルスコポラミンなど)と併用すると，作用が抑制される(イヌ)。

〔有害反応〕　明らかな有害反応はないが，トリグリセリドの上昇を認めることがある(イヌ)。

e. クロルプロマジン chlorpromazine(○)

〔薬理作用〕　制吐薬。フェノチアジン系の鎮静薬。主にD$_2$ドパミン受容体拮抗作用による。

〔体内動態〕　消化管から速やかに吸収され，小腸壁および肝臓で代謝される。イヌでは全身によく分布する。特に肺，肝臓，腎臓，脾臓への分布が高く体内に長時間残留し，投与中止3カ月後も代謝物が排泄される。また腸肝循環が活発に行われ一般に投与量の約半分ずつが代謝物として尿と糞便中へ排泄される。クロルプロマジンの代謝経路は複雑で，60種以上の尿中代謝物が知られているが，主としてグルクロン酸抱合体として，一部は遊離または硫酸抱合体として排泄される。ヒトではCYP2Dにより代謝される[30]。

　　用法・用量[5]　0.05 ～ 4.4 mg/kg *i.v.* 6 ～ 8時間間隔

　　　　　　　　　0.25 ～ 0.5 mg/kg *s.c.* または*i.m.* 6 ～ 8時間間隔

〔薬物併用の相互作用〕　アドレナリンは併用禁忌(過度の血圧低下を生ずるため)。

〔有害反応〕　無動および固縮を示すカタレプシーなどの錐体外路症状や体温低下など。

f. ブチルスコポラミン butylscopolamine(○)

〔薬理作用〕　ムスカリン受容体ならびにN$_N$ニコチン受容体拮抗薬。鎮痙作用，胃酸分泌抑制作用，腸運動抑制作用を示す。鎮痙作用は副交感神経支配の腹部中空臓器の壁内神経節N$_N$ニコチン受容体抑制による。スコポラミンを*N*-ブチル化して四級アンモニウム化することにより，血液脳関門の透過性を低下させ，中枢性の有害反応を軽減した薬物である。四級アンモニウム化により消化管吸収も低下するが，神経節抑制作用をもつ。

　　用法・用量[6]　イヌ：0.3 ～ 1.5 mg/kg *i.m.* または*i.v.* q 6 ～ 8 h

〔薬物併用の相互作用〕　併用禁忌なし。併用注意：三環系抗うつ薬，モノアミン酸化酵素(MAO)阻害薬，H$_1$ヒスタミン受容体拮抗薬，フェノチアジン誘導体との併用で抗コリン作用が増強されることがある。

〔有害反応〕　口渇，視界不良，便秘，排尿障害などが現れることがある。

g. シメチジン cimetidine(○)

〔薬理作用〕　H$_2$ヒスタミン受容体拮抗薬。壁細胞のH$_2$ヒスタミン受容体に作用して胃酸分泌を抑制する。また，胃酸分泌抑制によって十二指腸内のpHが上昇すると膵外分泌を促すセクレチン分泌が抑制されるので，膵炎にも用いられる(h.膵炎の治療薬 43頁 参照)。

〔体内動態〕 消化管から吸収され，主にスルホキシド体およびヒドロキシメチル体として尿中に排泄される。72時間の排泄率は，尿中75.5〜96.5％，糞便中7.1〜17.3％[31]。

イヌ（5 mg/kg *i.v.*）[32] $t_{1/2}$ 1.6 h，*AUC* 6.54 μg·h/mL

イヌ（5.3 mg/kg *p.o.*）[32] $t_{1/2}$ 1.68 h，C_{max} 1.5 h，T_{max} 1.85 μg/mL，*AUC* 4.79 μg·h/mL

用法・用量[5] 5〜15 mg/kg *i.m.* または *i.v.* あるいは *p.o.*

〔薬物併用の相互作用〕 併用禁忌なし。

〔有害反応〕 腎クリアランスの減少時に現れる。ヒトでは高用量で中枢神経系の異常が現れることがある。

h. ラニチジン ranitidine

〔薬理作用〕 H_2ヒスタミン受容体拮抗薬。胃酸分泌抑制作用。胃酸分泌抑制効果はシメチジンよりも優れている。また，ChE阻害作用があり，同時に胃の蠕動運動を促進する。

〔体内動態〕 イヌでは，十二指腸でまず吸収され，続いて空腸，回腸で吸収される。*N*-oxide体，*S*-oxide体，*N*-desmethyl体が主要な代謝物である。12時間後の排泄率は尿中55％[33]。

用法・用量[5] イヌ：2〜4 mg/kg *p.o.*，BIDまたはTID

〔薬物併用の相互作用〕 併用禁忌なし。

〔有害反応〕 肝機能異常，消化器症状，血液像異常。

i. ファモチジン famotidine（○）

〔薬理作用〕 H_2ヒスタミン受容体拮抗薬。胃酸分泌抑制作用。胃酸分泌抑制効果はシメチジンよりも優れている。

〔体内動態〕 消化管から吸収され，イヌでのBAは約43％[34]。ラットでは血液脳関門も胎盤も通過しない。乳汁中には移行する。経口投与した場合には，約1/3は未変化体のまま尿中に排泄され，残りは主として肝臓で代謝されて尿中に排泄される。静脈内注射では，投与量の約2/3が未変化体のまま尿中に排泄される[25]。

イヌ（20 mg *p.o.*）[34] $t_{1/2}$ 2.5 h，C_{max} 700〜750 ng/mL，T_{max} 2.2〜2.5 h

用法・用量[5] イヌ：0.5〜1 mg/kg *i.v.* または *p.o.* あるいは *s.c.*，SIDまたはBID

〔薬物併用の相互作用〕 併用禁忌なし。併用注意：酸性環境下では吸収の高いケトコナゾールやイトラコナゾールの経口吸収を低下させる。

〔有害反応〕 便秘および白血球減少。

j. オメプラゾール omeprazole

〔薬理作用〕 プロトンポンプ（H^+, K^+-ATPase）阻害薬。胃酸分泌抑制作用。壁細胞で産生されるプロトン（H^+）を胃の内腔に輸送するプロトンポンプを直接抑制する。

〔体内動態〕 消化管から吸収され，BAは80％以上である。投与後4日にはほとんどが体外へ排泄される。尿中への排泄はイヌでは40％に留まり，約55％は腸肝循環を経て糞便中に排泄される[35]。小動物での体内動態パラメータについては報告がない。ヒトでは，CYP3AならびにCYP2Cによりヒドロキシ体とスルホン体へと代謝される。

用法・用量[5] イヌおよびネコ：0.5〜1 mg/kg *p.o.*

〔薬物併用の相互作用〕 吸収時に胃内が酸性であることを前提とする薬物（ケトコナゾール，イトラコナ

ゾール，鉄剤）およびCYP3Aを基質とする他の薬物（19頁 **表1−4** 参照）との併用には注意する。たとえば，クラリスロマイシンとの併用によりC$_{max}$およびAUCは約2倍に上昇する。

k．ミソプロストール misoprostol（○）

〔薬理作用〕　PG製剤（**PGE$_1$誘導体**）。粘膜保護作用（粘液やHCO$_3$$^-$の分泌促進，胃酸分泌抑制，胃粘膜での血流増加，血小板凝集抑制作用による潰瘍の再生亢進）。

〔体内動態〕　経口用量の約88％は消化管から速やかに吸収されたのち，大部分は初回通過効果によって代謝される。胃内容物があったり，制酸薬との併用により薬物吸収は遅延する。主要な活性代謝物は，脱エステル化されたミソプロストール遊離酸で，胃酸分泌抑制作用はミソプロストールと同等である。血液中ではミソプロストールのほとんどは血漿タンパク質に結合する（約90％）。ミソプロストール遊離酸は生体内でさらに酸化され，不活性の代謝物となり，主に尿中に排泄される[25]。

　　用法・用量　イヌ：1〜5μg/kg *p.o.* TID[5]

　　　　　　　　なお，アレルギー性皮膚炎では5μg/kgが用いられる[25]。

〔薬物併用の相互作用〕　併用禁忌なし。マグネシウムを含有する制酸薬はミソプロストール起因性の下痢を悪化させることがある

〔有害反応〕　PG製剤は強い子宮収縮作用があるので，妊娠している動物への投与は禁忌。また，高用量では腸管粘膜に作用して下痢を起こすことがある。

2）小腸および大腸の疾患

（1）病態生理

a．急性腸炎（急性下痢）

〔病態生理〕　イヌやネコでは急性下痢を主症状とする。下痢を起こす病態は炎症に限るわけではなく，一般的な検査で原因が特定できないことが多い。その場合，対症療法として12〜24時間の絶食，水分および電解質の補充を行い，下痢や血便などの急性症状の経過を観察する。薬物投与なしでも寛解することが多い。腹痛を伴うことがある。

〔治療薬〕　抗菌薬と抗下痢薬（ケイ酸アルミニウム，タンニン酸アルブミンなどの吸着剤）が使用される。消化管運動を低下させる止瀉薬（ロペラミド，ベルベリンなど）は第一選択薬としては推奨されておらず，感染性下痢が否定できない場合には慎重に投与する。急性嘔吐を伴う場合には，急性胃炎の対症療法（34頁）を同時に行う。腹痛を伴う場合は抗コリン薬（ブチルスコポラミン）を投与する。

b．炎症性腸疾患

〔病態生理〕　炎症性腸疾患（IBD）は小腸または大腸における炎症細胞の浸潤を特徴とし，慢性の消化器症状を引き起こす原因不明の症候群である。ヒトでは遺伝的背景，免疫学的背景，自己免疫異常，腸粘膜透過性の亢進，さらには腸内細菌や食生活などが複合的に関与することがわかってきたが，イヌでは全くわかっていない。病理学的にリンパ球形質細胞性腸炎，好酸球性腸炎，組織球性腸炎などに分類される。組織球性大腸炎はPAS染色陽性マクロファージの炎症性浸潤が結腸を中心に認められる疾患である。

〔治療薬〕　対症療法が中心となる。中程度から重度のリンパ球形質細胞性腸炎および好酸球性腸炎にはグルココルチコイド（プレドニゾロンなど）と免疫抑制薬（アザチオプリン，メサラジンなど）を投与する。

c. 感染性腸炎，抗菌薬反応性腸症

〔病態生理〕　感染性腸炎はウイルス性，寄生虫性，細菌性に分けられる。イヌやネコにおけるウイルス性腸炎の主な病原体はパルボウイルスやコロナウイルスなど，細菌性腸炎の主な病原体は*Clostridium perfringens*（なかでも毒素を産生するA型），*Campylobacter jejuni*，*C. upsaliensis*などである。

　抗菌薬反応性腸症は，必ずしも細菌が過剰に増殖するとは限らないが，ある特定の抗菌薬治療によって症状が軽減するという特徴をもつ。腸内細菌に対する過剰な免疫反応やIgAの欠損など遺伝的な背景が関与することがある。また，様々な基礎疾患（腸運動性の低下，胃酸分泌の低下，腸粘膜バリアー機能の低下，膵外分泌不全症など）に付随して発症する。症状は下痢と体重減少，ときに嘔吐もみられる。ネコでの報告はない。

〔治療薬〕　ウイルス性腸炎に対する治療は対症療法が主体となる。イヌパルボウイルス性腸炎にはインターフェロンを投与することがある。細菌性腸炎には抗菌薬を投与するが，病原性細菌の種類によって第一選択薬は異なる。クロストリジウムにはアンピシリンやタイロシンなど，カンピロバクターにはエリスロマイシンなどを投与する。細菌性腸炎が疑われる場合には，消化管運動を低下させる止瀉薬の使用は控える。

　抗菌薬反応性腸症の場合，広域スペクトルをもち嫌気性菌にも有効なテトラサイクリン系，タイロシン，メトロニダゾールなどが選択されることが多く，長期間の投与が必要となることが多い。また，ビタミンB$_{12}$の吸収が低下するため，非経口的（主に筋肉内注射）にビタミンB$_{12}$を投与することもある。

d. 腸リンパ管拡張症

〔病態生理〕　腸粘膜，粘膜下織，腸間膜リンパ管の通過障害によってタンパク質喪失性腸症となる原疾患の一つであり，イヌでまれに認められる。腸リンパ管拡張症のほとんどは特発性（原因不明）であり，先天的なリンパ管形成不全に加えて，リンパ管の炎症に伴う還流障害などが関与する。また，腸の炎症や腫瘍によるリンパ管の閉塞やリンパ節腫大などもリンパ管の還流を悪化させる。

〔治療薬〕　脂肪，特に長鎖トリグリセリドによってリンパ管の拡張が助長されるため，長鎖トリグリセリドを制限した低脂肪食を与える。脂溶性ビタミンの喪失を伴うことから食餌にビタミンを補充する。重症の場合は血漿輸血を行う。原因に炎症が関係している場合や，タンパク質喪失の原因として炎症性腸疾患を併発している場合にはプレドニゾロンなどのグルココルチコイドが有効である。

e. 便　秘

〔病態生理〕　イヌやネコにおいては，便秘や排便困難などの疾患（症状）は下痢に比較するとかなりまれである。急性で一過性の便秘よりも，慢性化して常習化している便秘の方が問題となる。多くの場合は，器質的，神経性あるいは炎症性の結腸，直腸および肛門の疾患に続発して起こるため，便秘の治療よりも基礎疾患の治療を優先する。原因不明の便秘の場合でも，軽度の場合には食餌中の線維を増量することが初期治療として推奨され，線維を増量した治療食を給餌するか，線維（サイリウムなど）を通常の食餌に追加する。

〔治療薬〕　下剤（瀉下薬cathartics）と消化管運動機能改善薬を使用する。下剤としてイヌやネコでは，粘滑性下剤（グリセリン），浸透圧性下剤（塩類下剤）の硫酸マグネシウム，刺激性下剤（ヒマシ油，ピコスルファートナトリウム），糖類下剤（ラクツロース）が用いられることが多い。消化管運動機能改善薬としてはモサプリド，メトクロプラミド，ベタネコールなどがある。

f. 肛門周囲瘻

〔病態生理〕　肛門周囲に潰瘍や瘻管形成が認められる慢性および進行性疾患。原因は明らかではないが，炎症性腸疾患と同様に，腸内細菌叢の乱れや免疫機能異常などが関与していると考えられている。

〔治療薬〕　軽度の肛門周囲瘻に対しては患部の洗浄，抗菌薬，グルココルチコイドなどが使用される。シクロスポリン（経口および局所塗布）やタクロリムス（局所塗布）などの免疫抑制薬を用いることで高い寛解率が得られる。

g. イヌのコクシジウム症

〔病態生理〕　コクシジウム原虫の腸管への寄生によって発症する。主に免疫機能が未成熟な 6 カ月齢未満の幼犬に，下痢，脱水症状，嘔吐，食欲不振などの症状が現れる。感染は糞便中に排泄された胞子（スポロゾイト）形成オーシストやオーシストを摂取して起こることが多い。成犬は胞子形成オーシストを糞便中に排泄していても，無症状であることが多い。

〔治療薬〕　サルファ薬（スルファジメトキシンなど）やトルトラズリルなどの抗原虫薬を用いる。

(2) 各治療薬の薬理作用，体内動態，相互作用，副作用

a. ロペラミド loperamide（○）

〔薬理作用〕　μオピオイド受容体作動薬。腸神経叢の抑制性神経細胞のオピオイド受容体を活性化し止瀉作用，腸運動抑制作用を示す。また，胃腸管の括約筋の筋緊張，水や電解質の分泌抑制と吸収促進により水や電解質の腸管腔内への貯留を抑制する。

〔体内動態〕　血液脳関門を通過せず，組織の吸収が悪いため全身性の影響はほとんどない。CYP3A およびCYP2Cによって代謝され，主代謝物はモノ-およびジ-デスメチルロペラミドである。主に糞便中に代謝物，未変化体として排泄される（ヒト）。

用法・用量[5]　イヌ：0.06 〜 0.20 mg/kg *p.o.*　　ネコ：0.1 〜 0.3 mg/kg *p.o.*

〔薬物併用の相互作用〕　他の中枢神経系抑制薬の中枢神経系または呼吸器に対する機能抑制作用はオピオイド性止瀉薬との併用により増強することがある。また，CYP3AとMDR1の基質となるので，CYP3Aを基質とする他の薬物（19頁 表1-4），MDR1を基質とする他の薬物（20頁 表1-5）との併用には注意する。特にMDR1を抑制する薬物（たとえばケトコナゾール）とは併用禁忌。*MDR1*遺伝子に変異をもつ率の高いコリー犬種にも注意する（65頁 注7 参照）。

〔有害反応〕　イヌに常用量を用いる場合に最もよくみられる有害反応は便秘，鼓腸および鎮静状態である。麻痺性腸閉塞，中毒性巨大結腸症や膵炎などの有害反応が生じることがある。ネコでは，中枢神経系に作用し興奮行動を起こすことがあるため，オピオイド性止瀉薬の使用については注意を要する。オピオイド類は細菌の増殖を促進し，糞便中からの細菌の消失を遅延させ，発熱状態を長引かせることがある。また，消化管の運動性を著しく低下させるため，消化管からの吸収は持続し，薬理作用の発現は延長することがある。コリー犬種ではP糖タンパク質欠損による血液脳関門機能を欠失した血統が存在し，有害反応を起こす可能性がある。

　　b. ブチルスコポラミン （○）⇒37頁　　c. プレドニゾロン （○）⇒75頁　　d. アザチオプリン （○）⇒82頁
　　e. シクロスポリン （○）⇒84頁　　f. タクロリムス （○）⇒85頁

3) 肝臓，胆嚢および膵臓の疾患

(1) 病態生理

a. 急性肝炎

〔病態生理〕　急性中毒性肝傷害やイヌ伝染性肝炎などによる劇症型と，膵炎，炎症性腸疾患，播種性血管内凝固（DIC）などや，ウイルス（軽症型イヌ伝染性肝炎など），寄生虫，細菌などの感染症に続発して発症する続発型に分けられる。肝組織の傷害が肝臓の70%程度を超えると不可逆性の肝不全となる。重度の肝機能障害時にはしばしば免疫不全状態となり，クッパー細胞などの機能減衰も加わり感染に対する抵抗性が減弱する。イヌでは主にベドリンテリアの銅蓄積による肝機能障害および鉛中毒によっても重篤な急性肝炎を発症する。

〔治療薬〕　急性肝炎，慢性肝炎ともにほぼ共通の治療薬を用いる。S-アデノシルメチオニンやグリチルリチン酸（肝庇護薬，特に酸化的傷害からの防御），グルココルチコイド，ビタミンE（抗酸化薬），ペニシラミンを投与する。

b. 慢性肝炎

〔病態生理〕　イヌやネコでみられる肝炎の多くは慢性肝炎に分類される。慢性肝炎の発症機序として，傷害された肝細胞に対する免疫機構の関与が考えられており，イヌの慢性肝炎は，持続的な肝細胞の壊死とリンパ球などの炎症性細胞の浸潤，さらには線維化へと進行し，肝硬変を発症する。ヒトの慢性肝炎はほとんどが肝炎ウイルス感染によるものであるが，イヌとネコでは炎症の原因を特定されないことが多い（イヌでは約62%が，ネコでは約26%が原因不明）。

〔治療薬〕　a. 急性肝炎 参照。

c. 肝硬変

〔病態生理〕　慢性肝炎，胆管結石などによる胆汁うっ滞，イヌ糸状虫などによる循環不全などにより引き起こされた慢性肝炎の終末像が肝硬変である。病態として線維化は重要であり，肝小葉の構造を変化させ，肝小葉の結節（再生結節）により肝臓への血液循環は障害され，門脈圧の亢進をきたす。また，肝細胞の合成機能や代謝機能が障害され，低タンパク血症や低血糖が発現する。

〔治療薬〕　肝硬変，特に線維化に対する有効な根本的治療法はない。a. 急性肝炎の項に記した薬物を投与するとともに，肝性脳症，腹水，血液凝固因子欠乏，DICなどの併発予防または治療を行う。

d. その他の肝臓疾患

〔病態生理〕　グルココルチコイドによる肝機能障害：グルココルチコイドの長期連続投与あるいは副腎皮質機能亢進症では，空胞化を伴う肝機能障害が起きる。特にイヌの肝細胞はグルココルチコイドによる傷害を起こしやすい。

ネコの肝リピドーシス：肝臓にトリグリセリドその他の脂質が重度に蓄積して肝内胆汁うっ滞と肝機能障害を生じた病態で，種々の脂質代謝障害によって発症する。ネコでは最も発症しやすい肝疾患の一つである。何らかの基礎疾患のために長期間の絶食や飢餓などの食欲不振により貯蔵脂肪の異化亢進が起こり，脂肪酸が蓄積することで発症すると考えられる。薬物（例：グルココルチコイドやテトラサイクリン系抗生物質）や菌体内毒素などの毒性物質が発症の引き金になりやすい。

〔治療薬〕　グルココルチコイドによる肝機能障害：今のところ有効な治療薬はない。

　ネコの肝リピドーシス：輸液による電解質と脱水の補正に続き，胃カテーテルなどで十分な栄養補給をする。また，採食を止める原因となった基礎疾患がある場合はその治療をする。肝庇護薬は特に必要ない。初期には胃腸の潰瘍を防ぐため，H_2ヒスタミン受容体拮抗薬やスクラルファートを投与する。

e. 重度肝疾患の併発症（特に肝性脳症）

〔病態生理〕　肝性脳症では，重度の肝不全によるアンモニアなどの神経毒性物質の処理能力の低下によりアンモニアが肝臓を経ずに直接体循環に入ることで神経性障害を発症する。初期は食欲不振，沈うつ，嗜眠，悪寒，発熱，流涎，間歇的嘔吐あるいは下痢など非特異的症状を呈し，重度になると昏睡，痙攣などの中枢神経症状を示す。重度の肝疾患では肝性脳症の他，DICや血液凝固因子産生低下など止血・凝固系の異常や腹水などの併発症が高頻度に起こる。

〔治療薬〕　食餌療法とともにラクツロースを投与し，さらに消化管内へのアンモニアの蓄積を防ぐために，メトロニダゾール，アモキシシリンあるいはネオマイシンのいずれかを投与して，ウレアーゼ産生菌（嫌気性菌など）の増殖を抑制する。

f. 胆管炎，胆管肝炎

〔病態生理〕　胆管炎や胆管肝炎はイヌよりもネコでの発症が多い。胆管炎は胆管に炎症細胞の浸潤を伴う疾患で，好中球性，リンパ球性および破壊性に分類される。門脈域への軽度の炎症細胞も胆管炎に含まれる。胆管肝炎は胆管および門脈域へ浸潤した炎症細胞が肝細胞の実質にまで到達し壊死を起こす疾患である。一般的には胆管炎から胆管肝炎へ進行し，胆管肝炎の方がより重篤である。胆管肝炎は化膿性と非化膿性に分類される。胆石や腫瘍などによる胆道閉塞，胆道系の炎症に起因する胆汁うっ滞なども胆管炎の原因となる。

〔治療薬〕　好中球性胆管炎には抗菌薬や肝庇護薬を投与する。広域スペクトルのβ-ラクタム系抗生物質（アンピシリン，アモキシシリン，セファレキシンあるいはセファゾリンなど）にメトロニダゾールを併用する。感染が重度で全身に波及しそうな症例に対しては，アミノグリコシド系抗生物質やフルオロキノロン系抗菌薬を併用する。

　リンパ球性胆管炎にはプレドニゾロン，肝庇護薬を使用する。プレドニゾロンが無効な場合にはメトロニダゾールを併用する。プレドニゾロンに免疫抑制薬を併用する場合もある。胆管狭窄が疑われるときには利胆薬（ヒメクロモンなど）を使用する。

g. 胆石症

〔病態生理〕　肝・胆管系の疾患，局所の脱水，細菌感染あるいは食欲不振などによる胆嚢への胆汁停滞などがあると形成されやすい。

〔治療薬〕　イヌやネコに対して胆石そのものを溶解させることは困難である。他の疾患の併発を考慮しながら，細菌感染が確認されたら抗菌薬（f. 胆管炎，胆管肝炎の項に記した薬物）を長期投与する。胆石溶解薬としてはケノデオキシコール酸やウルソデオキシコール酸がある。

h. 膵 炎

〔病態生理〕　正常な膵臓組織内では，消化酵素の多くは酵素原として不活性状態を維持しており，消化

管内に分泌されてから活性化される。膵炎はこの消化酵素制御機構が乱れ，膵外分泌腺内で酵素原が活性化して自己組織を消化することによって起こる。その結果，膵臓に線維化，細胞浸潤，実質の萎縮などの不可逆的な変化が生じる。膵炎は急性と慢性に分けられるが，発症機序や病態生理はほとんど明らかになっていない。

〔治療薬〕　輸液による微小循環の確保，絶食・絶水により膵液分泌を抑制する。ペプチド系（アプロチニン，ウリナスタチンなど）と非ペプチド系（ガベキサート，ナファモスタット，カモスタットなど）のタンパク質分解酵素（セリンプロテアーゼ）阻害薬などを投与する。急性膵炎は上腹部痛を示すことが多く，イヌでは特に顕著であり，鎮痛薬を使用する。また，間接的に膵外分泌抑制を促す目的で，胃酸分泌抑制作用をもつシメジチンを投与し，十二指腸内のpH低下を防ぎセクレチンの分泌を抑制する。

i. 膵外分泌不全症

〔病態生理〕　膵外分泌機能が低下した状態であり，膵腺房組織の萎縮あるいは破壊によって引き起こされる。膵炎が激しい症状を示さないまま慢性的に進行すると，膵機能は徐々に低下し，80～90％以上の膵機能が失われたときに発症する。イヌでは，ジャーマンシェパードに多発する遺伝性のものと，他の犬種に散発する原因不明の膵腺房萎縮がほとんどで，慢性膵炎に続発する例はまれである。ネコでは慢性膵炎の終末像として発症する。

〔治療薬〕　リパーゼを含む十分な活性量の消化酵素を経口的に補給し，膵外分泌の機能を補完する。

(2) 各治療薬の薬理作用，体内動態，相互作用，副作用

a. グリチルリチン酸 glycyrrhizin

〔薬理作用〕　肝機能改善薬（肝庇護薬）。肝細胞傷害抑制作用と肝細胞増殖促進作用，ホスホリパーゼA_2やリポキシゲナーゼ阻害による抗炎症作用およびIFN-γ誘起作用やNK細胞活性化などの免疫調節作用を示す。さらに，グリチルリチン酸の代謝物グリチルレチン酸は11β-HSD（コルチゾルを不活化する酵素）を抑制し，コルチゾルの作用を延長させて抗炎症作用をより強力に発揮させる。

〔体内動態〕　イヌでの体内動態に関する報告はない。肝臓での分布が最も高く，以下，肺，腎臓，心臓，副腎の順である。静脈内注射されたグリチルリチン酸は胆汁中に排泄され，腸内細菌由来の酵素により加水分解され，グリチルレチン酸に代謝され，再び血中に吸収される。グリチルリチン酸の薬効はグリチルリチン酸とグリチルレチン酸の作用が相加的に発揮される[36]。

用法・用量[6]　小型犬およびネコ：25 mg/body *p.o.* SID，4 mg/body *i.v.* SID

イヌ：ヒトの用量150～225 mg/bodyに準じた体重換算量を投与する。

〔薬物併用の相互作用〕　併用禁忌なし。併用注意：フロセミド，エタクリン酸またはチアジド系利尿薬との併用により，血清K^+値の低下が現れやすくなる。

〔有害反応〕　低カリウム血症や浮腫（偽性アルドステロン症）。

b. ペニシラミン（○）

〔薬理作用〕　金属解毒薬。分子内にSH基を有する。ベドリンテリアの銅蓄積による肝機能障害と鉛中毒の治療に経口で用いられる。水銀や鉛にも結合し，解毒作用を示す。原発性胆汁性肝硬変，突発性慢性活動性肝炎およびシスチン尿症の治療にも有用である。鳥類における鉛中毒の管理にも使用可能。

〔体内動態〕　⇒ 28頁

用法・用量[37]　銅蓄積による肝機能障害　　イヌ：10 〜 15 mg/kg *p.o.*（空腹時），q12 h

　　　　　　鉛中毒　イヌ：CaEDTAによるキレート剤治療後に，6 〜 8 時間ごとに食前30分

　　　　　　　　　　　　　時に*p.o.*，総量として110 mg/kg/dayを 1 〜 2 週間

　　　　　　　　　　ネコ：キレート剤治療後に125 mg/body *p.o.*，q12 h，5 日間

〔薬物併用の相互作用〕〔有害反応〕　⇒ 28頁

c. メトロニダゾール metronidazole（○）

〔薬理作用〕　嫌気性菌と鞭毛虫や赤痢アメーバなどの嫌気性環境に寄生する原虫に殺菌作用を示す。これらの病原微生物に特異的なニトロ還元酵素で還元されニトロソ化合物となり，フリーラジカルとして病原体のDNA切断などにより殺菌作用を示す。

〔体内動態〕　経口投与後，比較的よく吸収される。イヌの経口投与におけるBAは高いが，個体により50 〜 100％の変動があると報告されている。食物とともに投与すると，吸収はイヌで促進され，投与後約 1 時間でC_{max}に達する。かなり脂溶性が高く，吸収された後急速に体内（骨，膿瘍，中枢神経系および精液を含む大部分の体内組織ならびに体液）に広く分布する。主に肝臓でいくつかの経路を介して代謝され，代謝物および未変化体の薬物は尿および糞便中に排泄される[25]。

　　　イヌ（44 mg/kg *i.v.*）[5]　　　$t_{1/2}$ 4.3 h，V_d 0.95 L/kg

用法・用量[37]

　感染性腸炎　　イヌ：10 mg/kg *p.o.* TID，2 〜 4 週間

　　　　　　　　　　10 〜 20 mg/kg *p.o.* 1 日 2 〜 3 回，2 〜 4 週間

　　　　　　　　　　　　（他の免疫抑制薬やグルココルチコイドなどと併用）

　慢性胃炎（3 種混合投薬法）

　　　イヌ：メトロニダゾール15.4 mg/kg q 8 h，アモキシシリン11 mg/kg q 8 h，ビスマス サブ

　　　　　サリシレート0.22 mL/kg *p.o.* q 4 〜 6 hの 3 種を 3 週間

　　　ネコ：メトロニダゾール10 〜 15 mg/kg，アモキシシリン20 mg/kg，クラリスロマイシン7.5

　　　　　mg/kgを*p.o.* BID，2 週間

　肝性脳症　イヌ：20 mg/kg *p.o.* q 8 h

〔薬物併用の相互作用〕　アズトレオナム，ナフト酸セフェマンドールおよびドパミン，そしてこれらの溶液は，注射用メトロニダゾール液剤と配合禁忌。ワルファリンまたは他のクマリン系抗凝固薬を服用している場合，プロトロンビン時間（PT）を延長させることがある。フェノバルビタールまたはフェニトインはメトロニダゾールの代謝を促進し，血漿中濃度を低下させることがある。シメチジンはメトロニダゾールの代謝を低下させ，用量依存性の有害反応が生じる可能性を増すことがある。

〔有害反応〕　イヌで報告されている有害反応として，神経系の機能障害，嗜眠，衰弱，好中球減少症，肝毒性，血尿がある。イヌおよびネコへの過量投与による食欲不振および/または嘔吐，抑うつ症，眼振，頭部の傾斜，固有受容性感覚の消失，振戦が報告されている。

d. ウルソデオキシコール酸 ursodeoxycholic acid（UDCA）

〔薬理作用〕　催胆薬。熊胆（ゆうたん）から作られた生薬であり，胆汁酸の一種。利胆作用により胆汁うっ滞を改善する。細胞傷害性の強い疎水性胆汁酸と置き換わることにより，細胞を保護する。回腸における疎水性胆汁酸の吸収を阻害し，体内プールにおけるその濃度を減少させる。肝臓でのコレステロール合成およ

び貯蔵を抑制し，また腸管でのコレステロールの吸収を抑制して胆汁中のコレステロール飽和度を低下させ，コレステロールを含有する胆石を可溶化する。さらに，アポトーシスの抑制，サイトカインおよびケモカインの産生抑制や肝臓への炎症細胞浸潤抑制作用，あるいは抗酸化物質のグルタチオン生成を増加させて，肝機能を改善する。

〔体内動態〕　肝臓においてタウリンやグリシンと結合し胆汁中に排泄される。血中動態にはわずかしか入らず，尿中への排泄もごくわずかである。血中動態に乗った少量のウルソデオキシコール酸のほとんどは血漿タンパク質と結合する。大部分は回腸で吸収され，主にグリシン抱合されたのち腸肝循環を繰り返し，一部はケノデオキシコール酸に変換される。主として糞便中に排泄される。

　用法・用量[6]

　　　　イヌ：5〜15 mg/kg *p.o.* SIDまたはBIDを3〜6カ月
　　　　ネコ：10〜15 mg/kg *p.o.* SIDを3〜6カ月

〔薬物併用の相互作用〕　併用禁忌なし。併用注意：スルホニル尿素系経口糖尿病用薬(たとえば，トルブタミド)と併用した場合，ウルソデオキシコール酸は血清アルブミンとトルブタミドとの結合を阻害するとの報告がある。コレスチラミンなどは本剤と結合し，本剤の吸収を遅滞あるいは減少させるおそれがある。水酸化アルミニウムゲルなどのアルミニウムを含有する制酸薬は本剤を吸着し，本剤の吸収を阻害するおそれがある。脂質降下薬クロフィブラートは胆汁中へのコレステロール分泌を促進するため，コレステロール結石形成が促進されるおそれがある。

〔有害反応〕　まれに間質性肺炎。疎水性胆汁酸は肝細胞や胆管上皮細胞膜に毒性があり，胆汁うっ滞を増強することがある。

　e．シメチジン　(○)⇒37頁

　　　　　　　　　　　　　　　　　　　　　　　　　　　　　　　〔3.1)〜3) 松山勇人〕

4) 寄生虫による疾患

(1) 病態生理

a. 消化管内寄生虫症

〔病態生理〕　消化管内寄生虫症は，マンソン裂頭条虫や瓜実条虫，猫条虫などによる条虫症，横川吸虫，棘口吸虫，壺形吸虫などによる吸虫症，犬回虫，猫回虫，糞線虫，犬鉤虫，猫鉤虫などによる線虫症の他，腸ジアルジア(鞭毛虫)症などが知られている。症状の多くは，これらの成体が主に小腸に寄生し栄養を吸収することで，腸管粘膜などの機械的侵襲や炎症，宿主の消化吸収阻害により生じる。下痢や軟便，嘔吐，腹痛などの消化管障害，削痩，食欲亢進，異嗜などの他，瓜実条虫などの片節排泄の際に肛門付近に掻痒を覚え，イヌが会陰部をこすりつける行動をとる場合がある。*Echinococcus*属条虫はイヌやまれにネコの小腸に成体が寄生し，少数寄生では無症状だが多数寄生で下痢や腸炎などを引き起こす。
〔治療薬〕　駆虫薬として抗蠕虫薬や抗原虫薬を使用する。

b. 肝臓の寄生虫症

〔病態生理〕　寄生虫性肝炎のうち，肝吸虫症では，肝吸虫*Clonorchis sinensis*成体の胆管への寄生が胆管の侵襲や閉塞による胆管炎，さらに肝実質に炎症が及ぶと肝硬変を引き起こす。少数寄生では軽微だ

が，多数寄生で食欲不振，被毛の光沢消失，下痢，腹水貯留，浮腫，黄疸，貧血などがみられる。

〔治療薬〕　駆虫薬として抗蠕虫薬を使用する。

(2) 各治療薬の薬理作用，体内動態，相互作用，副作用

a．チアベンダゾール thiabendazole（○）

〔薬理作用〕　ベンツイミダゾール系線虫類駆虫薬。寄生虫の細胞骨格のβチューブリンと特異的に結合し選択毒性を発揮する。作用スペクトルが広く，吸虫や条虫にも効果がある。

〔体内動態〕　経口投与後速やかに吸収される。主に肝臓で代謝されグルクロン酸抱合あるいは硫酸抱合を受け，尿中に速やかに排泄される。主に大動物に使用され，イヌやネコでの体内動態パラメータの詳細は示されていない。

　　　　用法・用量[38]　イヌ：（糞線虫症）100 ～ 150 mg/kg *p.o.* SID，3 日間

　　　　　　　　　　　　　　　（犬鉤虫症）　60 mg/kg *p.o.* SID，3 日間

　　　　　　　　　　　　　　　（犬回虫症）　30 mg/kg *p.o.* SID，3 日間

　　　　　　　　　　　　ネコ：（猫回虫症）　30 mg/kg *p.o.* SID，3 日間

〔薬物併用の相互作用〕　テオフィリンと併用すると，これらの薬物の肝臓での代謝が阻害され，血漿中濃度を増加させるおそれがある。

b．フェバンテル febantel

〔薬理作用〕　ベンツイミダゾール系のプロドラッグ。主にピランテルとプラジカンテルとの合剤として使用される[注4]。

〔体内動態〕　消化管から吸収され，肝臓で活性代謝物のフェンベンダゾールとオクスフェンダゾールに変換される。イヌやネコでの詳細な体内動態パラメータの報告はない。

　　　　用法・用量　イヌ：合剤として35 mg/kg *p.o.*（5 mg/kgプラジカンテル，15 mg/kgパモ酸ピランテル）

〔有害反応〕　流涎。

注4　ネコとイヌの消化管内に寄生する主要な蠕虫をすべて駆除する目的で，プラジクアンテル（条虫・吸虫駆除薬）とパモ酸ピランテル（線虫駆虫薬）を配合したネコ用の合剤，さらにこれに線虫駆虫薬としてフェバンテルを追加したイヌ用の合剤が使われている。

c．ピランテル pyrantel（○）

〔薬理作用〕　広いスペクトルをもつ線虫類駆虫薬。脱分極性の神経筋接合部遮断作用により，寄生虫に痙攣性麻痺を引き起こす。

〔体内動態〕　酒石酸塩やクエン酸塩に比べてパモ酸塩は吸収性が低く，これが消化管内の寄生虫への選択性を高めていると考えられる。吸収された薬物は，肝臓で酸化された後にグルタチオン抱合を受ける。主に代謝物として糞便と尿中に排泄され，イヌでの尿中への排泄率は約40%[1]。

　　　　用法・用量　イヌ[6]：（犬回虫症）12.5 ～ 14.0 mg/kg *p.o.*

　　　　　　　　　　　　　　（犬鉤虫症）10.0 ～ 12.5 mg/kg *p.o.*

　　　　　　　　ネコ[5]：5 ～ 20 mg/kg *p.o.*

〔薬物併用の相互作用〕　ピペラジンと併用すると，互いに作用が拮抗し駆虫効果が減弱するおそれがある。

〔有害反応〕　悪心や嘔吐。

d. プラジカンテル praziquantel（○）

〔薬理作用〕　条虫類駆虫薬で，吸虫にも効果を示す。寄生虫の外皮に損傷を与える。

〔体内動態〕　経口投与で消化管から急速にほぼすべて吸収されるが，初回通過効果を強く受ける。主に肝臓で代謝され，尿中に排泄される。

イヌ（30 mg/kg *p.o.*）[1]　　$t_{1/2}$ 1.3 h，C_{max} 8.9 μg/mL，T_{max} 0.75 h

用法・用量　イヌおよびネコ：5.68 mg/kg *s.c.* または *i.m.*。ただし，裂頭条虫には34 mg/kg *s.c.* または *i.m.*，吸虫類には30 mg/kg *s.c.* または *i.m.*。

〔薬物併用の相互作用〕　ピペラジンと併用すると，互いに作用が拮抗し駆虫効果が減弱するおそれがある。

〔有害反応〕　悪心や嘔吐。

e. メトロニダゾール ⇒ 45頁

用法・用量[2]　イヌおよびネコ（ジアルジア症）：15 〜 25 mg/kg *p.o.* q12 〜 24 h

f. イベルメクチン（○）⇒64頁

用法・用量[38]　犬回虫症，犬鉤虫症，犬鞭虫症：0.1 〜 0.2 mg/kg（イヌ糸状虫症より高用量で適用）

g. ミルベマイシンオキシム（○）⇒65頁

用法・用量[6]　犬回虫症，犬鉤虫症：0.25 〜 0.5 mg/kg *p.o.*（イヌ糸状虫症より高用量で適用）

〔3.4〕乙黒兼一

4. 呼吸器疾患の薬物治療

到達目標：呼吸器疾患の薬物治療法を説明できる。（△）

キーワード：

　気管支炎，気管支拡張薬，鎮咳薬，ネブライゼーション（噴霧吸入療法），肺炎

1）気管支炎

（1）病態生理

気管支炎は，気管支の炎症や感染により咳や痰を主症状とする疾患である。急性と慢性とに分類され，症状が重症化すると肺炎，肺水腫や呼吸不全を起こすこともある。

a. イヌ伝染性気管気管支炎

〔病態生理〕　ケンネルコフとも呼ばれ，細菌あるいはウイルス感染により発症する急性かつ伝染性の強い気管支炎である。主な病原体はイヌアデノウイルス2型（CAV2），イヌパラインフルエンザウイルス（CPV），イヌヘルペスウイルス，レオウイルス，*Bordetella bronchiseptica*，*Mycoplasma*属などであり，これらの単独あるいは複合感染により発症する。肺炎の徴候を伴わない発作性の咳を特徴とし，加えて発熱や鼻汁がみられる。

〔治療薬〕　抗菌薬(ドキシサイクリン，アモキシシリン，エンロフロキサシン，アジスロマイシン，ファロペネムナトリウム，モキシフロキサシン，セフジトレン ピボキシルなど)で原因菌を除去する。

　気道閉塞症状(呼吸困難，咳，喘鳴)の緩和：気管支拡張薬(テルブタリン，アミノフィリン，テオフィリンなど)をネブライゼーション(噴霧吸入療法)。咳止め：鎮咳薬(チペピジン，エプラジノン，エフェドリン，コデイン，デキストロメトルファンなど)。気道系のクリアランス保持：末梢性鎮咳薬(アセチルシステイン，アンブロキソール，カルボシステイン，ブロムヘキシンなど)。イヌからイヌへと伝播するため隔離も有効な対症療法となる。

b. イヌの慢性気管支炎

〔病態生理〕　気管支の炎症が慢性化し過去1年間に少なくとも2カ月以上にわたって気道粘液の過分泌がみられ，持続性の咳が出る慢性の疾患である。イヌアデノウイルス2型，イヌパラインフルエンザウイルス，*B.bronchiseptica*，*Staphylococcus*属，*Escherichia coli*，*Mycoplasma*属などによる感染症，あるいは埃，煙，エアロゾルなどの有害物質の長期吸入曝露により発症する。気管支上皮への傷害が持続することで，気道は細胞浸潤や高粘稠性の粘液，肥厚などによって，狭窄あるいは閉塞を起こす。

〔治療薬〕　イヌ伝染性気管気管支炎に準じる。慢性炎症を抑制する目的でグルココルチコイド(プレドニゾロンなど)を用いる。

(2) 各治療薬の薬理作用，体内動態，相互作用，副作用

a. ドキシサイクリン doxycycline

〔薬理作用〕　テトラサイクリン系抗生物質。細菌のタンパク質生合成阻害により，グラム陽性・陰性菌，*Chlamydia*属およびQ熱リケッチアに対して優れた抗菌力を示す。抗菌力は*Staphylococcus aureus*を含むグラム陽性菌に対してより強力である。

〔体内動態〕　イヌ(10 mg/kg *i.v.*)[39]　　　$t_{1/2}(\beta)$ 7.4 h，V_d 1.5 L/kg，CL_{tot} 0.13 L/h/kg

　　　　　イヌ(5 mg/kg *i.v.*)[40]　　　$t_{1/2}(\beta)$ 7.0 h，V_d 0.93 L/kg，CL_{tot} 1.72 mL/min/kg

　　　　　ネコ(5 mg/kg *i.v.*)[40]　　　$t_{1/2}(\beta)$ 4.6 h，V_d 0.34 L/kg，CL_{tot} 1.09 mL/min/kg

　イヌ[41]での経口投与(10および25 mg/kg)後48時間の尿中排泄率は，それぞれ2.7および8.6%，静脈内注射後の尿中への排泄率は投与後48時間で16%。

〔薬物併用の相互作用〕　Ca^{2+}，Mg^{2+}，Al^{3+}，鉄剤，ビスマス塩により吸収が低下し，効果が減弱する(金属イオンとキレート形成し腸管からの吸収が阻害される)。

〔有害反応〕　ショック，アナフィラキシー様症状(発疹，唇の腫れ，呼吸困難，悪心，瞼の腫れなど)，皮膚粘膜眼症候群，中毒性表皮壊死症，剝脱性皮膚炎，偽膜性大腸炎，肝炎，肝機能障害，黄疸。

b. アモキシシリン amoxicillin

〔薬理作用〕　ペニシリン系抗生物質。β-ラクタマーゼ産生耐性菌には無効であるが，β-ラクタマーゼを不可逆的に阻害するクラブラン酸との配合剤で用いると，アモキシシリンは失活されずに殺菌力を示す。

〔体内動態〕　イヌ[42]　$t_{1/2}$ 1.25 h，CL_{tot} 1.9 mL/min/kg，V_d 0.20 L/kg

〔薬物併用の相互作用〕　ワルファリンの作用増強。

〔有害反応〕　ショック，アナフィラキシー様症状，皮膚粘膜眼症候群，中毒性表皮壊死症，急性腎不全，偽膜性大腸炎，出血性大腸炎，肝機能障害。

c. エンロフロキサシン enrofloxacin

〔薬理作用〕　フルオロキノロン系抗菌薬。

〔体内動態〕　イヌ（5 mg/kg *p.o.*）[43]　　$t_{1/2}$ 3.8 h，C_{max} 1.2 μg/mL，T_{max} 1.2 h

　　　　　　　ネコ（5 mg/kg *p.o.*）[43]　　$t_{1/2}$ 4.5 h，C_{max} 1.8 μg/mL，T_{max} 1.3 h

　用法・用量[2]　　イヌ：5 〜 20 mg/kg. *p.o.* を1日1〜2回，2〜3日は継続し30日を超えない。

　　　　　　　　　ネコ：5 mg/kg *p.o.* を1日1〜2回，2〜3日は継続し30日を超えない。

〔薬物併用の相互作用〕　テオフィリンの作用を増強。制酸薬により本剤の効果減弱。NSAIDsにより，まれに痙攣が発現。

〔有害反応〕　嘔吐，食欲不振，流涎など。ネコにおいて失明などの視覚障害。

d. テルブタリン terbutaline

〔薬理作用〕　気管支拡張薬。気管支の交感神経 β アドレナリン受容体に対して選択的な刺激作用を有し，気管支拡張作用を示す。中枢神経作用は示さない。

〔体内動態〕　小動物における体内動態の詳細な報告はない。

　用法・用量[2]

　　　　小型犬0.625 〜 1.25 mg（総量）　*p.o.* q12 h　　　中型犬1.25 〜 2.5 mg（総量）　*p.o.* q12 h

　　　　大型犬2.5 〜 5 mg（総量）　*p.o.* q12 h

〔薬物併用の相互作用〕　カテコールアミンによりアドレナリン作動性神経刺激の増大による不整脈，心停止が起こる。キサンチン誘導体，ステロイド剤，K^+ 排泄型利尿薬との併用により血清 K^+ 値の低下が増強されて低カリウム血症をきたし不整脈が起こる。β アドレナリン受容体拮抗薬（β_1 アドレナリン受容体選択性：アテノロール，セリプロロール，ビソプロロールなど）により本剤の効果が減弱する。

〔有害反応〕　アナフィラキシー様症状，血清 K^+ 値の低下。

e. アミノフィリン aminophylline（○），f. テオフィリン theophylline（○）

〔薬理作用〕　キサンチン誘導体。気管支拡張薬。PDE（ホスホジエステラーゼ）阻害による細胞内cAMPの増加により，気管支拡張作用を示す。気管支拡張作用に加えて，強心，利尿作用も示す。中枢神経興奮作用や骨格筋刺激作用は弱い。

〔体内動態〕[25]　アミノフィリンは，テオフィリン2分子にエチレンジアミンを加え水溶性を高めたテオフィリンの静注用製剤である。テオフィリンの体内分布はよく，胎盤や乳へも移行する。主に肝臓での代謝によって体内から消失する。

　　　　イヌ（テオフィリン5 mg/kg *i.v.*）[44]　　$t_{1/2}$ 4.1 h，V_d 0.69 L/kg，CL_{tot} 0.12 L/h/kg

　　　　イヌ（テオフィリン20 mg/kg *p.o.*）[45]　　C_{max} 12.5 μg/mL，T_{max} 4.5 h，BA 95%

　　　　ネコ（アミノフィリン10 mg/kg *i.v.*）[46]　　$t_{1/2}$ 7.9 h，V_d 0.70 L/kg，CL_{tot} 0.064 L/h/kg

　　　　ネコ（テオフィリン100 mg/body *p.o.*）[46]　　C_{max} 7.6 〜 22.4 mg/mL，T_{max} 1 〜 12 h，BA 76%

　用法・用量[25]　テオフィリンは治療域が狭いため投与量決定は慎重に行う。

　　　　（アミノフィリン）　イヌおよびネコ：3 〜 11 mg/kg *i.m.* または *i.v.* q 6 〜 12 h

　　　　（テオフィリン）　　イヌ：10 mg/kg *p.o.*，q12 h（徐放剤）

　　　　　　　　　　　　　　ネコ：15 〜 20 mg/kg *p.o.*，q24 h（徐放剤）

〔薬物併用の相互作用〕　中枢神経興奮薬との併用により過度の中枢神経刺激作用を起こすことがある。

β_1 アドレナリン受容体作動薬により頻脈, 不整脈などの増強, ハロタンにより不整脈などの増強が起こる。テオフィリンの代謝は CYP1A による。CYP1A を基質とする薬物との併用に注意する。

〔有害反応〕　イヌでは胃のむかつき, 神経系の刺激, 不安感およびいらつき。さらに, 嘔吐や下痢などの消化器症状が起こることもある。過剰に使用すると発作が起こることもある。

g. チペピジン tipepidine

〔薬理作用〕　中枢性鎮咳薬(非麻薬性)。延髄の咳中枢を抑制し咳の感受性を低下させて鎮咳作用を示す。また, 気管支腺分泌亢進と気道粘膜線毛上皮運動亢進作用により去痰作用を示す。

〔体内動態〕　イヌ(16 mg/kg *p.o.*)で, 鎮咳作用は投与後 30 ～ 60 分に発現し, 5 ～ 6 時間持続する[47]。

〔有害反応〕　アナフィラキシー様症状。

h. デキストロメトルファン dextromethorphan(○)

〔薬理作用〕　中枢性鎮咳薬(非麻薬性)。咳嗽中枢に直接作用し, コデインと同程度の鎮咳作用を示す。コデインのような気道分泌抑制作用は少ない。

〔体内動態〕　イヌ(15 mg/body *p.o.*)[48]　　C_{max} 3.33 ng/mL, T_{max} 1.5 h

〔薬物併用の相互作用〕　併用禁忌：MAO 阻害薬によりセロトニン症候群(痙攣, ミオクローヌス, 反射亢進, 発汗, 異常高熱, 昏睡など)が起こる(ヒト)。併用注意：CYP2D を阻害する薬物(キニジン, アミオダロン, テルビナフェンなど)により本剤の薬効が増強される(ヒト)。

〔有害反応〕　呼吸抑制, アナフィラキシー様症状。

i. アセチルシステイン acetylcysteine(○)

〔薬理作用〕　末梢性鎮咳薬。粘液成分のムコタンパク質に直接作用し, 気道内分泌物の粘度を低下させ, 喀痰喀出を促進する。pH 7 ～ 9 の環境下で本薬物の遊離 SH 基がムコタンパク質の S-S 結合を開裂する。

〔体内動態〕　代謝は肝臓で脱アセチル化を主体とする。

　　　　　ネコ(100 mg/kg *p.o.*)[25]　　BA 20%, $t_{1/2}$ 1.3 h

〔薬物併用の相互作用〕　イヌやネコにおけるアセトアミノフェン中毒において, 肝臓のグルタチオンレベルを維持, 回復させて, 肝機能障害またはメトヘモグロビン血症の程度を軽減する。

〔有害反応〕　刺激性, 掻痒性。

j. プレドニゾロン (○)⇒75頁

2) 喘　息

(1) 病態生理

〔病態生理〕　喘息は気道上皮の剥離による慢性炎症および可逆的な気道狭窄が起こり, 発作性の呼吸困難や喘鳴と咳を症状とする疾患で, 小動物ではネコに多くみられる。喘息の発症や増悪因子としてアレルゲンが重要である。アレルゲンなど外界からの刺激因子により Th2 リンパ球や好塩基球が活性化され, それにより肥満細胞が感作されると, ヒスタミンやロイコトリエンなどが放出され, 平滑筋の収縮, 腺細胞からの粘液分泌, 血管透過性の亢進などが起こる。肺で合成されるトロンボキサン A_2 も気道を

収縮させる。さらにアレルギー反応の慢性化に伴い好酸球の浸潤や活性化を生じ，平滑筋の収縮，上皮の剥離など炎症は持続する。これによって杯細胞過形成，基底膜の肥厚，十二指腸腺（粘膜下腺）の増加や線維化，平滑筋の過形成などの気道リモデリングが起こり，喘息の重症化や難治化を引き起こす。

〔治療薬〕　喘息の病態は慢性気道炎症と気道狭窄であるので，炎症の改善を目的としてグルココルチコイドを，気道狭窄を改善する目的としては気管支拡張薬，さらに抗アレルギー薬や免疫抑制薬（シクロスポリン）も用いる。

(2) 各治療薬の薬理作用，体内動態，相互作用，副作用

- **a.** プレドニゾロン（○）⇒75頁
- **b.** メチルプレドニゾロン ⇒76頁
- **c.** デキサメタゾン ⇒76頁
- **d.** アミノフィリン（○）⇒50頁
- **e.** テオフィリン（○）⇒50頁
- **f.** テルブタリン ⇒50頁
- **g.** シクロスポリン（○）⇒84頁

h.　イプラトロピウム ipratropium（○）

〔薬理作用〕　ムスカリン受容体拮抗薬。気管支平滑筋に分布するM_3ムスカリン受容体を阻害し気管支拡張作用を示す。迷走神経支配の神経-筋接合部を遮断して気管支平滑筋の収縮を抑制する。作用発現はβ_2アドレナリン受容体作動薬に比べてやや遅いが，持続時間が長く，心血管系に対する影響は弱い。

〔体内動態〕　イヌ（0.106 mg/kg *i.v.*）[49]　$t_{1/2}(\beta)$ 1.4 h，C_{max} 42.4 ng/mL，*AUC* 128 ng·h/mL

〔有害反応〕　アナフィラキシー様症状，上室性頻脈，心房細動。

i.　サルブタモール salbutamol（アルブテロール）（○）

〔薬理作用〕　気管支拡張薬。短時間作用型吸入β_2アドレナリン受容体作動薬。選択的にβ_2アドレナリン受容体を刺激して気管支平滑筋を弛緩する。発作などの急性症状の緩和に使用する。

〔体内動態〕　イヌ（1 000μg吸入）　約15.2%が肺葉内，約0.85%が気管および気管支へと移行，64〜70%は吸入装置および気管導入管中に残留[50]。その他の小動物における体内動態の詳細な報告はない。

用法・用量[2]　ネコ：90 mgをエアロゾルとして吸入させる。

〔薬物併用の相互作用〕　併用注意：カテコールアミン，キサンチン誘導体，グルココルチコイドおよびK^+排泄型利尿薬の併用により，不整脈が起こる可能性がある。

〔有害反応〕　血清K^+値の顕著な低下。

j.　ベクロメタゾン beclometasone（○）

〔薬理作用〕　抗炎症薬。吸入グルココルチコイド。気道の慢性炎症を抑制する。

〔体内動態〕　BAの悪い薬物であるため，プロピオン酸との結合体（ベクロメタゾンプロピオン酸エステル）として使用する。ベクロメタゾンは吸入で用いることにより局所でのみ作用する。ヒトでは気道からの吸収は速やかで，吸収されたベクロメタゾンは，肺に存在するエステラーゼにより主として17-モノプロピオン酸ベクロメタゾンへと速やかに代謝される。この代謝物はグルココルチコイド受容体に対しベクロメタゾンの約20〜30倍親和性が強く，薬効の主体となる物質と考えられている。17-モノプロピオン酸ベクロメタゾンは肺組織ホモジネート中で比較的安定であり，徐々に不活性の極性代謝物となり排泄される[51]。ベクロメタゾンは，血中エステラーゼにより加水分解されると細胞内に入れないため，全身作用をあまり示さない。

用法・用量　イヌ：250μg/body 1日2回の吸入で有効との報告がある[52]。

〔有害反応〕　吸入グルココルチコイドは経口グルココルチコイドに比べ有害反応ははるかに少ない。口腔・咽頭カンジダ症，嗄声，上気道の刺激による咳嗽など。

3）肺炎

（1）病態生理

肺炎は，肺のガス交換部位である肺胞の炎症により咳や呼吸困難を伴う疾患である。細菌性肺炎，ウイルス性肺炎，寄生虫性肺炎，アレルギー性肺炎および誤嚥性肺炎に分類される。

a．イヌの好酸球性気管支肺炎（EBP）

〔病態生理〕　アレルギー性肺炎に分類され，好酸球の肺浸潤を特徴とし，発熱，咳や呼吸困難を症状とする疾患である。アレルゲンによるⅠ型およびⅢ型アレルギー反応の混合反応により発症する。

〔治療薬〕　炎症反応を抑制する目的でグルココルチコイドを用いる。

（2）各治療薬の薬理作用，体内動態，相互作用，副作用

　　　　a．プレドニゾロン（○）⇒75頁　　b．メチルプレドニゾロン（○）⇒76頁

〔4. 東　泰孝〕

5. 循環器疾患の薬物治療

到達目標：循環器疾患の薬物治療法を説明できる。（△）
キーワード：心不全，圧過負荷，容量過負荷，循環血液量，心拍数，浮腫，リモデリング，前負荷（容量負荷），後負荷（圧負荷），強心薬，降圧薬，血管拡張薬，利尿薬，不整脈，抗不整脈薬

1）心不全

（1）病態生理

〔病態生理〕　心不全とは，正常な充満圧で生体の代謝要求量に見合う血液循環ができない状態を指し，その原因は大きく，圧過負荷，容量過負荷，原発性心疾患および心室充満に対する機械的障害の4つに分けられる。不全心では心機能を維持するために，①腎臓でNa⁺と水の再吸収を増加→循環血液量増加→フランク–スターリングFrank-Starling機構作動，②末梢細動脈収縮→中央循環の維持，③交感神経の活性化→心拍数増加→心拍出量増加，といった代償機構が働く。しかし病態では代償機構が破綻しており，容量過負荷が持続するとやがて慢性心不全へと移行する。慢性期では，左心室機能不全から運動耐容能低下，うっ血・浮腫，不整脈，心肥大（リモデリング）へと移行する。心不全の原因となる心疾患としては，イヌの場合は，拡張型心筋症，慢性弁閉鎖不全，イヌ糸状虫症が，ネコの場合は肥大型心筋症が主にあげられる。

〔治療薬〕　心不全治療の目的は主に，①心仕事量を減らす，②前負荷(容量負荷)と後負荷(圧負荷)を軽減し，心臓への負荷を軽減する，③心臓の効率を改善する，の3つに分けられる。このうち①と②に対しては，血管拡張薬や利尿薬が投与される。③のためには強心薬を投与するが，慢性の心疾患の多くの症例では，心臓は慢性的に疲労していることが多く，いきなり強心薬を適用せずに，まず，容量の過負荷と心仕事量を軽減させることが肝要である。

　心筋収縮力増強作用をもつ薬物(強心薬)として，強心配糖体(ジゴキシン，ジギトキシン)，カテコールアミン(ドパミン，ドブタミン，イソプロテレノール)，PDE阻害薬(ミルリノン，ピモベンダン)が，心負荷軽減を目的として降圧薬〔アンジオテンシン変換酵素(ACE)阻害薬(エナラプリル，ベナゼプリル)が，AT_1アンジオテンシンⅠ受容体拮抗薬(ロサルタン，カンデサルタン)〕，血管拡張薬〔NOドナー(ニトログリセリン，硝酸イソソルビド)，Ca^{2+}チャネル遮断薬(アムロジピン，ジルチアゼム)〕，利尿薬(フロセミド，ヒドロクロロチアジド，スピロノラクトン)などが使われる。

(2) 各治療薬の薬理作用，体内動態，相互作用，副作用

　心不全治療薬の体内動態パラメータを表2−3にまとめた。

　a. ジゴキシン digoxin(○)

〔薬理作用〕　強心配糖体。Na^+ポンプ阻害による心筋収縮力増強作用。この他に徐脈(心拍数低下，陰性変時作用)，伝導遅延(陰性変伝導作用)，迷走神経刺激および腎血流量増加(利尿作用，二次作用)などの作用をもつ。低カリウム血症や高カルシウム血症では薬理作用も有害反応も強くなる。うっ血性心不全，心房細動，心房粗動，上室性頻脈といった不整脈に対して使う。第一選択薬ではない。他の薬物(利尿薬，ACE阻害薬)と併用することが多い。

〔体内動態〕　経口剤として用いられ，イヌでの錠剤のBAはおよそ60%，エリキシル（シロップ剤）ではおよそ70%である[53]。吸収は比較的速やかである(T_{max}　45 ～ 90 min)。$t_{1/2}$はイヌで14.4 ～ 56 h，ネコで30 ～ 173 h。血漿タンパク結合率は低いため(20 ～ 30%)，結合率の高いジギトキシンと比べると，臨床薬として使いやすい。体内の臓器に幅広く分布するが，脳や脂肪組織への分布は少ない。体内では代謝を受けずに直接尿中に排泄される[25]。

　用法・用量

　　イヌ：0.22 mg/m^2 p.o. BID(体重20 kg超)あるいは$0.005 \sim 0.01$ mg/kg p.o. BID(体重20 kg以下)，
　　　　　5 ～ 10日後に投薬8 ～ 10時間後の血清ジゴキシン濃度を測定し，有効濃度が1 ～ 2 ng/
　　　　　mLであることを確認する(0.8 ng/mL以下であれば，投与量を30%増量する)。

　　ネコ：0.0312 mg/body p.o. EOD(体重～ 3 kg)，SID(体重3 ～ 6 kg)あるいはBID(体重6 kg以
　　　　　上)，10日後以降に投薬8 ～ 10時間後の血清ジゴキシン濃度を測定し，有効濃度が1 ～ 2
　　　　　ng/mLであることを確認する(0.8 ng/mL以下であれば，投与量を30%増量する)。

〔薬物併用の相互作用〕　餌や制酸薬とは同時には与えない。利尿薬を併用している場合には低カリウム血症となりやすいので十分注意する。強心配糖体はK^+が細胞外でNa^+–K^+–ATPaseに結合する段階でK^+と競合するため，K^+が低下している低カリウム血症では，強心配糖体がNa^+–K^+–ATPaseに結合しやすくなり，ジギタリス中毒を発症しやすくなる。肝機能障害による低アルブミン血症においても，強心配糖体が血漿タンパク質(アルブミン)と結合する量が減少するので，通常よりも強い強心作用が現れやすく，ジギタリス中毒になる確率が高くなる。

〔有害反応〕　不整脈(心室性，上室性，心房性)，消化器症状(変調，食欲不振，体重減少，下痢，嘔吐)。

表2-3　代表的な心不全治療薬の体内動態パラメータ

	投与経路	$t_{1/2}$	V_d (L/kg)	T_{max}	BA (%)	C_{max}
強心薬						
強心配糖体						
a.ジゴキシン[25, 53]	p.o.	14.4〜56 h（イヌ） 30〜173 h（ネコ）		45〜90 min	錠剤約60 エリキシル（シロップ剤）約70	
カテコールアミン						
b.ドパミン[2]	i.v.(ヒト)	2 min				
c.ドブタミン[2]	i.v.(ヒト)	2 min				
d.イソプロテレノール[2]	i.v.	(超)短時間				
PDE阻害薬						
e.ミルリノン[5]	p.o.(イヌ)	1.4			92	
f.ピモベンダン[5, 25] **a** ピモベンダン **b** 活性代謝物	p.o.(イヌ)	0.5 h[a] 2 h[b]	2.6	2 h[a] 3 h[b] (a,bともに0.25 mg/kg投与)	60〜65	3.09 ng/mL[a] 3.66 ng/mL[b] (a,bともに0.2 mg/kg投与)
降圧薬						
ACE阻害薬						
g.エナラプリル[54]	i.v.(イヌ) (4 μmol/kg投与)	0.17 h	0.72			2 110 μg/L
h.ベナゼプリル[2]	p.o.(イヌ)	24 h		2〜3 h		
AT₁アンジオテンシン受容体拮抗薬						
i.ロサルタン[55]	i.v.(イヌ) (3 mg/kg投与)	$t_{1/2}(\beta)$ 41 min	0.3			
	p.o.(イヌ) (5 mg/kg投与)	$t_{1/2}(\beta)$ 144 min	0.3[5]	25 min	22〜33[5]	0.8 μg/mL
j.カンデサルタン[56]	p.o.(イヌ)	4.3 h		1.3 h		0.012 μg/mL
血管拡張薬						
k.ニトログリセリン[2]	局所	1〜4 min				
l.硝酸イソソルビド[2]	p.o.(イヌ)	1.5 h (2 mg/kg投与)			70	100 ng/mL (2 mg/kg投与)
m.ジルチアゼム[2, 5]	p.o.(イヌ) (ネコ)	3 h 2 h		45 min	30 50〜80	71〜1 500 ng/mL (60 mg投与)
n.アムロジピン[2, 5]	p.o.(イヌ)	30 h			88	

　ジギタリス中毒：通常，ジゴキシンの血中濃度が2.5 ng/mLを超えた場合に起こる。軽度の場合には元気消失，食欲不振，嘔吐，悪心，下痢などがみられ，重度になると不整脈(徐脈，房室ブロック，心室性不整脈，心室性頻脈など)が生じ，血中濃度が6 ng/mLを超えた場合には生命の危険がある。

　b. ドパミン dopamine(○)

〔薬理作用〕　カテコールアミン。心筋収縮力増強作用。強い強心作用(β_1アドレナリン受容体刺激)と腎血管拡張作用(D₁ドパミン受容体を介する弱い利尿作用)をもつことから，急性心不全やショックの緊急治療に使う。

〔体内動態〕　消化管ですぐに代謝されるため経口投与しない。血液脳関門を通過しない。$t_{1/2}$は約2分

と非常に短く[2]，点滴静注する。作用は点滴後5分以内に発現し，注入停止後10分で消失する。腎臓，肝臓，血漿中でMAOやカテコール-O-メチルトランスフェラーゼ（COMT）により代謝される。

　　用法・用量[6]　イヌおよびネコ：0.5～10 μg/min/kg 点滴静注

〔薬物併用の相互作用〕　pH 8以上になると酸化して着色することがあるので，炭酸水素ナトリウムのようなアルカリ性の薬物とは混合しない。三環系抗うつ薬との併用は心血管系における有害反応を増大する。

〔有害反応〕　頻脈（少量でも発生）や不整脈，心筋酸素消費量の増加，血管収縮が起こることがある。大量に投与すると，β_2アドレナリン受容体刺激による血管拡張よりもα_1アドレナリン受容体刺激による血管収縮が上回るので，腎臓，内臓，皮膚の壊死の危険性が生じる。

c．ドブタミン dobutamine（○）

〔薬理作用〕　カテコールアミン。心筋収縮力増強作用（β_1アドレナリン受容体刺激）。血管拡張（β_2アドレナリン受容体刺激）作用により後負荷を軽減させる。心拍数上昇は少ない。慢性腎不全には用いない。

〔体内動態〕　消化管ですぐに代謝されるので経口投与しない。$t_{1/2}$は2分（ヒト）と短い[2]ため，点滴静注する。静注後2分以内に作用が発現し，5～10分後にピークとなる。肝臓その他の臓器で代謝される。

　　用法・用量[6]　イヌ：1～20 μg/min/kg 点滴静注　　ネコ：1～15 μg/min/kg 点滴静注

〔薬物併用の相互作用〕　βアドレナリン受容体拮抗薬プロプラノロールとの併用は，αアドレナリン受容体刺激作用が優位となり，末梢血管抵抗性を増大する。

〔有害反応〕　過剰投与により頻脈や不整脈が起こる，低血圧が起こることがある，非選択的血管拡張薬であるので，血流が腎臓や内臓から骨格筋の血管系へと移行することがある，など。

d．イソプロテレノール isoproterenol（○）

〔薬理作用〕　カテコールアミン。心筋収縮力増強作用（β_1アドレナリン受容体刺激），心拍数上昇。心筋酸素需要増大による心負担増加，受容体脱感作が生じるので使いにくい。慢性腎不全には用いない。

〔体内動態〕　経口投与では消化管で分解され，肝臓で代謝される。$t_{1/2}$が短く[2]数分しか持続しないため，点滴静注する。肝臓その他の臓器でCOMTにより弱い活性代謝物に変換される。

　　用法・用量[37]

　　　　イヌおよびネコ：0.4 mgを250 mLの5％ブドウ糖液に溶かし，効果が得られるまでゆっくり
　　　　　　　　　　　点滴静注

　　　　イヌ：0.04～0.08 μg/min/kg 点滴静注，0.1～0.2 mg/kg $i.m.$ または$s.c.$ q 4 h

〔薬物併用の相互作用〕　ジゴキシンとの併用で不整脈が起こりやすくなる。

〔有害反応〕　洞房結節や虚血部に作用して，頻脈や異所性自動（不整脈の原因）を起こす。

e．ミルリノン milrinone

〔薬理作用〕　PDE阻害薬[注5]。PDE III を阻害することでcAMPを増加させ，カテコールアミンとは異なり心筋酸素消費量を増加させずに心筋収縮力を増強させる。血管拡張作用もある（後負荷軽減）。

注5　**PDE阻害薬**：ジギタリス製剤に比べ安全域が広く使用が容易であり，今後獣医領域で使用頻度が増加すると予想される。急性心不全，慢性心不全の急性増悪時にドパミン，ドブタミンなどで十分な効果が得られない場合には，PDE阻害薬を使用すると効果的な場合がある。ただしこの場合には血圧が低下する可能性があるので十分な注意が必要である。

〔体内動態〕　イヌ($p.o.$)[5]　　$t_{1/2}$ 1.4 h　　BA 92%。

　用法・用量[6]　30〜300 μg/kg $i.v.$，2〜10 μg/kg/min 点滴静注

〔薬物併用の相互作用〕　β_1アドレナリン受容体作動薬との併用で互いの作用が増強される。

〔有害反応〕　血圧低下，頻拍。

f. ピモベンダン pimobendan(○)

〔薬理作用〕　PDE阻害薬。PDEⅢを阻害することでcAMPを増加させ，心筋収縮力を増強させる。また，心筋トロポニンCのCa^{2+}感受性亢進により心筋収縮力を増強させる(カルシウムセンシタイザー：Ca^{2+}感受性増加薬)，血管拡張作用もある(後負荷軽減)。

〔体内動態〕　BAは60〜65%(イヌ)[5]。血漿タンパク質との結合は90%以上。活性体に代謝された後，硫酸抱合やグルクロン酸抱合を受ける。これらの抱合代謝物は胆汁中に分泌された後に糞便中に排泄される。CL$_{tot}$は90 mL/min/kg[25]。　その他の体内動態パラメータ ⇒ 表2-3

　用法・用量[6]　イヌ：0.2〜0.6 mg/kg/d $p.o.$

〔有害反応〕　軽度の頻脈，嘔吐。

g. エナラプリル enalapril(○)

〔薬理作用〕　ACE阻害薬。うっ血性心不全の第一選択薬。アンジオテンシンⅡ変換酵素を阻害しアンジオテンシンⅡの生成を抑制する。血管拡張作用(後負荷軽減)，アルドステロン分泌抑制によるNa$^+$および水分貯留の抑制(前負荷軽減)，心肥大の抑制。

〔体内動態〕　ヒトでは経口投与後の吸収は大変よく，BAは約60%[25]。肝臓で活性型のエナラプリラートに変換されて作用を発揮する。中枢神経系にはほとんど移行しない。作用持続時間が長いため1日1〜2回の投与でよい。薬物の大部分が尿中に排泄されるため腎不全動物では十分な注意が必要である。

　　　　イヌ(4 μmol/kg $i.v.$)[54]　　AUC 704μg·h/L。　その他の体内動態パラメータ ⇒ 表2-3

　用法・用量[6]　イヌおよびネコ：0.25〜0.5 mg/kg $p.o.$ SIDまたはBID

〔薬物併用の相互作用〕　ループ利尿薬との併用により腎前性の高窒素血症を引き起こす可能性がある。NSAIDsとの併用により急性腎不全を誘発する可能性がある。

〔有害反応〕　空咳や血管浮腫(ヒトの場合)。動物ではあまり問題にならない。ACEはキニナーゼⅡともいい，アンジオテンシンⅠ以外にもブラジキニンやサブスタンスPも基質とし，これらを分解する。したがって，ACE阻害薬投与により過剰にブラジキニンが生体内に貯留し，その結果，気道のC線維末端が刺激されサブスタンスP遊離を引き起こすことで有害反応として，咳の症状が現れる。また，同時にブラジキニンやサブスタンスPは血管拡張と血管透過性亢進を引き起こし，血管浮腫を起こすことがある。

h. ベナゼプリル benazepril(○)

〔体内動態〕　イヌでは経口投与後すぐに吸収された後，肝臓で加水分解されてベナゼプリラートに変換されて作用を発現する。ベナゼプリラートは50%が腎臓から排泄され，残りの50%が胆汁を介して糞便から排泄される。　体内動態パラメータ ⇒ 表2-3

　用法・用量[6]

　　　イヌ：0.25〜0.5 mg/kg $p.o.$ SIDまたはBID　　　ネコ：0.25〜0.5 mg/kg $p.o.$ SID

〔薬理作用〕〔薬物併用の相互作用〕〔有害反応〕 ⇒ g. エナラプリル

i. ロサルタン losartan

〔薬理作用〕　AT_1アンジオテンシン受容体拮抗薬。血管拡張作用（後負荷軽減），アルドステロン分泌抑制によるNa^+および水分貯留の抑制（前負荷軽減），心肥大の抑制。イヌではACEだけでなくキマーゼもアンジオテンシンⅠをアンジオテンシンⅡに変換するが，ACE阻害薬はキマーゼの活性を抑制できない。しかし，AT_1アンジオテンシン受容体拮抗薬は生成されたアンジオテンシンⅡの作用を直接阻害するので，ACE阻害薬よりも強力な薬効を期待でき，今後小動物臨床での心不全の治療薬としての有用性は高い。

〔体内動態〕　ロサルタンの活性代謝物EXP3174はロサルタンの10倍強い活性をもつ。ロサルタンの作用は緩徐で持続的であるが，その理由として体内で徐々に生成される代謝物のEXP3174が関与している。血漿タンパク質との結合率は95％以上。

　　　イヌ[55]　（3 mg/kg *i.v.*）*AUC* 145 μg·min/mL　　（5 mg/kg *p.o.*）*AUC* 55 μg·min/mL
その他の体内動態パラメータ ⇒ **表2−3**

〔薬物併用の相互作用〕　NSAIDsとの併用で作用が減弱され，カリウム保持性利尿薬やACE阻害薬との併用で高カリウム血症を起こす（ヒト）。

〔有害反応〕　血管浮腫，高カリウム血症，トロンボキサンA_2受容体に拮抗して血小板凝集を抑制する（ヒト）。小動物では有害反応は報告されていない。

j. カンデサルタン candesartan（○）

〔体内動態〕　プロドラッグであるカンデサルタン シレキセチルとして投与され，小腸からよく吸収され，加水分解されて活性体であるカンデサルタンとなり作用する。　体内動態パラメータ ⇒ **表2−3**

〔有害反応〕　血管浮腫や高カリウム血症（ヒト）。小動物では有害反応は報告されていない。

〔薬理作用〕〔薬物併用の相互作用〕　⇒ i. ロサルタン

k. ニトログリセリン nitroglycerin（○）

〔薬理作用〕　血管拡張薬。NOドナー。血管拡張作用（冠血管を強く拡張させる），静脈も拡張する（前・後負荷軽減）。

〔体内動態〕　経口投与不可（消化管から吸収はされるが肝臓ですぐに代謝される：BAが10％以下）。動物では耳介に塗布する。緊急時に舌下錠（0.3 mg/3〜5 kg）を包皮内あるいは腟内に投与することもある。$t_{1/2}$は非常に短く（数分），局所投与で1〜4分[2]。肝臓で代謝される。

　　用法・用量[6]　イヌ：2％ニトロ軟膏を0.5 inch（約8 mg）/2.27 kg BID
　　　　　　　　　　ネコ：2％ニトロ軟膏を0.125〜0.25 inch（約2〜約4 mg），q 4〜6 h

〔薬物併用の相互作用〕　フェノチアジン誘導体との併用で低血圧のリスクが増大する。

〔有害反応〕　急激な血圧低下，心原性ショック，潮紅，動悸，熱感。

l. 硝酸イソソルビド isosorbide dinitrate, 一硝酸イソソルビド isosorbide mononitrate（○）

〔薬理作用〕　血管拡張薬。NOドナー，作用はニトログリセリンに類似。

〔体内動態〕　初回通過効果を受けて硝酸イソソルビドは一硝酸イソソルビドに代謝される。一硝酸イソソルビドは肝臓で代謝された後，尿中に排泄される。イヌでの一硝酸イソソルビドのBAは約70％。
体内動態パラメータ ⇒ **表2−3**

用法・用量[37]　イヌおよびネコ：(硝酸イソソルビド) 0.5 ～ 2.0 mg/kg *p.o.* BID

〔薬物併用の相互作用〕　フェノチアジン誘導体との併用で低血圧のリスクが増大する。

〔有害反応〕　急激な血圧低下。

m．ジルチアゼム　diltiazem

〔薬理作用〕　ベンゾチアゼピン系Ca^{2+}チャネル遮断薬。血管平滑筋の収縮を抑制(血管拡張作用)。

〔体内動態〕　胃からの吸収率が高いが大部分が初回通過効果を受ける。ネコにおけるBAは50 ～ 80%で，作用のピークは投与45分後である。イヌにおけるBAは約30%で，肝臓で代謝される。

　　体内動態パラメータ ⇒ 表2-3

　　用法・用量[6]　低用量(0.25 mg/kg *p.o.*)から始め，十分な効果が得られるまで徐々に増量する。

　　　　　　イヌ：0.5 ～ 2.0 mg/kg *p.o.* TID (肥大型心筋症，高血圧)

　　　　　　ネコ：0.5 ～ 2.5 mg/kg *p.o.* TID (肥大型心筋症，高血圧)

〔薬物併用の相互作用〕　βアドレナリン受容体拮抗薬との併用で徐脈のリスクが増大する。

〔有害反応〕　徐脈(イヌで一般的)，嘔吐(ネコで一般的)，胃腸障害，血圧低下，房室ブロック，不整脈，脳神経症状，発疹，肝酵素上昇。

n．フロセミド (○)

　循環血液量減少(前負荷軽減)，肺浮腫改善の目的で用いる。うっ血性心不全に対して単独では使用せずACE阻害薬を第一選択薬とし，うっ血症状が重いときに併用することを原則とする。

〔薬理作用〕〔体内動態　用法・用量〕〔薬物併用の相互作用〕〔有害反応〕　⇒ 67頁

o．スピロノラクトン (○)

　循環血液量減少(前負荷軽減)，肺浮腫改善の目的で用いる。作用が弱いので単独では使用せず，通常はチアジド系利尿薬やループ利尿薬などと併用する。

〔薬理作用〕〔体内動態　動態パラメータ，用法・用量〕〔薬物併用の相互作用〕〔有害反応〕　⇒ 67頁

p．ヒドロクロロチアジド (○)

　循環血液量減少(前負荷軽減)，肺浮腫改善の目的で用いる。末梢血管(平滑筋)を拡張させる作用も併せもち，容量過負荷を効率的に解消する。

〔薬理作用〕〔体内動態　動態パラメータ，用法・用量〕〔薬物併用の相互作用〕〔有害反応〕　⇒ 68頁

2) 不整脈

(1) 病態生理

〔病態生理〕　不整脈とは，心拍数の異常な増加(頻脈)や減少(徐脈)，ならびに心拍リズムの乱れのことをいう。①ペースメーカー(洞房結節)活動の異常，②リエントリー[注6]，③異所性自動能，④トリガー活動などが原因となる。臨床的には，期外収縮，心房細動，頻脈(拍)，心室頻拍，徐脈などがある。心室頻拍は心室細動に移行して血液を全身に駆出できなくなるので，直接に生命の危険を招く。また抗不整脈薬の使用により別の形のリエントリーが生じ不整脈が再発することが多い。これを催不整脈作用と

いう。この有害反応は重大で，特に長期間投与する場合に問題となるので十分注意する。

注6　リエントリー：一度通り過ぎた興奮が旋回して逆戻りし，短時間に再び同じ細胞を興奮させること。心筋虚血など
　　　で刺激伝導路の中に一方向性ブロックと遅延伝導がある場合に成立する。

〔治療薬〕　頻脈性不整脈の治療には，ボーン-ウイリアムス Vaughan-Williams の分類による第Ⅰ群(Na^+ チャネル遮断薬：キニジン，プロカインアミド，リドカイン），第Ⅱ群（β アドレナリン受容体拮抗薬：プロプラノロール），第Ⅲ群（K^+ チャネル遮断薬：アミオダロン，ソタロール），第Ⅳ群（Ca^{2+} チャネル遮断薬：ベラパミル，ジルチアゼム）の抗不整脈薬，あるいはジゴキシンが用いられる。徐脈性不整脈の治療には，ムスカリン受容体拮抗薬のアトロピン，β_1 アドレナリン受容体作動薬のイソプロテレノールなどが用いられる。

表2-4　代表的な抗不整脈薬の体内動態パラメータ

		投与経路	$t_{1/2}$ (h)	V_d (L/kg)	T_{max} (min)	BA (%)	C_{max}
頻脈性不整脈治療薬							
ClassⅠa	キニジン[2,5]	p.o.	2.3(イヌ)，5.6(ネコ)	2.9(イヌ)，2.2(ネコ)		73(イヌ)	2 162 ng/mL（イヌ，100 ng投与）
	プロカインアミド[2,5]	p.o.	2〜3（イヌ）	1.4〜3（イヌ）	45〜75	85(イヌ)	
ClassⅠb	リドカイン[1]	i.v.	0.9(イヌ)	2.5(イヌ)			
Class Ⅱ	プロプラノロール[2]	p.o.	0.77〜2（イヌ）	3.3〜11（イヌ）		2〜27（イヌ）	
Class Ⅲ	アミオダロン[2]	p.o.	7.5(イヌ)			22〜86（ヒト）	
	ソタロール[2,5]	p.o.	4.5(イヌ)	1.1〜1.6（イヌ）		75〜90（イヌ）	
Class Ⅳ	ベラパミル[2,5]	p.o.	0.8〜2.5（イヌ）	4.5(イヌ)			
	ジルチアゼム	表2-3参照					
強心配糖体	ジゴキシン	表2-3参照					
徐脈性不整脈治療薬							
	アトロピン[2]		2〜3(ヒト)				
	イソプロテレノール	表2-3参照					

(2) 各治療薬の薬理作用，体内動態，相互作用，副作用

不整脈治療薬の体内動態パラメータを表2-4にまとめた。

a. キニジン quinidine（○）

頻脈性不整脈治療薬ClassⅠa。心室性不整脈（期外収縮，心室頻拍），上室性頻拍，Wolff-Parkinson-White(WPW)症候群の上室性不整脈，急性心房細動に用いられる。

〔薬理作用〕　Na^+ チャネルの遮断により心筋の興奮性・伝導速度および収縮力の抑制，K^+ チャネル遮断作用により活動電位持続時間（APD）および有効不応期（ERP）延長，抗コリン作用-迷走神経緊張性抑制-房室（AV）伝導促進。活動電位最大立ち上がり速度を抑制して伝導遅延，リエントリー抑制（虚血部の伝導遅延をさらに遅延→両方向性ブロック），ペースメーカー活動電位の抑制をもたらす。

〔体内動態〕　経口投与後ほぼ完全に吸収されるが，肝臓で初回通過効果を受ける。脳以外の全身組織に移行する。肝臓で代謝されるが，20%は24時間以内に未変化体のまま尿中に排泄される。血漿タンパク質への結合は強い。　体内動態パラメータ ⇒ **表2-4**

用法・用量[37]　イヌ：6 ～ 20 mg/kg *i.m.* q 6 h，　6 ～ 16 mg/kg *p.o.* または *i.m.* q 6 h

ネコ：6 ～ 16 mg/kg *p.o.* または *i.m.* q 8 h

〔薬物併用の相互作用〕　心収縮抑制薬との併用で相加的な心筋抑制作用が出現する[2]。他の抗不整脈薬との併用で心毒性が増す。CYP3Aの基質となり代謝されるだけでなく，MDR1の基質ともなり細胞外へ汲み出されるので，CYP3AやMDR1の基質となる他の薬物(19頁 **表1-4**，20頁 **表1-5** 参照)との併用には注意する。

〔有害反応〕　心臓関連の有害反応：催不整脈作用，陰性変力作用，QT延長，AVブロック，心室頻拍

抗コリン作用：排尿障害，視力障害。

b．プロカインアミド procainamide(○)

頻脈性不整脈治療薬ClassIa。キニジンに似た作用を示すが，キニジンより陰性変力作用が弱い。

〔体内動態〕　経口投与後多くは腸から吸収される。イヌにおけるBAは約85％，血漿タンパク質との結合率は15％。　体内動態パラメータ ⇒ **表2-4**

用法・用量[6]　イヌ：6 ～ 15 mg/kg ゆっくり *i.v.*，　6 ～ 20 mg/kg *i.m.* QID，10 ～ 20 mg/kg *p.o.* TIDまたはQID，25 ～ 50 μg/min/kg 点滴静注

ネコ：3 ～ 20 mg/kg *p.o.* TIDまたはQID，1 ～ 2 mg/kg ゆっくり *i.v.*，10 ～ 20 μg/min/kg 点滴静注

〔薬物併用の相互作用〕　キニジンやリドカインとの併用で心毒性が増大する。

〔有害反応〕　血圧低下，心収縮抑制，顆粒球減少。

c．リドカイン (○)

頻脈性不整脈治療薬ClassIb。心室頻拍に静脈内注射(経口では無効)。イヌの心室性期外収縮に対しては，通常リドカインが第一選択薬。

〔薬理作用〕　Na^+チャネル遮断作用による心筋の興奮性，伝導速度および収縮力の抑制，APDおよびERPの短縮。活動電位最大立ち上がり速度を抑制することにより伝導遅延，虚血部の伝導を強く抑制→リエントリー抑制，頻脈のときに効果が強い。

〔体内動態〕　⇒ 32頁および**表2-4**。静脈内注射の場合，作用は急速に得られるが，持続性に乏しい。毒性発現に近い高い血漿中濃度を必要とし，緊急時に使われることが多い。

用法・用量[6]　イヌ：1 ～ 2 mg/kg *i.v.*(8 mg/kgまで) → 25 ～ 80 μg/kg/min点滴静注

ネコ：0.25 ～ 0.5 mg/kg *i.v.* → 0.15 ～ 0.25 mg/kg *i.v.*(5 ～ 20分ごとに繰り返す)

→ 10 ～ 20 μg/kg/min点滴静注

〔薬物併用の相互作用〕　他の抗不整脈薬との併用で心毒性が増す。

〔有害反応〕　比較的少ない。ネコではリドカインの毒性(全身痙攣や呼吸抑制)が出やすい。

d．プロプラノロール propranolol(○)

頻脈性不整脈治療薬Class Ⅱ。心房粗動，心房細動，洞性頻脈に用いる。ネコでは第一選択薬として用いることが多い。同系統のアテノロールatenolol(内因性交感神経刺激活性intrinsic sympathomimetic activityなし)も用いられる。

〔薬理作用〕　βアドレナリン受容体拮抗。カテコールアミンによる自動能亢進を抑制，キニジン様作用

（膜安定化作用）もある。

〔体内動態〕　イヌにおいて経口投与後よく吸収されるが，初回通過効果のためBAは2～27％である。脂溶性が高く血液脳関門を容易に通過する。血漿タンパク質との結合率は90％。肝臓で代謝され，未変化体の尿中排泄は1％未満。　体内動態パラメータ ⇒ **表2−4**

用法・用量[6]　イヌおよびネコ：低用量（0.02 mg/kg）でゆっくり静脈内注射し，効果をみながら必要があれば繰り返す（最大0.1 mg/kg）

イヌ：0.1 ～ 1.0 mg/kg *p.o.* TID　　ネコ：2.5 ～ 5.0 mg/body *p.o.* BIDまたはTID

〔薬物併用の相互作用〕　Ca^{2+}チャネル遮断薬との併用は注意が必要。

〔有害反応〕　比較的少なく，薬物の作用は穏やかで使用しやすい。心収縮抑制，喘息悪化，房室ブロック，不眠，抑うつ。

e.　アミオダロン　amiodarone

頻脈性不整脈治療薬Class III。他の薬物が無効な心室細動，心室性頻拍，肥大型心筋症時の心房細動に経口で用いる。有害反応も強く，最後の手段ともいえる。

〔薬理作用〕　K^+チャネル遮断作用によりAPDおよびERPを強く延長する。

〔体内動態〕　生体組織に広く分布し脂肪組織に蓄積する。肝臓で活性体に変換される。イヌでは吸収は遅く，$t_{1/2}$は7.5 h。　体内動態パラメータ ⇒ **表2−4**

用法・用量[6]　イヌ：10 ～ 15 mg/kg *p.o.* q12 h

〔薬物併用の相互作用〕　キニジン，βアドレナリン受容体拮抗薬，Ca^{2+}チャネル遮断薬との併用で催不整脈作用を示す。

〔有害反応〕　間質性肺炎，肺線維症，甲状腺機能亢進，催不整脈作用（トルサデポアンtorsades de pointes）。

f.　ベラパミル　verapamil（○）

頻脈性不整脈治療薬Class IV。心房粗動，心房細動，発作性上室性頻拍に用いられる。

〔薬理作用〕　心筋Ca^{2+}チャネルを強く遮断，洞房結節のペースメーカー活動の異常を抑制，虚血部でのリエントリーや異所性自動能を抑制する。

〔体内動態〕　経口投与後約90％が吸収されるが，初回通過効果のために20 ～ 30％のみが循環血中に達する。血漿タンパク質との結合率は約90％。肝臓で代謝された後，尿中に排泄される（ヒト）。

イヌにおける体内動態パラメータ ⇒ **表2−4**

用法・用量[6]　イヌ：0.05 mg/kgをゆっくり*i.v.*　　ネコ：0.025 mg/kgをゆっくり*i.v.*

（5分ごとの総量は0.15 ～ 0.2 mg/kgまで）

イヌ：0.5 ～ 2.0 mg/kg *p.o.* TID　　ネコ：0.5 ～ 1 mg/kg *p.o.* TID

〔薬物併用の相互作用〕　βアドレナリン受容体拮抗薬と併用すると相加的な陰性変力作用，変時作用，変伝導作用を生じる。シメチジン，ジゴキシン，リドカインはベラパミルの血漿中濃度やBAを上昇させるため併用しない方がよい。

〔有害反応〕　一般的に少なく，作用が穏やかで使用しやすい。心収縮抑制，房室ブロック，血圧低下。

g. ジルチアゼム

頻脈性不整脈薬Class Ⅳ。上室性不整脈に使う。

〔薬理作用〕　心筋Ca^{2+}チャネル遮断（心臓と血管のCa^{2+}チャネルを同程度抑制）。

〔体内動態〕　体内動態パラメータ ⇒ 55頁 **表2−3**

　　用法・用量[6]　　イヌ：0.05 〜 0.35 mg/kg *i.v.* または0.5 〜 2 mg/kg *p.o.* TID

　　　　　　　　　ネコ：0.125 〜 0.35 mg/kg *i.v.* または0.5 〜 2.5 mg/kg *p.o.* TID

　　　　　　　　　　　（上室性頻脈の緊急対処）

〔薬物併用の相互作用〕〔有害反応〕　⇒ 59頁

h. ジゴキシン （○）⇒54頁

i. アトロピン atropine（○）

徐脈性不整脈治療薬。ペースメーカー活動を強め心拍数を増加させたり，房室伝導を改善して房室ブロックを解消する。

〔薬理作用〕　心筋ムスカリン受容体遮断による迷走神経活性の抑制。

〔体内動態〕　経口投与，筋肉内注射などで速やかに吸収され，中枢神経系を含む各臓器に移行する。

　　用法・用量[37]　イヌ：0.04 mg/kg *p.o.* q 6 〜 8 h, 0.02 mg/kg *s.c.* または*i.m.* あるいは*i.v.* q 4 〜 6 h

　　　　　　　　　ネコ：0.04 mg/kg *p.o.* q 6 〜 8 h, 0.02 〜 0.04 mg/kg *s.c.* または*i.m.*

　　　　　　　　　　　あるいは*i.v.* q 4 〜 6 h

〔薬物併用の相互作用〕　H_1ヒスタミン受容体拮抗薬，プロカインアミド，キニジン，メペリジン，ベンゾジアゼピン誘導体，フェノチアジン誘導体はアトロピンとその誘導体の作用を増強する。プリミドン，ジソピラミド，硝酸塩，グルココルチコイドはアトロピンとその誘導体の有害反応を増強する。アトロピンとその誘導体はニトロフラントイン，チアジド系利尿薬，交感神経作動薬の作用を増強する。

〔有害反応〕　副交感神経遮断症状〔眼：散瞳，調節障害，眼圧上昇（緑内障には禁忌），消化管：口渇，便秘，循環系：頻脈，顔面紅潮，血圧上昇〕。

j. イソプロテレノール （○）

徐脈性不整脈治療薬。ペースメーカー活動を強め心拍数を増加させたり，房室伝導を改善して房室ブロックを解消する。

〔薬理作用〕　β_1アドレナリン受容体刺激による強心作用。

〔体内動態　用法・用量〕〔薬物併用の相互作用〕〔有害反応〕　⇒ 56頁

〔5.1)〜 2) 山脇英之〕

3) イヌ糸状虫症

（1）病態生理

〔病態生理〕　イヌ糸状虫（*Dirofilaria immitis*）の成虫が肺動脈に寄生することにより，循環障害や呼吸困難を生じる。イヌが好適宿主であるが，ネコやその他の動物種にも感染する。中間宿主である蚊が感染犬を吸血した際にミクロフィラリアを取り込み，蚊の体内で感染性の幼虫（第3期幼虫）に育った後，

他のイヌを吸血する際に伝播する。病態は成虫の肺動脈，大動脈などにおける寄生や死亡虫体による栓塞の他，ミクロフィラリアの死体が惹起する免疫反応によって生じる。成虫が肺動脈に寄生する場合は不顕性の場合が多いが，運動不耐性，発咳，呼吸困難などの軽症から，栓塞による肺動脈血圧の異常上昇も発生する。ネコでは呼吸症状の他に嘔吐を示す。

〔治療薬〕　外科的な成虫除去を除き，薬物により成虫やミクロフィラリアを駆除する。成虫駆虫薬としてはヒ素剤（メラルソミンなど）が，ミクロフィラリア駆虫薬としてシアニン色素（ジチアザニン）やマクロライド系駆虫薬（イベルメクチン，ミルベマイシンオキシム，モキシデクチン）が用いられる。マクロライド系駆虫薬は作用の持続性に優れ，低用量では幼虫に作用し，より高用量ではミクロフィラリアに作用するため広く使用される。

（2）各治療薬の薬理作用，体内動態，相互作用，副作用

a. メラルソミン melarsomine

〔薬理作用〕　イヌ糸状虫成虫の駆除薬。正確な機序は明らかではないが，体表からのブドウ糖吸収や解糖系に作用してATP産生を抑制すると考えられている。ミクロフィラリアや幼虫には効果がない。

〔体内動態〕　筋肉内注射後，迅速に吸収される。赤血球や血漿タンパク質との結合性はほとんどない。

$$イヌ（2.5 \text{ mg/kg } i.v.）[57] \quad t_{1/2} \text{ 3 h, } C_{max} \text{ 0.59} \mu\text{g/mL, } T_{max} \text{ 8 min, } V_d \text{ 0.7 L/kg}$$

用法・用量[2]　イヌ：2.5 mg/kg *i.m.* 24 h間隔2回（イヌ糸状虫症）

〔薬物併用の相互作用〕　小動物では有害反応は報告されていない。

〔有害反応〕　ヒ素剤であるため毒性が高く，常用量で注射部位の疼痛の他，抑うつや嗜眠，食欲不振が起こる。安全域が狭く，常用量の3倍で健常犬に致死を含む重篤な有害反応を起こしうる。しかし，むしろ死亡虫体による肺栓塞の方が問題であり，死亡することもある。

b. イベルメクチン ivermectin（○）

〔薬理作用〕　ミクロフィラリア，幼虫駆虫薬。線虫および節足動物の神経系におけるグルタミン酸開口型Cl^-チャネルに作用し，Cl^-の膜透過性を増加させて神経細胞や筋肉細胞の膜を過分極させることで麻痺を生じさせる。これによって線虫の神経細胞および節足動物の筋肉細胞の電気活性は阻害され，ミクロフィラリアの麻痺および死を惹起する。また，シナプス前神経終末からの抑制性神経伝達物質γ-アミノ酪酸（GABA）の放出を促進し，節後神経シナプスの刺激を遮断する作用も示唆されている。吸虫や条虫は末梢抑制性GABA神経やグルタミン酸開口型Cl^-チャネルが存在しないために効果がない。

〔体内動態〕　単胃動物では腸管からよく吸収され，経口投与時のBAは95％以上である。肝臓で代謝された後，胆汁中へ排泄される。$t_{1/2}$は長く2日である。血漿タンパク質との結合率は約70％。イヌに比べてネコにおけるBAは低い。

$$イヌ \quad t_{1/2} \text{ 2 d}[2], \quad V_d \text{ 2.4 L/kg}[2], \quad C_{max}[58] \quad 3 \text{ ng/g（6} \mu\text{g/kg } p.o.）, \text{ 44.3 ng/g（100} \mu\text{g/kg } p.o.）$$

用法・用量[2]　イヌ：6 μg/kg *p.o.* q30d（感染予防）

　　　　　　　　　　50 μg/kg *p.o.* q30d（ミクロフィラリア殺虫：ネコも）

　　　　　ネコ：24 μg/kg *p.o.* q30d（感染予防）

〔薬物併用の相互作用〕　小動物では併用による有害反応は報告されていない。

〔有害反応〕　一般に哺乳動物に対して毒性を示さない。その理由は哺乳類にはグルタミン酸刺激により開口するCl^-チャネルがないこと，これらの化合物は哺乳動物では血液脳関門を容易に通過しないので

GABA受容体に達しないことによる。しかし，コリー犬種などで抑うつ，振戦，運動失調などの神経症状（イベルメクチン中毒）を示すことがある。これはコリー犬の血液脳関門におけるP糖タンパク質の変異による[注7]。

[注7]　コリー犬種ではP糖タンパク質である*MDR1*遺伝子に点変異をもつ個体があり，その個体では血液脳関門を通過し中枢に分布し神経症状を示すことがある。コリー犬での正常遺伝子と変異遺伝子のヘテロ個体，ならびに変異遺伝子のホモ個体の割合はそれぞれ42％，35％と高い[59]。この他，オーストラリアンシェパードなどの牧羊犬種の変異遺伝子保有率が高いが，柴犬や雑種を含めて多くの犬種でも報告例がある。他にドラメクチンやアバメクチンも注意を要する。

c. ミルベマイシンオキシム milbemycin oxime（○）

〔薬理作用〕　イベルメクチンと同じ。

〔体内動態〕　経口投与後ほぼ完全に吸収され，脳以外の全身組織に速やかに移行する。ほとんどが肝臓で代謝され，胆汁中へ排泄される。血漿タンパク質との結合率が高い（96％）。

イヌ（0.5 〜 2.0 mg *p.o.*）[60]　　$t_{1/2}$ 77 h，C_{max} 300 ng/g，T_{max} 4 h

用法・用量[2]　イヌ：0.5 mg/kg *p.o.* q30d（感染予防，ミクロフィラリア殺虫）

ネコ：2 mg/kg *p.o.* q30d（感染予防）

〔薬物併用の相互作用〕　小動物では併用による有害反応は報告されていない。

〔有害反応〕　感染予防量ではコリー犬を含めてほとんど問題にならないが，イベルメクチンと同様の有害反応が起こることがある。

〔5.3）寺岡宏樹〕

6. 泌尿・生殖器疾患の薬物治療

> 到達目標：泌尿・生殖器疾患の薬物療法を説明できる。（△）
> キーワード：急性腎不全，慢性腎不全，透析療法，尿崩症，尿路感染症，尿石症，排尿障害，
> 　　　　　　子宮内膜炎，子宮蓄膿症，偽妊娠，難産，生殖制御，発情行動抑制

1）腎疾患

（1）病態生理

a. 腎不全

〔病態生理〕　腎臓または他の臓器の障害により腎機能が低下し，体液の恒常性を維持できなくなった状態である。

急性腎不全：急速な腎機能の低下により乏尿や無尿となり，代謝物や水分，電解質が体外へ排泄されない状態であるが，回復の可能性はある。腎前性急性腎不全は低血圧，血液量減少，ショック，薬物などにより腎血流量の減少が原因。腎性急性腎不全は，急性糸球体腎炎やシスプラチン，アミノグリコシド系抗生物質などの薬物，ヨード造影剤，鉛などの重金属などによる腎実質の傷害が原因。腎後性急性腎不全は前立腺肥大などによる尿路系の閉塞による。

慢性腎不全：慢性進行性の腎疾患によって，機能ネフロン量が不可逆的に減少し，糸球体濾過量（GFR）の低下をきたした結果，内部環境の恒常性維持ができなくなった状態で，最終的に不可逆的に腎機能は障害される。病態進行は以下の4つのステージに分類できる。

第1期（腎予備能力低下期）：GFRは50%以上で，血液性状と体液の恒常性は保たれる。

第2期（腎機能障害期）：軽度の高窒素血症，尿濃縮力障害を呈する。

第3期（腎不全期）：代償不全の腎機能障害のため，高窒素血症，アシドーシス，貧血，低ナトリウム血症，高リン血症および低カルシウム血症などを呈する。

第4期（尿毒症期）：尿毒症を呈し，放置すれば短期間に死の転帰をとる。

〔治療薬〕　腎不全に対しては高カロリー，低タンパク，塩分制限を基本とした食餌療法の他，高血圧や浮腫などの合併症に対して薬物療法が行われる。急性腎不全では原因特異的な治療の他，水と電解質の代謝および酸塩基平衡を補正し維持する。慢性腎不全では腎機能低下を遅らせることを目的とする。高血圧に対して，Ca^{2+}チャネル遮断薬，ACE阻害薬，αアドレナリン受容体拮抗薬が使用される。浮腫に対しては利尿薬（マンニトール，フロセミド，スピロノラクトン，ヒドロクロロチアジドなど）を用いる。高カリウム血症発症のおそれから，原則としてカリウム保持性利尿薬は使用しない。また，尿毒症の原因物質を消化管内で吸着させる目的で活性炭も使用される。急性腎不全，慢性腎不全ともに，食餌療法や薬物療法によっても高窒素血症や高カリウム血症，アシドーシス，さらには肺水腫，消化器症状，神経症状などが出現した場合には，透析療法（血液透析あるいは腹膜透析）を考慮する。

b．尿崩症

〔病態生理〕　尿崩症は口渇，多飲，低張多尿を症状とする疾患である。

中枢性尿崩症：視床下部や下垂体の腫瘍，遺伝的要因ならびに外傷による二次的要因によって発症し，ときに突発性（原因不明）の場合もある。視床下部–下垂体系の障害に起因するバゾプレシン分泌不全を呈する。

腎性尿崩症：遺伝的要因や腎線維症などを原因とし，腎尿細管でのバゾプレシンに対する反応性が低下して発症する。

〔治療薬〕　中枢性尿崩症ではデスモプレシン（バゾプレシンのペプチド誘導体）が使用される。腎性尿崩症ではチアジド系利尿薬が使用される。尿崩症の治療において利尿薬の使用は逆説的ではあるが，チアジド系利尿薬の長期投与は，循環血液量の減少によってGFRを低下させ，近位尿細管でのNa^+と水の再吸収を促進する作用があるためである。

（2）各治療薬の薬理作用，体内動態，相互作用，副作用

a．マンニトール mannitol（○）

〔薬理作用〕　浸透圧利尿薬。糸球体で容易に濾過され，また尿細管で再吸収されないため，浸透圧性利尿作用を示す。

〔体内動態〕　体内でほとんど代謝されず，腎糸球体で容易に濾過され，尿細管で再吸収されないため，速やかに尿中に排泄される。イヌでの$t_{1/2}$は$0.5 \sim 1.5 \ h$[1]。

　用法・用量　イヌおよびネコ：2 g/kg 点滴静注またはゆっくり$i.v.$。心不全治療薬としては投薬禁忌。

〔薬物併用の相互作用〕　リチウムの腎排泄量を増加させる。

〔有害反応〕　電解質異常（代謝性アシドーシス，高カリウム血症，低ナトリウム血症），悪心，嘔吐，肺水腫，うっ血性心不全，心悸亢進，眩暈感，頭痛。

b. フロセミド furosemide（○）

〔薬理作用〕　ループ利尿薬。ヘンレループの上行脚においてNa^+-K^+-$2Cl^-$共輸送担体を阻害し，Na^+とCl^-の再吸収を抑制し，利尿作用を示す。

〔体内動態〕　大部分が血漿タンパク質と結合する。未変化体あるいはグルクロン酸抱合体として尿中へ排泄される。イヌにおける経口投与によるBAは約77%，$t_{1/2}$は$1 \sim 1.5$ h[2]。

用法・用量[25]

イヌ：2.75 mg/kg *i.v.* または*i.m.* SIDあるいは$6 \sim 8$時間間隔でBID，$0.45 \sim 0.9$ mg/kg *p.o.* SID
あるいはBID（心機能低下や急性非炎症性組織浮腫に起因する肺のうっ血や腹水の治療）

1 mg/kg *p.o.* EOD $\sim$ 6 mg/kg *p.o.* TID（慢性心不全の補助療法）

$0.5 \sim 1$ mg/kg/h CRIあるいは$1 \sim 2$ mg/kg急速静注後に$0.1 \sim 2$ mg/kg/h CRI
（急性乏尿性腎不全の治療）

ネコ：$2.75 \sim 5.5$ mg/kg *i.v.*, *i.m.* SIDあるいは$6 \sim 8$時間間隔でBID，$0.45 \sim 0.9$ mg/kg *p.o.*
SIDあるいはEOD（心機能低下や急性非炎症性組織浮腫に起因する肺のうっ血や腹水の治療）

1 mg/kg *p.o.* EODあるいは3日に1回 $\sim$ 2 mg/kg *p.o.* BIDあるいはTID
（慢性心不全の補助療法）

$0.25 \sim 1$ mg/kg/h CRIあるいは$1 \sim 2$ mg/kg急速静注後に$0.25 \sim 2$ mg/kg/h CRI
（急性乏尿性腎不全の治療）

〔薬物併用の相互作用〕　ACE阻害薬との併用により，極度の血圧低下や，腎機能の悪化をきたすことがある。アミノグリコシド系抗生物質の有害反応(第八脳神経障害，腎毒性)，アムホテリシンBの有害反応(腎毒性)およびツボクラリンの筋弛緩作用を増強する。スルホニル尿素誘導体やインスリンの糖尿病治療薬としての作用を減弱する。ジギトキシンおよびジゴキシンの心臓に対する作用を増強し，心筋収縮力増強と不整脈を起こす。プロベネシドやNSAIDsとの併用により利尿効果が減弱する。高用量のサリチル酸と併用するとサリチル酸中毒を引き起こす。

〔有害反応〕　脱水，電解質異常，前腎性高窒素血症，聴覚障害(特にネコで高用量の静脈内注射時)，胃腸障害，貧血，白血球減少。

c. スピロノラクトン spironolactone（○）

〔薬理作用〕　カリウム保持性利尿薬。ミネラルコルチコイド受容体拮抗薬であり，アルドステロンの同受容体への結合を抑制し，Na^+と水の再吸収を抑制して利尿作用を示す。この際，K^+は尿中に排泄されず体液中に保持されるので，K^+保持性利尿薬とも呼ばれる。

〔体内動態〕　経口投与後の吸収は食餌によって影響され，空腹時にはBAがおよそ50%であるが，食餌と一緒に投与すると90%まで増加する。吸収されたスピロノラクトンは，迅速に活性代謝物であるカンレノンcanrenoneに変換されて薬効を発揮する。

イヌ（5 mg/kg *p.o.*）[25]　　BA 60%，小腸からの吸収は約60%

イヌ（$1.88 \sim 2.27$ mg/kg *p.o.*, canrenoneの動態パラメータ）[25]

AUC 1100 μg·h/L, T_{max} 5.5 h, C_{max} 75 μg/L

用法・用量[25]　イヌ：2 mg/kg *p.o.* SID（慢性心不全の補助療法）

$1 \sim 2$ mg/kg *p.o.* BID（高血圧の補助療法）

ネコ：1～2 mg/kg *p.o.* BID（高血圧の補助療法）

〔薬物併用の相互作用〕　クッシング症候群治療薬であるミトタンの作用を阻害，ジギタリスの作用増強による不整脈，ACE阻害薬，βアドレナリン受容体拮抗薬ならびにニトログリセリンによる降圧作用の増強，カリウム製剤や他のカリウム保持性利尿薬との併用で高カリウム血症を誘発することがある。

〔有害反応〕　脱水，電解質異常，一時的な血液尿素窒素(BUN)上昇や軽度のアシドーシス(腎疾患の症例)，嘔吐，食欲不振，嗜眠，運動失調。腎不全時には使用禁忌。強い有害反応はみられないが無尿状態や高カリウム血症があるときには使用しない。

d. ヒドロクロロチアジド hydrochlorothiazide（○）

〔薬理作用〕　チアジド系利尿薬。接合尿細管においてNa^+–Cl^-共輸送担体を阻害し，Na^+およびCl^-の再吸収を抑制して利尿作用を示す。

〔体内動態〕　代謝されずに尿中に排泄される。小動物での体内動態の詳細な報告はない。

イヌ (25 mg/kg *p.o.*)[61]　$t_{1/2}$ 9.4 h, T_{max} 2.5 h, C_{max} 734 mg/mL

イヌ (0.417 mg/kg *i.v.*)[61]　$t_{1/2}(\beta)$ 9 h, V_d 0.35 (L/kg), CL_{tot} 34 mL/h/kg

用法・用量[25]

イヌ：1～4 mg/kg *p.o.* BID（慢性心不全の補助療法，フロセミドで効果が得られない場合）

0.5～1 mg/kg *p.o.* BID（肝障害に起因する浮腫の治療，同用量のスピロノラクトンを併用）

2 mg/kg *p.o.* BID（尿崩症の治療）

ネコ：1～2 mg/kg *p.o.* BID（慢性心不全の補助療法，フロセミドで効果が得られない場合）

0.5～1mg/kg *p.o.* BID（肝障害に起因する浮腫の治療，同用量のスピロノラクトンを併用）

〔薬物併用の相互作用〕　バルビツール酸誘導体やアルコールによる低血圧を増強し，ノルアドレナリンおよびアドレナリンの昇圧作用を減弱する。ACE阻害薬，βアドレナリン受容体拮抗薬およびニトログリセリンの降圧作用を増強する。また，ジギタリスの作用を増強し不整脈を誘発する。さらに，ツボクラリンおよびパンクロニウムの筋弛緩作用の増強，スルホニル尿素誘導体やインスリンの作用減弱など，多くの薬物との間に相互作用がみられる。また，コレスチラミンやNSAIDsによりヒドロクロロチアジドの作用が減弱することが知られている。NSAIDsとの併用で腎毒性が誘発される。キニジンの$t_{1/2}$を延長する。

〔有害反応〕　低カリウム血症，低クロル血症性アルカローシス，希釈性低ナトリウム血症，希釈性低マグネシウム血症，嘔吐，下痢，多尿。重篤な腎障害がある場合には禁忌。

e. デスモプレシン desmopressin（○）

〔薬理作用〕　尿崩症治療薬。バゾプレシンのペプチド誘導体であり，バゾプレシンより抗利尿作用が長時間持続する。

〔体内動態〕　全身(特に肝臓と腎臓)に存在するペプチド分解酵素で不活化される。経口投与でのBAが低い(イヌ 0.83％)ため，点鼻や点眼で投与する。イヌに点眼した場合，作用は1時間で発現し，最大効果は2～8時間でみられ，24時間までその効果が持続する[25]。

用法・用量[62]　イヌおよびネコ：5～20μg(点鼻または点眼)

〔薬物併用の相互作用〕　クロルプロマジンとの併用により本剤の抗利尿作用が減弱する。

〔有害反応〕　点眼した場合，眼刺激がまれに生じる。

2）尿路系疾患

（1）病態生理

a. 尿路感染症

〔病態生理〕　尿路感染症は，腎臓および尿管に起こる上部尿路感染症と膀胱および尿道に起こる下部尿路感染症に分けられる。原因菌は一般的な細菌であり，グラム陽性菌（*Staphylococcus*属，*Streptococcus*属）およびグラム陰性菌（*Proteus*属，*Escherichia coli*，*Pseudomonas aeruginosa*，*Klebsiella*属）などである。

〔治療薬〕　抗菌薬を使用する。抗菌薬は，起因菌の培養とその感受性試験の結果によって選択する。ペニシリン系やテトラサイクリン系などの抗生物質は酸性で，アミノグリコシド系抗生物質やエリスロマイシンはアルカリ性で，それぞれ抗菌効果が増強されるので，酸性化薬や塩基性化薬を併用して尿のpHを変えて，使用する抗生物質の至適pHに調整することも行われる。

b. 尿石症

〔病態生理〕　尿石症は，尿路系に形成された結石（尿路結石）が局所粘膜を刺激損傷し，ときに尿路閉塞を起こす疾患である。尿は多くの溶質を飽和状態で含んでおり，尿量や尿のpH，イオン強度などの変動で容易に塩類の沈殿が起こる。沈殿物は，結晶あるいは塊状の沈殿物として生じ，脱落上皮細胞や壊死組織片，細菌などを核として次第に大きくなり結石を形成する。大部分の尿路結石は腎臓内で形成され，尿流にのって尿路を下降していく。結石の存在する場所によって，腎結石，尿管結石，膀胱結石，尿道結石と呼ばれる。

　イヌとネコの尿石症では，リン酸アンモニウム・マグネシウム（ストルバイト）尿結石とシュウ酸カルシウム尿結石が多く観察される。

〔治療薬〕　酸溶解性のストルバイト尿結石の治療には，酸性化薬である塩化アンモニウム（NH_4Cl）やDL-メチオニンが使用される。塩基溶解性のシスチン結石や尿酸結石の治療には塩基性化薬である炭酸水素ナトリウム（$NaHCO_3$）が使用される。また，尿酸結石の治療には，ヒトの痛風治療薬であるアロプリノールも使用されている。

c. 排尿障害

〔病態生理〕　排尿障害は蓄尿障害と排尿障害に分けられる。蓄尿障害には，膀胱や尿管の炎症により膀胱の膨満感を引き起こし排尿がコントロールできなくなる切迫性のもの，血中エストロゲンおよびテストステロンの低下に起因するものがある。排尿障害の原因には，排尿筋の収縮性の低下と結石や前立腺肥大などによる尿道の狭窄があげられる。

〔治療薬〕　蓄尿障害の治療には，ムスカリン受容体拮抗薬（プロパンテリンなど）や三環系抗うつ薬（イミプラミンなど）が排尿筋の収縮を抑制する目的で使用される。ホルモン反応性尿失禁の治療には，ホルモン補充療法とともにαアドレナリン受容体作動薬が使用される。

　排尿障害の治療には，排尿筋収縮を増強する目的でコリン作動薬（ベタネコールなど）が，膀胱出口部抵抗を減弱させる目的でαアドレナリン受容体拮抗薬（フェノキシベンザミンなど）が使用される。

(2) 各治療薬の薬理作用，体内動態，相互作用，副作用

a. アロプリノール allopurinol（○）

〔薬理作用〕　尿酸生成抑制薬。キサンチンオキシダーゼ阻害作用によって尿酸の生合成を抑制し，血漿中および尿中の尿酸値を低下させる。

〔体内動態〕　経口投与では消化管から吸収され，肝臓でオキシプリノールに代謝される。このオキシプリノールもキサンチンオキシダーゼ阻害作用を有する。イヌでの$t_{1/2}$は2h（アロプリノール），4h（オキシプリノール）。

　用法・用量[62]　イヌ：7〜20 mg/kg $p.o.$ BID〜TID　　ネコ：9 mg/kg $p.o.$ SID

〔薬物併用の相互作用〕　アンピシリンとの併用で皮疹が起こることがある。また，テオフィリンやアミノフィリンの作用を増強，シクロスポリンの血漿中濃度の上昇，シクロホスファミドとの併用で骨髄抑制作用，クマリン系抗凝固薬の作用増強などが知られている。プリン代謝拮抗薬である6-MPの代謝を抑制する。

〔有害反応〕　高用量のアロプリノールの長期投与では，キサンチン尿結石形成の危険性がある。

b. イミプラミン imipramine（○）

〔薬理作用〕　三環系抗うつ薬。ノルアドレナリンおよびセロトニンの再取り込み阻害作用。

〔体内動態〕　肝臓で活性をもつデシプラミンなどへ代謝される。イヌでは，経口投与により速やかに吸収され，T_{max}は1〜2h[25]。小動物での詳細な体内動態の報告はない。

　用法・用量[25]　イヌ：5〜15 mg/body $p.o.$ BID　　ネコ：2.5〜5 mg/body $p.o.$ TID

〔薬物併用の相互作用〕　MAO阻害薬との併用により痙攣，高熱，昏睡などが現れることがある。ムスカリン受容体拮抗薬やフェノチアジン誘導体との併用により抗コリン作用が増強される。選択的セロトニン再取込み阻害薬（SSRI）との併用により，セロトニン症候群（51頁 参照）が現れることがある。抗不整脈薬との併用により作用が増強される。

〔有害反応〕　振戦，痙攣，頻脈，興奮。

c. ベタネコール bethanechol（○）

〔薬理作用〕　副交感神経興奮薬。ムスカリン作用により，排尿筋を収縮させて膀胱内圧を高めると同時に，膀胱頸部を弛緩させて排尿を促進する。ChEで分解されにくい。

〔体内動態〕　経口投与での吸収は悪く，皮下注射での吸収は比較的よい。小動物での詳細な体内動態の報告はない。

　用法・用量[62]　イヌ：0.25 mg/kg $p.o.$ TID，5〜25 mg/body $p.o.$ TID
　　　　　　　　　ネコ：1〜5 mg/body $p.o.$ TID

〔薬物併用の相互作用〕　他のコリン作動薬やChE阻害薬と併用すると，過剰なコリン作動性作用を生じ，有害反応を引き起こすことがある。

〔有害反応〕　嘔吐，痙攣，流涎，食欲不振。

d. フェノキシベンザミン phenoxybenzamine（○）

〔薬理作用〕　αアドレナリン受容体拮抗薬。αアドレナリン受容体に非可逆的に結合し，α_1およびα_2アドレナリン受容体を遮断することにより，前立腺や前立腺部尿道の平滑筋を弛緩させる。その結果，

尿道内内圧が低下し，排尿困難を改善する。

〔体内動態〕　ヒトでは経口投与でのBAはあまり高くなく，作用の発現は遅いが持続時間が長いことがわかっている。小動物での詳細な体内動態の報告はない。

　用法・用量[25]　　イヌ：0.25 mg/kg *p.o.* BID　　　ネコ：2.5 ～ 7.5 mg/body *p.o.* SID ～ BID

〔薬物併用の相互作用〕　アドレナリンとの併用で，血圧低下の増強，頻脈がみられる。

〔有害反応〕　低血圧，消化管障害，頻脈。

3）雌性生殖器疾患

（1）病態生理

a．子宮内膜炎，子宮蓄膿症

〔病態生理〕　子宮内膜炎は子宮内膜の細菌感染による炎症であり，子宮蓄膿症は子宮内腔に膿液が貯留した状態である。子宮内膜炎および子宮蓄膿症の発症にはプロゲステロンが関与しており，プロゲステロンによって子宮内膜の肥厚が進行し，子宮腺の嚢胞性過形成が生じると，細菌に対して易感染性となる。このため，子宮内での細菌の増殖と膿汁貯留が進行し，食欲不振，多飲多尿，嘔吐，腹部膨満，腟からの化膿性排出物の漏出などがみられる。

〔治療薬〕　子宮頚管が開いている子宮蓄膿症の症例では，抗菌薬とともにジノプロスト（PGF$_{2\alpha}$）が併用される。

b．偽妊娠

〔病態生理〕　イヌの偽妊娠は，発情後のプロゲステロン低下に伴うプロラクチンの増加により，発情後6 ～ 9 週にみられる。乳腺の発達，乳漏症，巣作り行動，玩具の保護行動など母性行動の発現などの症状が起こる。

〔治療薬〕　イヌの偽妊娠は多くの場合，治療を必要としないが，薬物治療を行う場合は，ドパミン受容体作動薬カベルゴリンが使用される。カベルゴリンはD$_2$ドパミン受容体を刺激し，プロラクチンの分泌を抑制し，偽妊娠を終了させることができる。

c．難　産

〔病態生理〕　難産の原因は，母体に陣痛微弱，骨盤狭窄，産道の狭窄，鼠径ヘルニアなどの問題がある場合と，過大胎子，頭部過大や胎位異常などの胎子側に原因がある場合がある。

〔治療薬〕　胎子側に胎位異常などの問題がなく，母体に骨盤狭窄や産道の狭窄などの物理的な障害がない場合は，グルコン酸カルシウムとともに子宮収縮薬オキシトシンを使用し分娩を促進する。

（2）各治療薬の薬理作用，体内動態，相互作用，副作用

a．ジノプロスト（PGF$_{2\alpha}$）dinoprost（○）

〔薬理作用〕　子宮収縮作用。黄体を退行させプロゲステロンの産生を低下させると同時に，子宮筋を収縮させ子宮内の貯留液を排出することができる。

〔体内動態〕　小動物での体内動態の詳細な報告はないが，げっ歯類による解析では，静脈内注射による各臓器への移行と消失は速やかである。

用法・用量[62)]　（子宮蓄膿症：子宮頸管開存性のみ）

　　イヌ：0.25 〜 0.5 mg/kg *s.c.* q24 h，5 〜 7 日間

　　ネコ：0.1 〜 0.25 mg/kg *s.c.* q24 h，5 日間

〔薬物併用の相互作用〕　オキシトシンやジノプロストンとの併用により作用が増強する。

〔有害反応〕　流涎，嘔吐，下痢，体温低下，嗜眠，徐脈，呼吸困難。

b. オキシトシン oxytocin（○）

〔薬理作用〕　下垂体後葉ホルモン。子宮収縮作用。

〔体内動態〕　消化管で分解されるので非経口的に投与する。小動物での体内動態の詳細な報告はない。

用法・用量[62)]　（陣痛微弱）

　　イヌ：1 〜 2 U/kg *i.m.* を30分ごと　　ネコ：2 U/body *i.m.* を30分ごと

〔薬物併用の相互作用〕　分娩誘発治療時にPGF$_{2\alpha}$製剤との併用により，過強陣痛を起こしやすい。

〔有害反応〕　特別な有害反応の報告はないが，胎子と母体の子宮に異常がないかを十分注意して使用する。

4）雄性生殖器疾患

（1）病態生理

前立腺肥大

〔病態生理〕　良性の腫大であり，ヒトとイヌにだけみられる加齢的変化である。加齢に伴うアンドロゲンの減少とエストロゲンの増加による腺上皮細胞や間質の増殖が原因である。無症状のこともあるが，肥大が顕著であると排尿障害や排便障害を引き起こす。

〔治療薬〕　肥大した前立腺の縮小を目的として，抗アンドロゲン作用をもつクロルマジノンやオサテロンが使用される。

（2）各治療薬の薬理作用，体内動態，相互作用，副作用

クロルマジノン chlormadinone

〔薬理作用〕　排尿障害治療薬。抗アンドロゲン作用。

〔体内動態〕　経口投与による吸収率は高い（ヒト）。小動物での体内動態の詳細な報告はない。

用法・用量

　　排尿障害　　イヌ：2 mg/kg *p.o.* SID，2 週間

　　雌の発情抑制　　イヌ：10 〜 20 mg/kgクロルマジノン含有ペレットを頚部皮下に埋没

　　　　　　　　　　ネコ：5 〜 10 mg/kg クロルマジノン含有ペレットを頚部皮下に埋没

〔有害反応〕　体重増加，軽度の乳腺腫脹，脱毛，移植部位の腫脹など。

5）生殖制御

（1）病態生理

　小動物では人為的な生殖制御として，予防的な避妊（発情行動抑制）と人工流産が行われている。

〔治療薬〕　予防的な避妊ではプロゲステロン製剤が使用される。定期的にプロゲステロンを投与すると，

黄体形成ホルモン(LH)や卵胞刺激ホルモン(FSH)の分泌が抑制されて排卵が抑制され，発情が抑えられる。実際にはプロゲステロンよりも消失半減期が長く活性も高いクロルマジノンやプロリゲストンなどの合成薬の注射剤やインプラント剤が使用される。人工流産では，着床前ではジノプロストが，着床後ではジノプロストおよびD_2ドパミン受容体作動薬カベルゴリンが使用される。

(2) 各治療薬の薬理作用，体内動態，相互作用，副作用

a. プロリゲストン proligestone

〔薬理作用〕　黄体ホルモン作用。下垂体からの性腺刺激ホルモン(ゴナドトロピン)の放出を抑制し発情抑制作用を示す。

〔体内動態〕　小動物での体内動態の詳細な報告はない。

　用法・用量　(雌の発情抑制)

　　イヌ：20 mg/kg *s.c.* (4回を限度とし，2回目は3カ月後，3回目はその4カ月後，4回目はその5カ月後)

〔有害反応〕　子宮蓄膿症，乳腺肥大，偽妊娠

b. ジノプロスト($PGF_{2\alpha}$)　⇒71頁

　用法・用量[62]　(人工流産)

　　イヌ：着床前　0.25 mg/kg q12 h *s.c.* 4日間

　　　　　着床後　(妊娠30日以降)　0.1 mg/kg *s.c.* q8 hを2日間，3日目以降は0.2 mg/kg *s.c.* q8 hに増量し流産するまで投与を続ける。

　　ネコ：受胎後40日まで　0.5 〜 1 mg/kg *i.m.* または *s.c.* q24 h，2日間

(6.白井明志)

7. 炎症，アレルギーおよび免疫介在性疾患の薬物治療

> 到達目標：炎症，アレルギーおよび免疫介在性疾患の薬物治療法を説明できる。(△)
> キーワード：炎症性疾患，ケミカルメディエーター，グルココルチコイド，NSAIDs，医原性クッシング症候群，アジソン病，ステロイド離脱症候群，漸減投与法，COX(シクロオキシゲナーゼ)，パルス療法，H_1ヒスタミン受容体拮抗薬，肥満細胞スタビライザー，免疫抑制薬，気管支拡張薬

1) 炎症性疾患

(1) 病態生理

〔病態生理〕　炎症反応は，組織損傷により侵入した病原体および異物の排除から組織修復に至る一連の生体応答である。組織の損傷により損傷部位周辺の血管は拡張し，血管透過性が亢進して免疫細胞が病巣部へ遊走する。このとき発赤と熱感が生じる(急性の炎症)。その後，免疫細胞によって急性炎症は終息し，慢性の炎症過程に移行し，病巣部は組織修復過程に移行する。炎症性疾患とは，原因となる組織

─── グルココルチコイド, NSAIDs ───

グルコ(糖質)コルチコイド：プレドニゾロン，メチルプレドニゾロン，デキサメタゾン，ヒドロコルチゾン　など

副腎皮質から分泌されるホルモンで，免疫系の細胞に働き抗炎症作用あるいは免疫抑制作用を示す。グルココルチコイドは核内受容体に作用してリポコルチンを産生し，これがリン脂質からアラキドン酸を産生するホスホリパーゼA_2の働きを抑制してアラキドン酸カスケードを抑制する。また，炎症にかかわる転写因子を阻害し，免疫系細胞から放出されるサイトカインの発現を抑制する。長期間にわたるグルココルチコイド投与時には，医原性クッシング症候群(医原性の副腎皮質機能亢進症)の発症に注意する必要がある。医原性クッシング症候群においては，実際には副腎が萎縮して機能が低下していることが多く，本質的にはアジソン病(副腎皮質機能低下症)状態にあり，急激な投薬中止は血圧低下やショック症状(ステロイド離脱症候群)を呈することがある。よって，投薬中止の際には投与量を徐々に減らしていく漸減投与法を用いるとともに，副腎機能が維持されているか，低下しているかの的確な診断が必要である。

　　表2−5 〜 7にグルココルチコイドの特徴，他薬物との相互作用，主な有害反応をまとめた。

NSAIDs：サリチル酸系のアスピリン，フェニル酸系のインドメタシン，ジクロフェナク，エトドラク，プロピオン酸系のカルプロフェン，ケトプロフェン，アントラニル酸系のフルニキシンメグルミン，オキシカム系のメロキシカム，ピロキシカム，コキシブ系のフィロコキシブ，ロベナコキシブ　など

　　アラキドン酸カスケードにおけるPG類の生合成酵素**COX**(シクロオキシゲナーゼ)にはCOX−1とCOX−2があり，後者は炎症時に誘導されることが多い。NSAIDsは酸性および塩基性に大別され，アラキドン酸カスケードにおけるCOXを阻害する(**図2−4**)が，塩基性のNSAIDsは抗炎症，解熱，鎮痛作用のいずれも弱く，酸性NSAIDsが主流となっている。上記の薬物はすべて酸性である。COXが阻害されると，エイコサノイド(PG，トロンボキサン，ロイコトリエン)の生理作用をも抑制してしまうため，NSAIDs誘発性の胃腸炎や潰瘍などの有害反応を引き起こすことがある。これを克服するために，炎症時に誘導されるCOX−2選択的NSAIDsとしてカルプロフェン，メロキシカム，フィロコキシブなどが開発された。フィロコキシブは動物用医薬品であり，胃腸障害の少ない薬物として期待されている。COXの作用とNSAIDsによる抑制作用を**図2−5**に示した。

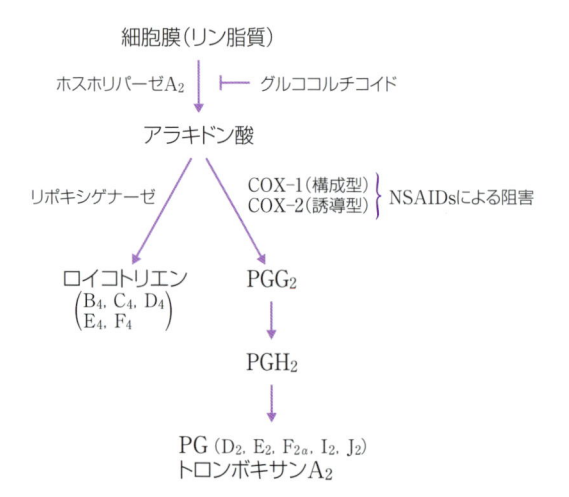

図2−4　アラキドン酸カスケード

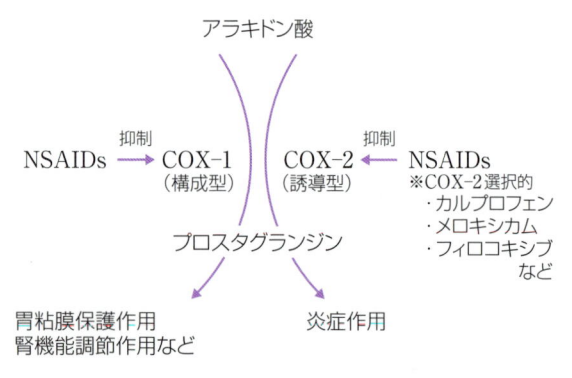

図2−5　COXの作用とNSAIDsの抑制

COX：シクロオキシゲナーゼ。構成型は常に発現している状態で，恒常型ともいう。

表2−5　獣医療で使用されるグルココルチコイド製剤の特徴[25]

	薬　物	$t_{1/2}$(min)	グルココルチコイド活性[注]	ミネラルコルチコイド活性
短時間作用型 <12 h	ヒドロコルチゾン （コルチゾル）	イヌ 52〜57	1	1〜2
中間型 12〜36 h	メチルプレドニゾロン	イヌ 91	5	0
	プレドニゾロン	イヌ 69〜197	4	1
長時間作用型 >48 h	デキサメタゾン	イヌ 119〜136	30	0

注　グルココルチコイド活性は抗炎症作用の効力を示す。

（表2-5：寺岡宏樹）

表2−6　グルココルチコイドの主な薬物間相互作用

併用薬物	相互作用
弱毒生ワクチン	ワクチン由来の感染および毒性の復帰
抗凝固薬（ワルファリンなど）	グルココルチコイドの凝固作用による抗凝固作用の減弱 グルココルチコイドによる消化性潰瘍の出血増大
サリチル酸系NSAIDs（アスピリンなど）	グルココルチコイドによるサリチル酸系NSAIDsの代謝促進 グルココルチコイドの投与中止によるサリチル酸系NSAIDsの 　血漿中濃度の上昇とその中毒症状
カリウム排泄型利尿薬（フロセミドなど）	K^+排泄促進による低カリウム血症
経口糖尿病薬	グルココルチコイドの糖新生と血糖値の上昇による作用の減弱
ビタミンD_3	尿細管でのCa^{2+}再吸収阻害によるCa^{2+}の排泄増加

表2−7　グルココルチコイドの主な有害反応

医原性クッシング症候群	初期：多飲多尿，多食，パンティング（あえぎ呼吸） 慢性期：脱毛，尿路感染，肝腫大，虚弱，創傷治療の遅延，副腎不全

抗利尿ホルモン（バゾプレシン）の反応性低下，分泌阻害（イヌに多い。ネコやヒトは少ない）による多飲多尿，多食

免疫抑制作用をもつため，感染症を発症しやすくなる（感染しやすいのは皮膚と膀胱）

血清グルコース濃度の増加（糖新生の促進，インスリン作用の阻害）による糖尿病

PG類の生合成阻害，胃酸および消化酵素の分泌増加，胃粘膜細胞の活性抑制による消化管の潰瘍や出血
　※消化管潰瘍を起こしやすいNSAIDsとの併用時にはさらに注意が必要

グリコーゲン蓄積や空胞変性による肝腫大

甲状腺刺激ホルモン（TSH）の分泌減少による甲状腺機能減退

上記の他，高血圧，うつ状態などの精神障害，痙攣，毛包の萎縮による左右対称性の脱毛，皮膚の菲薄化，創傷治癒の
　遅延，筋の虚弱や萎縮，膵炎，骨粗しょう症，血栓塞栓症など

損傷に対する炎症反応が過剰となり，細胞や臓器のもつ生理機能が障害を受けて生じる疾患である。
〔治療薬〕　抗炎症薬は，様々なメディエーター（ケミカルメディエーター）による応答を遮断することで，免疫細胞の過剰な活性を抑制する。代表的な抗炎症薬にステロイド系（グルココルチコイド）と非ステロイド系（NSAIDs）がある。

(2) 各治療薬の薬理作用，体内動態，相互作用，副作用

a．プレドニゾロン prednisolone（○）

〔薬理作用〕　グルココルチコイド。抗炎症作用，抗アレルギー作用，免疫抑制作用。アラキドン酸の産

生を抑制し，免疫細胞の活性化を抑制する。グルココルチコイドのうち中等度の持続時間(12 ～ 36 h)をもつ。なお，欧米で用いられるプレドニゾンprednisoneは，肝臓でプレドニゾロンに変換されるプロドラッグである。

〔体内動態〕　一部肝臓でCYP3Aによって水酸化されるが，約半数は代謝されずに尿中に排泄される。

イヌ(20 mg *p.o.*)[5]　$t_{1/2}$ 2.7 h, C_{max} 0.88 μg/mL, T_{max} 1 h

用法・用量[6]　(抗炎症作用)　イヌ：0.5 ～ 1.0 mg/kg *p.o.* または*i.m.* SID

(抗アレルギー作用，免疫抑制作用)　イヌ：1.0 ～ 2.0 mg/kg *p.o.* または*i.m.* BID。ネコではイヌの2倍量を投与する。

〔薬物併用の相互作用〕　⇒ 表2−6。プレドニゾロンはCYP3Aの基質となるので，他のCYP3Aを基質とする薬物(19頁 表1−4)との併用には注意する。アムホテリシンBとの併用は低カリウム血症を引き起こす可能性がある。重症筋無力症のイヌにおけるChE阻害薬との併用は，深刻な筋脱力をもたらすので，可能であれば，少なくとも24時間以上ChE阻害薬を中断してからステロイドを投与する。ミトタンによる副腎機能不全の治療を行っているときは，通常より高用量を投与する必要がある。NSAIDsやその他の潰瘍誘発性の薬物と併用すると，潰瘍のリスクを上昇させる可能性がある。

〔有害反応〕　⇒ 表2−7。イヌでは蕁麻疹，嘔吐。一般的に真菌感染症に罹患している場合は，全身性のステロイド剤投与は禁忌。

b．メチルプレドニゾロン methylprednisolone(○)

〔薬理作用〕　グルココルチコイド。抗炎症作用，免疫抑制作用。プレドニゾロンにメチル基を導入したもので，プレドニゾロンの約1.2倍の抗炎症作用を示す。コハク酸エステル体は水溶性が高く，パルス療法[注8]にも用いられる。

〔体内動態〕　グルココルチコイドのうち中等度の持続時間(12 ～ 36 h)をもつ。イヌの$t_{1/2}$は91 min[25]。

用法・用量[6]　イヌ：2 ～ 5 mg/kg *i.m.* または*s.c.*，2 ～ 3週間に1回

パルス療法では10 ～ 30 mg/kg 点滴静注1 ～ 2 h，3日間

〔薬物併用の相互作用〕　⇒ 表2−6。またCYP3Aを誘導するため，CYP3Aを基質とする他の薬物(19頁 表1−4)との併用には注意する。

注8　パルス療法：病態が急性で炎症状態を早急に抑えるために適用される。通常の10倍程度を点滴静注する。

c．デキサメタゾン dexamethasone(○)

〔薬理作用〕　グルココルチコイド。エイコサノイドの産生を抑制して抗炎症作用を示す(抗炎症効果はヒドロコルチゾンの30倍，プレドニゾロンの7.5倍)。核内受容体に作用して免疫抑制作用を示す。グルココルチコイドの作用持続時間は長い(＞48 h)。$t_{1/2}$はステロイドの中で最も長い。

〔体内動態〕　CYP3Aにより代謝され，ラットでは尿中(約60%)および糞便中(約40%)に排泄される[63]。

イヌ(1 mg/kgデキサメタゾンアルコールまたはデキサメタゾン21−イソニコチン酸エステルとして)[64]

(*i.v.*) $t_{1/2}$ 120 ～ 140 min　(*i.m.*) T_{max} 30 ～ 40 min

用法・用量[6]　イヌ：1 ～ 4 mg/kg *i.v.* SID

〔薬物併用の相互作用〕　⇒ 表2−6。また，CYP3Aを誘導するため，CYP3Aを基質とする他の薬物(19頁 表1−4)との併用には注意する。　〔有害反応〕　⇒ 表2−7。

d. ヒドロコルチゾン hydrocortisone（○）

〔薬理作用〕　グルココルチコイドの一つで，コルチゾルcortisolともいう。作用機序はデキサメタゾンと同じ。$t_{1/2}$は短い（＜ 12 h）。

〔体内動態〕[25]　イヌでの$t_{1/2}$は52 ～ 57 min。

　用法・用量[6]

　　　イヌ：0.5 ～ 0.625 mg/kg/h 点滴静注，5 ～ 10 mg/kg *i.v.* 後6時間ごとに1 ～ 2 mg/kgを
　　　　　症状改善まで。

〔薬物併用の相互作用〕　⇒ 表2−6。　　〔有害反応〕　⇒ 表2−7。循環器障害に注意する。

e. アスピリン aspirin（○）

〔薬理作用〕　サリチル酸系NSAIDs。抗炎症作用，解熱作用，鎮痛作用。COXの活性部位を不可逆的にアセチル化して阻害する。COX-1に対して阻害作用が強い。抗血小板作用も有する。活性代謝物のサリチル酸は胃腸障害作用が強いが同等の抗炎症作用を示す一方，抗血小板作用は示さない。

〔体内動態〕　吸収後速やかに血漿エステラーゼにより加水分解されサリチル酸に代謝される（図2−6）。サリチル酸の代謝には動物種差が知られ，特にネコでは消失が遅く投与量依存であるので注意する。

　　　イヌ[5]　　　$t_{1/2}$ 7.5 h（25 mg/kg, 12 h 間隔），V_d 0.4 ～ 0.6 L/kg，BA 68 ～ 76%（製剤間で差あり）
　　　ネコ[5]　　　$t_{1/2}$ 22 ～ 27 h（5 ～ 12 mg/kg），45 h（25 mg/kg）

　用法・用量[6]　イヌ：10 ～ 25 mg/kg *p.o.* BID または TID　　ネコ：10 ～ 25 mg/kg *p.o.* EOD

〔薬物併用の相互作用〕　⇒ 表2−8。イブプロフェンは血小板のCOX-1とアスピリンの結合を阻害し，抗凝固作用を減弱する。

〔有害反応〕　⇒ 表2−9。

f. ジクロフェナク diclofenac

〔薬理作用〕　フェニル酸系NSAIDs。抗炎症作用，解熱作用，鎮痛作用。COX-1およびCOX-2阻害に対する選択性は示さない。

〔体内動態〕　イヌ（1 mg/mL *i.m.*）では，尿中にタウリン結合体として（35 ～ 40%），胆管中にグルクロン酸エステル体として（90%）排泄される[65]。胆管に排泄されたグルクロン酸エステル体は十二指腸で加水分解され，腸肝循環する。

　　　イヌ（25 mg/kg *p.o.*）[66]　　　$t_{1/2}$ 2.69 h, C_{max} 13.55 μg/mL, T_{max} 1.3 h, AUC_{0-8} 48.45 μg·h/mL

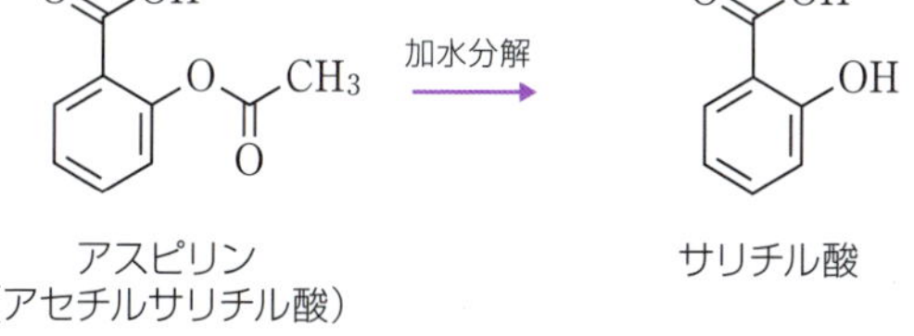

アスピリン　　　　　　　　　　　サリチル酸
（アセチルサリチル酸）

図2−6　アスピリンとサリチル酸の構造

アスピリンはエステラーゼによって加水分解され，サリチル酸と酢酸が生成される。
サリチル酸は強い胃腸障害作用を発現する。

表2−8　NSAIDsの主な薬物間相互作用

併用薬物	相互作用
チアジド系利尿薬，ループ利尿薬	PG類の生合成抑制による利尿作用が減弱
メトトレキサート，糖尿病薬，炭酸脱水酵素阻害薬	タンパク質結合からの遊離促進による薬物の作用の増強
βアドレナリン受容体拮抗薬，ACE阻害薬	PG類の生合成抑制による血圧の上昇が作用を減弱，腎機能の悪化
抗凝固薬（ワルファリンなど）	血漿タンパク質に結合した抗凝固薬の遊離促進による作用の増強（消化管出血の可能性）
血管拡張薬（ニトログリセリン）	PG類の生合成抑制による冠動脈の収縮が作用を減弱
塩酸ドネペジル	コリン系の賦活による胃酸分泌促進（消化性潰瘍の可能性）
タクロリムス，シクロスポリン	タクロリムスおよびシクロスポリンとNSAIDsの腎障害の相互の増強
SSRI	血小板凝集作用の抑制による出血誘発

　SSRI：選択的セロトニン再取込み阻害薬

表2−9　NSAIDsの主な有害反応

アナフィラキシー様反応を示すことがある。
皮膚粘膜眼症候群（Stevens−Johnson症候群）
　　　　中毒性皮膚壊死症ともいう。薬物服用後（数日〜1カ月以上）に38℃以上の高い熱と湿疹を発症する。全身が
　　　　火傷のようにただれ，症状が治まったときに眼に後遺症が残ることがある疾患。重症の場合，失明，死亡す
　　　　ることがある。
上記の他，再生不良性貧血，血小板減少，白血球減少，喘息，肝機能障害，消化管潰瘍や出血

〔薬物併用の相互作用〕　⇒ **表2−8**。トリアムテレンの腎障害を増大することがある。フルオロキノロン系抗菌薬によるGABA受容体の抑制を増強することがある。他のNSAIDsとの併用は消化管障害を増強することがある。

〔有害反応〕　⇒ **表2−9**。急性腎不全。

g.　フルニキシンメグルミン　flunixin meglumine（○）

〔薬理作用〕　アントラニル酸系NSAIDs。ウシやブタなどの産業動物用医薬品として認可されているNSAIDsで，鎮痛作用が強いのが特徴。しかしながら，産業動物では有害反応が少ないものの，子犬では連用すると消化管潰瘍と腎機能障害が起こるため，現在小動物用の薬物は販売中止となっている。

h.　ケトプロフェン　ketoprofen（○）

〔薬理作用〕　プロピオン酸系NSAIDs。抗炎症作用，解熱作用，鎮痛作用。COX阻害作用に加え，リポキシゲナーゼ阻害作用やブラジキニン抑制作用も有している。

〔体内動態〕　経口投与後速やかに吸収されるが，食餌によりBAが低下する。血漿タンパク質結合率は非常に高く，イヌでの主要な代謝物はグルクロン酸抱合体である。この代謝物は未変化体とともに尿中に排泄される。$t_{1/2}$はネコ（1.5 h）がイヌ（5 h）より短い。

用法・用量[6]

（運動器疾患，術後の炎症・疼痛緩和）

　　　　イヌ：2 mg/kg *s.c.* SID（3日間を限度とする），1 mg/kg *p.o.* SID（5日間を限度とする）

（変形性関節症に伴う慢性疼痛の緩和）　　イヌ：0.25 mg/kg *p.o.* SID

〔薬物併用の相互作用〕　⇒ 表2−8。シプロフロキサシンとの併用はGABA受容体結合阻害作用が増強され，痙攣を起こすことがある（併用禁忌）。血小板凝集抑制作用を有する薬物は出血を増強することがある。カリウム保持性利尿薬との併用は降圧作用を減弱し，高カリウム血症を発現する。

〔有害反応〕　消化管潰瘍，胃腸出血，潜血便。

i．カルプロフェン carprofen（○）

〔薬理作用〕　プロピオン酸系NSAIDs。抗炎症作用，解熱作用，鎮痛作用。市販の製剤はラセミ混合物で，D−体よりL−体で作用が強い。COXアイソフォームの選択性に種差があり，イヌではCOX−2に比較的選択的な作用を示す。ネコおよびウマでは選択的に作用しない。

〔体内動態〕　経口投与で速やかに吸収され，イヌでは，BA 90％以上，$t_{1/2}$ 10 h。血中ではほとんどが血漿タンパク質と結合している。主に肝臓で代謝されグルクロン酸抱合を受け，尿中（10 〜 20％）および糞便中（70 〜 80％）に排泄される[67]。

　　　イヌ（4 mg/kg *p.o.*）[68]　C_{max}　35 μg/kg，T_{max}　1.25 h
　　　イヌ（25 mg/kg *p.o.*）[67]　$t_{1/2}$ 平均8 h（4.5 〜 9.8 h），T_{max}　1 〜 3 h

　用法・用量[6]　（術中・術後の疼痛緩和）　イヌ：4.4 mg/kg *p.o.* SIDまたはBID

〔薬物併用の相互作用〕　⇒ 表2−8。他のNSAIDsおよびグルココルチコイドと併用しない。

〔有害反応〕　潜血便。

j．メロキシカム meloxicam（○）

〔薬理作用〕　オキシカム系NSAIDs。抗炎症作用，解熱作用，鎮痛作用。作用持続時間が長い。COX−1よりもCOX−2に対して強い阻害作用がある（選択性10倍以上）。

〔体内動態〕　吸収性が高く，BAはイヌの経口投与または皮下注射時でほぼ100％，ネコの経口投与時で80％である。血中ではほとんどが血漿タンパク質と結合している。主に肝臓のCYP2CおよびCYP3Aによって酸化され，複数の代謝物に変換される。これらの代謝物は胆汁中排泄を介して約75 〜 80％が糞便中に，残りが尿中に排泄される。ネコでは糞便中や尿中に排泄されたものの半分は未変化体である。

　　　イヌ（0.2 mg/kg *p.o.* または *s.c.*）[69]
　　　　$t_{1/2}$ 24 h，C_{max}　0.5（*p.o.*）/0.8（*s.c.*）μg/kg，T_{max} 7.5 h（*p.o.*）/2.5 h（*s.c.*）

　用法・用量[6]　（術中・術後の鎮痛）　　イヌ：0.2 mg/kg *s.c.*　　　ネコ：0.3 mg/kg *s.c.*
　　　　　　　　　　　　　　　（イヌ，ネコとも術前に1回投与）

　　　　　　（運動器疾患）　　イヌ：0.2 mg/kg *p.o.* SID，2日目以降は0.1 mg/kg
　　　　　　　　　　　　　　　ネコ：0.1 mg/kg *p.o.* SID，2日目以降は0.05 mg/kg

〔薬物併用の相互作用〕　⇒ 表2−8。コレスチラミンとの併用はメロキシカムの代謝を促進して作用を減弱，糖尿病薬との併用はメロキシカムの作用を増強。キニジンとの併用はメロキシカムの作用を減弱。

〔有害反応〕　⇒ 表2−9。

k．フィロコキシブ firocoxib

〔薬理作用〕　コキシブ系NSAIDs。抗炎症作用，解熱作用，鎮痛作用。COX−2を選択的に阻害する。

〔体内動態〕　個体差が大きいが，経口投与時のBAの平均はイヌで約38％，ネコで60％前後。血中ではほ

とんどが血漿タンパク質に結合するが，V_dは比較的大きい。主に肝臓で代謝され，糞便中に排泄される[70]。

　　　イヌ（5 mg/kg *p.o.*）[70]　　　$t_{1/2}$ 6.3 h，C_{max} 1.0 μg/mL，T_{max} 2.6 h，V_d 2.9 L/kg
　　　ネコ（3 mg/kg *p.o.*）[70]　　　$t_{1/2}$ 8.7 ～ 12.2 h，C_{max} 1.1 ～ 1.4 μM（0.37 ～ 0.47 μg/mL），T_{max} 1 ～ 4 h，
　　　　　　　　　　　　　　　　V_d 2.1 ～ 2.8 L/kg

　用法・用量[6]　イヌ（体重3 kg未満）：5 mg/kg *p.o.* SID

〔薬物併用の相互作用〕　腎毒性があるため，他の腎毒性のある薬物（利尿薬，ACE阻害薬，塩酸ジプロフロキサシンなど）と併用しない。他のNSAIDsおよびグルココルチコイドとの併用は有害反応を増強する可能性がある。血漿タンパク質結合が強く，同様に結合が高いクマリン系抗凝固薬，ACE阻害薬，ベンゾジアゼピン系抗痙攣薬ならびにSSRIなどと結合を競合し，作用を増強することがある。

〔有害反応〕　幼犬には投与しない。嘔吐，食欲不振，下痢，血便，消化性潰瘍。

2）アレルギー性疾患

（1）病態生理

a．アレルギー性皮膚炎

〔病態生理〕　アレルゲンに対する過剰な免疫応答が皮膚組織で生じたものであり，強い痒みを伴うのが特徴である。小動物領域では，イヌおよびネコともに発症する。アレルギーは，初めて遭遇したアレルゲンを認識する感作，再度同じアレルゲンとの接触による活性化，肥満細胞などからのケミカルメディエーター（ヒスタミン，セロトニン，キニン，PG，ロイコトリエン，ILなど）の脱顆粒による炎症の3段階を経て生じる。アレルギー反応は4つに分類され（**表2-10**），アレルギー性皮膚炎はこれらが複合した形で発症する。アレルゲンとの接触経路の違いから，①食餌性，②吸引性，③接触性がある。

〔治療薬〕　抗アレルギー薬と併用しながらグルココルチコイド（プレドニゾロン，デキサメタゾンなど）を処方する。抗アレルギー薬としては，H_1ヒスタミン受容体拮抗薬（ジフェンヒドラミン，クロルフェニラミン，アリメマジン，プロメタジン，クレマスチン），肥満細胞スタビライザー（クロモグリク酸，トラニラスト，ケトチフェン，アゼラスチン，テルフェナジン）がある。後者の薬理作用は多様で，肥満細胞細胞膜の安定化作用，脱顆粒抑制作用，抗ヒスタミン作用，あるいはケミカルメディエーターの産生阻害作用などをもつ。免疫抑制薬のシクロスポリンやタクロリムスも，グルココルチコイドにみられる有害反応もなく広く用いられている。

　アレルギー性皮膚炎はⅠ型（即時型）とⅣ型（遅延型）が重複した形であるが，Ⅳ型反応を迅速に軽減できるのはプレドニゾロンのみである。シクロスポリンは，グルココルチコイド中心の対症療法では病状をコントロールできない症例，グルココルチコイドによる有害事象が許容範囲を超えている症例，または禁忌である症例などで用いる。

b．気管支喘息

〔病態生理〕　吸引したアレルゲンに対する免疫応答によって気道狭窄や気管支粘液の分泌亢進が起こり，可逆性の呼吸困難を引き起こす。自律神経系のバランスの不均衡も要因となる。慢性化により炎症を伴い気道粘膜肥厚を引き起こす。小動物ではネコに多くみられる。

〔治療薬〕　軽症例では気管支拡張薬〔β_2アドレナリン受容体作動薬（テルブタリン，サルブタモール，テ

表2-10　アレルギー反応

	特　徴	具体例	関与する細胞・抗体
Ⅰ型	即時型 （多くはこのタイプ）	アナフィラキシーショック 食物アレルギー	肥満細胞 IgE
Ⅱ型	抗体依存型	自己免疫疾患	IgG，IgM
Ⅲ型	免疫複合体の沈着	慢性糸球体腎炎	補体，好中球
Ⅳ型	遅延型 発症までに1〜2日を要する	接触性皮膚炎	T細胞 マクロファージ

ルブタリン）〕を処方するが，それ以上の重症例ならびに慢性症例ではグルココルチコイドとβ_2アドレナリン受容体作動薬を併用し，症状をみながらシクロスポリンなどの免疫抑制薬を処方する。

(2) 各治療薬の薬理作用，体内動態，相互作用，副作用

a. プレドニゾロン（○）⇒75頁

用法・用量[6]　イヌおよびネコ：0.5〜1.0 mg/kg *p.o.* SIDを1週間，0.25〜0.5 mg/kg *p.o.* SIDを1〜2週間，0.25 mg/kg *p.o.* EODを1〜2週間

b. デキサメタゾン（○）⇒76頁

用法・用量[6]　ネコ：1 mg/kg *i.v.* または*i.m.*

c. シクロスポリン（○）⇒84頁

用法・用量[6]　イヌおよびネコ：5〜10 mg/kg *p.o.* SIDまたはBID

d. ジフェンヒドラミン diphenhydramine（○）

〔薬理作用〕　H_1ヒスタミン受容体拮抗薬。抗アレルギー作用。ヒスタミンの遊離も抑制する。中枢神経抑制作用が強力であり，催眠作用も強い。

〔体内動態〕　代謝は主に肝臓において脱メチル化された後，酸化される。またCYP2Dによる代謝も受ける。約60％が96時間以内に尿中から排泄される（ヒト）。小動物での体内動態の詳細な報告はない。

用法・用量[6]　イヌ：2〜4 mg/kg *p.o.* BIDまたはTID

〔薬物併用の相互作用〕　中枢神経抑制薬との併用は中枢神経抑制作用が増強されることがある（アルコール含む）。ムスカリン受容体拮抗薬と併用すると，抗コリン作用が増強されることがある。

e. クロルフェニラミン chlorpheniramine（○）

〔薬理作用〕　H_1ヒスタミン受容体拮抗薬。抗アレルギー作用。D-体はDL-体の2倍の作用がある。合剤が多く単剤使用はほとんどない。掻痒感を軽減する。プレドニゾロンの減薬のために併用する。

〔体内動態〕　動物実験において，急速静注により速やかに各組織に取り込まれる。脳（視床下部に最も多く分布）と副腎への移行が大きい。副腎での消失は他の組織に比べ遅い。肝臓のCYP2D，CYP3Aにより代謝される。ヒトでは投与後48時間以内に尿中に34％排泄されるが，糞便中への排泄はわずか1％である[71]。

ビーグル犬（6 mg 錠剤1錠 *p.o.*）[72]　C_{max} 1.7 ng/mL，T_{max} 1.5 h，二峰性の推移がある。

用法・用量[6]　　イヌ：0.4 〜 0.8 mg/kg *p.o.* BID または TID

〔薬物併用の相互作用〕　中枢神経抑制薬と併用すると，相互に作用を増強する。ノルアドレナリンとの併用は抗ヒスタミン作用による血圧の異常上昇を起こす。CYP3A を基質とする他の薬物（19頁 **表1−4** 参照）との併用には注意する。

〔有害反応〕　抗コリン作用による循環器系疾患，高血圧症の悪化。ショック，痙攣，再生不良性貧血，無顆粒球症。

3）免疫介在性疾患

（1）病態生理

〔病態生理〕　自己と非自己を判別する免疫機構が破綻すると，自己の組織を攻撃するようになり，傷害を受ける組織に様々な臨床症状を発現する。免疫の標的が自己由来であることが明らかであれば自己免疫性疾患と診断されるが，実際は標的が明確でない症例が多く，臨床的に判断するのは困難であることが多い。したがって，組織破壊を引き起こす免疫反応を主体とした炎症性疾患が免疫介在性疾患として取り扱われている。特に，内分泌腺，神経組織，眼，血液細胞，血管，皮膚，関節および筋組織において多く発症する。小動物では特に次の疾患があげられる。

　　免疫介在性溶血性貧血（IMHA）：成熟赤血球破壊による貧血症状，イヌで多い。

　　免疫介在性血小板減少症（IMT）：血小板破壊による止血障害，出血。

　　エバンス症候群：IMHA と IMT を同時発症。

　　天疱瘡：表皮や粘膜上皮の細胞間接着に対する自己免疫疾患。デスモソーム構成タンパク質に対する自己抗体が細胞間接着を障害し発症。尋常性天疱瘡（水疱・び爛を形成），落葉状天疱瘡（皮膚に限局した膿疱形成と痂皮が特徴）。

　　全身性エリテマトーデス（SLE）：自己抗体の免疫複合体が形成・沈着することで炎症反応を惹起すると考えられている。

　　炎症性腸疾患（IBD）：⇒39頁

〔治療薬〕　第一選択薬はグルココルチコイド（プレドニゾロンなど）であり，寛解導入時には必要不可欠な薬物である。寛解後は，漸減投与（74頁 参照）を実施する。グルココルチコイドに対する反応性が低い場合，または有害反応などの発現により投薬量の減量または投薬中止が求められる場合には免疫抑制薬の併用を考慮する。IMHA や IMT など，生命維持のために迅速な寛解導入が必要な疾患に対しては，比較的即効性のあるヒト免疫グロブリン製剤を用いる。一方，天疱瘡や炎症性腸疾患など，ある程度時間的余裕のある場合には，アザチオプリンとシクロホスファミド，シクロスポリン，タクロリムスなどの免疫抑制薬を早い段階から併用する（図2−7）。

（2）各治療薬の薬理作用，体内動態，相互作用，副作用

a．プレドニゾロン（○）⇒75頁

用法・用量[6]　　イヌ：寛解導入を目的として，2 mg/kg *p.o.* SID または BID

b．アザチオプリン azathioprine（○）

〔薬理作用〕　プリン代謝拮抗薬。核酸生合成阻害によってTリンパ球の増殖を抑制し，免疫抑制作用を

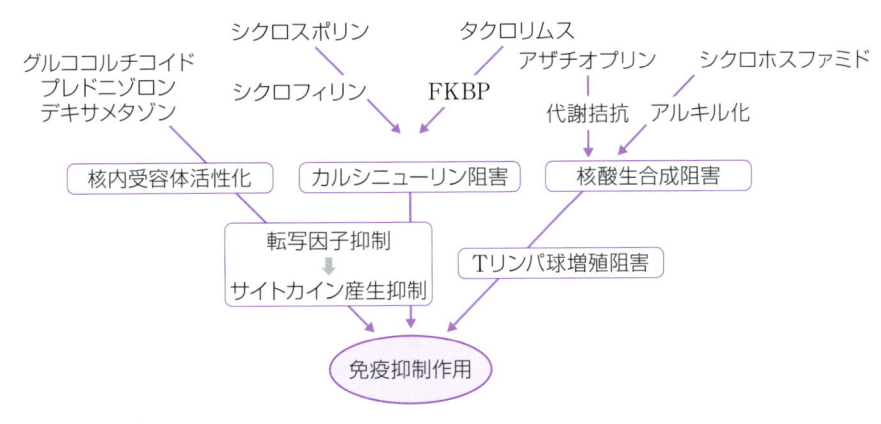

図2−7　免疫抑制薬の作用

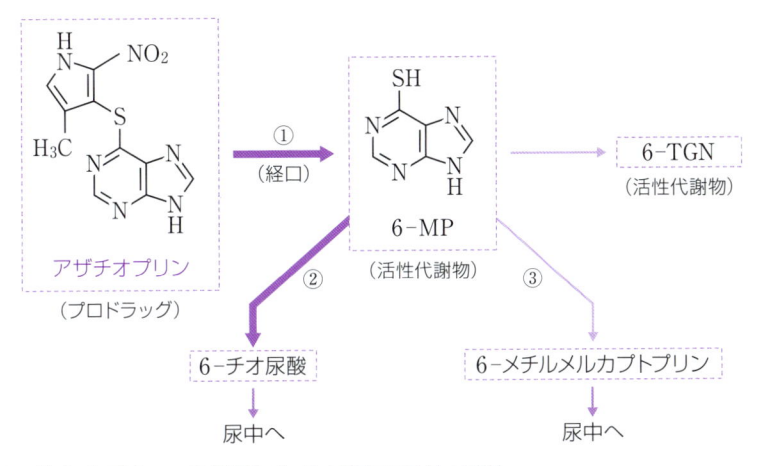

6-MP：6-メルカプトプリン　　6-TGN：6-チオグアニンヌクレオチド
①GST（グルタチオン S-トランスフェラーゼ），②キサンチンオキシダーゼ，③TPMT（チオプリンメチルトランスフェラーゼ）

図2−8　アザチオプリンの代謝

示す（図2−7）。プロドラッグ（図2−8，および下記の体内動態 参照）。

〔体内動態〕　消化管から速やかに吸収され，直ちにグルタチオン S-トランスフェラーゼ（GST）により活性代謝物 6-メルカプトプリン（6-MP）に変換される。ヒトでのアザチオプリン投与時の 6-MP としての BA は約50%である。6-MP の大部分はキサンチンオキシダーゼ（キサンチン酸化酵素）により代謝され，6-チオ尿酸として尿中に排泄される。一部はチオプリンメチルトランスフェラーゼ（TPMT）によりメチル化された後に尿中に排泄される。一方，細胞内に入った 6-MP はチオイノシン酸を経てチオグアニンヌクレオチド（6-TGN）に代謝される（図2−8）。イヌやネコにおける体内動態はまだよくわかっていないが，TPMT 活性は，イヌはヒトと同様に個体差が大きく，ネコは活性が低い。ヒトでは代謝物の尿中排泄率は24時間で約50%，48時間で約70%。

用法・用量[6]　イヌ：1.0 ～ 2.0 mg/kg *p.o.* SID または EOD

〔薬物併用の相互作用〕　免疫抑制による感染症発症の可能性があるため，生ワクチンは併用しない。また，免疫を獲得できない可能性があるため，不活化ワクチンの作用を減弱する。尿酸生成抑制薬（アロプリノール，フェブキソスタット）との併用はアザチオプリンの代謝を抑制して骨髄抑制を増強する。アザチオプリンは抗凝固薬（ワルファリンなど）の代謝を促進するためその効果を減弱することがある。

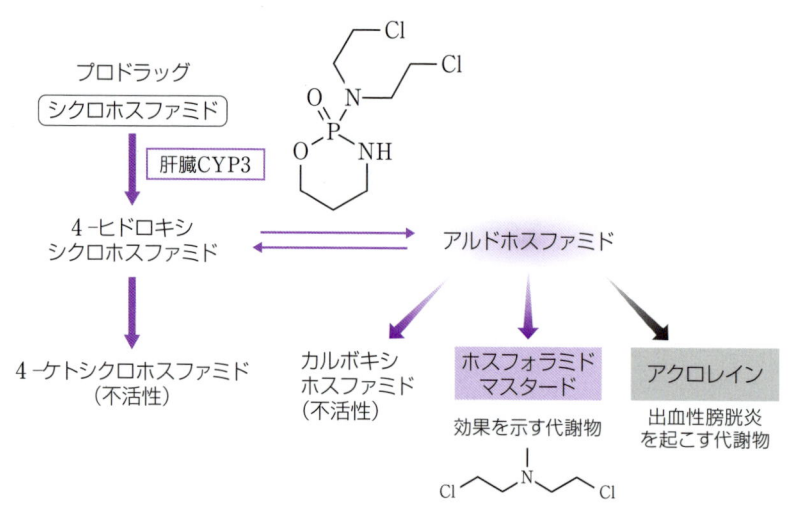

図2−9　シクロホスファミドの代謝

　シクロホスファミドなどの骨髄機能抑制作用のある薬物との併用は骨髄抑制の増強が起こる可能性がある。他の免疫抑制薬（コルチコステロイド）と併用した場合，膵炎を引き起こす可能性がある。

〔有害反応〕　骨髄抑制，間質性肺炎，重度の下痢。ネコには使用しない。骨髄抑制の有害反応はネコで特に感受性が高く，致死的な白血球減少症および免疫介在性血小板減少症を示すことがしばしばある。有害反応の発現には代謝酵素であるTPMTの活性不全が関与している可能性がある。ヒトでは約10%にTPMTの活性不全が認められる。イヌとネコにもTPMTの不全が報告されている。

c. シクロホスファミド cyclophosphamide（○）

〔薬理作用〕　アルキル化薬。免疫抑制作用。肝臓で代謝され（**図2−9**），活性化される（プロドラッグ）。DNA複製を抑制し，Tリンパ球の増殖を抑制する。獣医領域ではあまり使用されていない。

〔体内動態〕　投与後4日以内に尿中に68%，糞便中に1.8%が排泄される[10]。

　　　　イヌ（リンパ腫罹患）（250 〜 325 mg/m², *i.v.* または*p.o.*）[73]

　　　　　　$t_{1/2}$ 0.53 h（*i.v.*）/0.78 h（*p.o.*），C_{max} 20.49 μg/mL（*i.v.*）/1.16 μg/mL（*p.o.*），T_{max} 1.81 h（*p.o.*），

　　　　　　AUC 7.14 μg·h/mL（*i.v.*）/1.85 μg·h/mL（*p.o.*）

　　用法・用量[6]　イヌ：200 mg/m² *i.v.* 1回/週　　ネコ：7 mg/kg *i.v.* 1回/週

〔薬物併用の相互作用〕　アントラサイクリン系抗生物質との併用は双方に心筋細胞の傷害作用があるため，心臓に対する有害反応が増強されることがある。脱分極性筋弛緩薬との併用は筋弛緩薬の分解を阻害するため，筋弛緩作用が増強される。CYP3Aの基質となるので，CYP3Aの基質となる他の薬物（19頁 **表1−4** 参照）との併用には注意する。

〔有害反応〕　骨髄抑制，ショック，悪心・嘔吐，出血性膀胱炎，腸閉塞，間質性肺炎，心筋細胞の傷害，抗利尿ホルモン不適合分泌症候群，皮膚粘膜眼症候群。

d. シクロスポリン ciclosporin（○）

〔薬理作用〕　カルシニューリン阻害薬。免疫抑制作用。Tリンパ球の脱リン酸化酵素であるカルシニューリンと結合しその脱リン酸化酵素活性を阻害する。結果，活性化T細胞核内因子（NFAT）転写因子の脱

表2-11　シクロスポリンとタクロリムスの主な薬物間相互作用
（シクロスポリンとタクロリムスは併用禁忌）

併用薬物	相互作用
アミノグリコシド系抗生物質，サルファ薬・トリメトプリム合剤，フルオロキノロン系抗菌薬，NSAIDs	両薬物の腎毒性が増強される。
メトクロプラミド	胃排出亢進効果により両薬物の胃での分解が抑制され，十二指腸での吸収が増加し，血漿中濃度が上昇する可能性がある。
炭酸脱水酵素阻害薬	シクロスポリンの血漿中濃度が上昇する。
気管支拡張薬（キサンチン誘導体）	シクロスポリンによりキサンチン誘導体の血漿中濃度が上昇する。
カリウム保持性利尿薬	両薬物ともに高カリウム血症を増強する。
生ワクチン	両薬物ともに生ワクチン由来の感染症を発症することがある。

注：シクロスポリン，タクロリムスともCYP3Aの基質となるので，CYP3Aの基質となる他の薬物（19頁　表1-4）との併用には注意する。

リン酸化が阻害され，NFATの核内移行が抑制されて転写因子の活性が阻害される。NFATの転写活性阻害によりIL-2などの種々のサイトカインの発現が抑制され，Tリンパ球の増殖・活性化が抑制されて免疫抑制作用を示す。

〔体内動態〕　MDR1の基質となり，腸上皮からの吸収や血液脳関門の通過性が悪い。肝臓のCYP3Aの基質となり代謝される。

イヌ（5 mg/kg *p.o.* 絶食時）[74]　$t_{1/2}$ 6.9 h, C_{max} 1167.9 ng/mL, T_{max} 1 h, *AUC* 6 936.5 ng·h/mL

イヌ（5 mg/kg *p.o.* 摂食時）[74]　$t_{1/2}$ 6.3 h, C_{max} 896.2 ng/mL, T_{max} 0.75 h, *AUC* 5 424.5 ng·h/mL

用法・用量[6]　イヌ：5 mg/kg *p.o.* SID　　ネコ：5～10 mg/kg *p.o.* SID～BID

〔薬物併用の相互作用〕　⇒ 表2-11

〔有害反応〕　イヌでは，高用量投与の結果として神経毒性（振戦が現れる）が認められる。腎障害，肝障害，血圧上昇，嘔吐・下痢または食欲不振。

e. タクロリムス tacrolimus（○）

〔薬理作用〕　FK506結合タンパク質 FK506 binding protein（FKBP）と結合後に，カルシニューリンと結合しその酵素活性を阻害する。これ以降の作用機序はシクロスポリンと同じであるが，タクロリムスの免疫抑制作用はシクロスポリンよりも10～100倍強力である。ヒトでは，潰瘍性大腸炎の急性期の緩解導入療法としての有用性だけでなく，ステロイド離脱の困難な個体におけるステロイド減量や緩解維持療法にもその有用性が期待されている。

〔体内動態〕　炎症が認められる小腸粘膜からも吸収され，胆汁酸の影響を受けないため，経口投与でも安定した血漿中濃度が得られる。小動物での詳細な体内動態の報告はない。

〔薬物併用の相互作用〕　⇒ 表2-11

〔有害反応〕　腎機能障害，肝機能障害，高カリウム血症，膵機能障害，心筋細胞の傷害，高血圧，易感染性，悪性腫瘍，潰瘍性大腸炎。腎機能障害と肝機能障害はシクロスポリンより軽度。

（7. 高橋賢次）

8. 内分泌・代謝性疾患の薬物治療

> 到達目標：内分泌・代謝性疾患の薬物治療法を説明できる。（△）
> キーワード：糖尿病，インスリン製剤，甲状腺機能低下症，甲状腺ホルモン薬，甲状腺機能亢進症，甲状腺ホルモン拮抗薬，副腎皮質機能低下症（アジソン病），副腎皮質ホルモン，医原性クッシング症候群，副腎皮質機能亢進症（クッシング症候群），副腎皮質ホルモン合成阻害薬

1）糖尿病

（1）病態生理

〔病態生理〕　糖尿病は相対的なインスリン機能の低下により生じる。ヒトでは，自己免疫疾患などにより膵β細胞が破壊されてインスリンが不足するものをⅠ型糖尿病，インスリンに対して抵抗性を示すものをⅡ型糖尿病と呼ぶ。Ⅱ型も病態が進行すればインスリン分泌不全を伴うこともある。典型的なイヌやネコの糖尿病は混合型でヒトのように定義できないが，強いインスリンの分泌低下を伴い中齢期から老齢期に発症することが多い。

　インスリンが枯渇すると細胞内へのグルコース取り込みが阻害されるため，脂肪組織から動員された脂肪酸から酸性ケトン体が産生され，急性の糖尿病性ケトアシドーシスを起こす。過剰のケトン体は代謝性アシドーシス，消化器症状，神経症状を引き起こし，適切に処置しなければ死に至る。この他，イヌでは慢性経過をたどると，糖尿病性合併症をほぼ必発する。代表的な糖尿病合併症は白内障であり，しばしば致死的な糖尿病性腎症も併発する。これに対してネコでは適切に治療する限り，糖尿病性合併症を起こすことはまれである。

〔治療薬〕　インスリン製剤の注射（インスリン療法[注9]）が不可欠である。在宅時のインスリン療法を補助する目的で，経口投与できるα-グルコシダーゼ阻害薬（アカルボース）やスルホニル尿素誘導体（グリピジド）が使用される。ヒトで使われる経口糖尿病薬であるビグアナイド系（メトホルミンなど）やチアゾリジンディオン系（ピオグリタゾンなど）は，小動物では無気力や消化管症状などの毒性が強く，効果にも疑問がもたれている。投薬の他，食餌療法と適度な運動が必要である。

注9　**インスリン療法**：インスリン製剤を自己注射することで正常な血糖コントロールを図る治療法。元来，インスリン分泌低下によるⅠ型糖尿病の治療法であるが，近年様々なインスリン製剤が開発される（**表2-12**）とともに様々な治療方法が研究され，Ⅱ型糖尿病の治療や糖尿病性合併症予防にも応用されている。

（2）各治療薬の薬理作用，体内動態，相互作用，副作用

a. インスリン製剤

　　〔レギュラーインスリンregular insulin（○），NPHインスリン（イソフェンインスリンinsulin isophane），インスリンデテミルinsulin detemir，インスリングラルギンinsulin glargine〕

〔薬理作用〕　各組織へのグルコース取り込みを刺激する。インスリンはチロシンキナーゼ内蔵型のインスリン受容体を活性化させ，脂肪細胞ではグルコースから中性脂肪の産生を，骨格筋および肝細胞においてはグリコーゲン産生を活性化させる。

表2-12　代表的なインスリン製剤とその用法[75]

タイプ	薬物名	成　分	皮下注射後の作用時間（ピーク時間）	投与量と用法
速効型	レギュラーインスリン	ヒトインスリンの亜鉛結晶	イヌ，ネコ：4 ～ 10 h（1 ～ 5 h）	イヌ：最初0.2 U/kg *i.m.*，その後0.1 U/kg *i.m.* q 1 h 維持期で0.5 U/kg *i.m.* q 4 ～ 6 h ネコ：最初0.2 U/kg *i.m.* その後0.1 U/kg *i.m.* q 1 h 維持期で0.5 U/kg *s.c.* q 6 h
中間型	NPHインスリン	ヒトインスリンとプロタミンの亜鉛懸濁液	イヌ：6 ～ 18 h（2 ～ 10 h） ネコ：4 ～ 12 h（2 ～ 8 h）	イヌ：最初0.3 ～ 0.4 U/kg *s.c.* BID 維持期で0.2 ～ 1.5 U/kg *s.c.* BID
持効型	インスリンデテミル	脂肪酸を付加してアルブミン結合性を高めたヒトインスリン	イヌ：24 h（8 ～ 10 h） ネコ：10 ～ 20 h	イヌ，ネコ：最初0.1 ～ 0.3 U/kg *s.c.* BID 維持期で0.1 ～ 1.0 U/kg *s.c.* BID
	インスリングラルギン（遺伝子組換え）	アミノ酸の置換および追加により血中で微結晶を形成するヒトインスリン	ネコ：23 ～ 24 h	ネコ：最初0.2 ～ 0.4 U/kg *s.c.* BID 維持期で0.2 ～ 1.5 U/kg *s.c.* BID

用法はいずれも目安であり，個体ごとに調節が必要。
維持期：血糖値がイヌで250 mg/dL以下，ネコで300 mg/dL以下に回復した後。
インスリングラルギンはイヌではあまり効果的でない。ネコに対する効果も個体差が大きい。

〔体内動態〕　レギュラーインスリン（ヒトインスリン）を除いてほとんど皮下注射で使用される。レギュラーインスリンは静脈内注射，筋肉内注射でも使用される。イヌ，ネコともに作用時間は，静脈内注射で1 ～ 4時間（最大反応0.5 ～ 2時間），筋肉内注射で3 ～ 8時間（最大反応1 ～ 4時間）。インスリン製剤は作用時間から，速効型，中間型および持効型に分類される（表2-12）。

糖尿病性昏睡や糖尿病性ケトアシドーシスなど緊急を要する場合は速効型インスリンを，在宅での維持治療には持効型インスリンを用いる。中間型のNPHインスリンは，治療開始時に治療効果（血糖値の変動）を確認するのに適している。糖尿病性ケトアシドーシスを起こしている場合は嘔吐による摂食不能や脱水症状など起こして危険であるため，速効型インスリンを投与する。

〔薬物併用の相互作用〕　ヒトではカテコールアミン，グルカゴン，グルコグルチコイド，成長ホルモンおよび甲状腺ホルモンは血糖増加作用をもち（抗インスリンホルモン），インスリン製剤に拮抗する。逆にこれらのホルモン作用を抑制するような薬物はインスリン製剤の作用を増強する。作用機序は不明であるが，ACE阻害薬やテトラサイクリン系抗生物質はインスリン感受性を改善する。

〔有害反応〕　最も可能性が高いのは低血糖である。脳は低血糖に弱いので，興奮，錯乱，震えから痙攣などの神経症状が起こる。逆に，上記の抗インスリンホルモンの過剰応答により，高血糖が起こることがある（ソモギー効果）。

b.　グリピジド glipizide

〔薬理作用〕　インスリン分泌を促進する。スルホニル尿素誘導体（グリピジド，トルブタミド，グリベンクラミド）は膵 β 細胞のATP依存性 K^+ チャネルを抑制することにより細胞膜を脱分極してインスリンを分泌させる。糖尿病と診断されるようなイヌはインスリン分泌能を失っていることが多く，スルホニル尿素誘導体はほとんど無効であるが，軽症のネコでは効果を期待できる。

〔体内動態〕　吸収後，肝臓で代謝されて尿中へ排泄される。ヒトにおけるBAは80〜100％。血漿タンパク質とよく結合する[25]。ネコにおける$t_{1/2}$は17 h[76]。

　用法・用量[6]　ネコ：2.5〜5.0 mg/body $p.o.$ BID

〔薬物併用の相互作用〕　ヒトでは多くの薬物との併用で低血糖が報告されている。インスリン製剤に影響を与える薬物の他，チアジド系などの非カリウム保持性利尿薬は低カリウム血症のためインスリン分泌を抑制する。また，NSAIDsはインスリン分泌を抑制するPG類の生合成を阻害するため，スルホニル尿素誘導体の作用を増強する。

〔有害反応〕　まれに低血糖や肝機能障害。

2）甲状腺疾患

（1）病態生理

a．甲状腺機能低下症

〔病態生理〕　後天性の甲状腺機能低下症は，イヌで最もよくみられる内分泌疾患の一つである。イヌでは甲状腺機能そのものに障害があり（原発性），自己免疫性のリンパ球性甲状腺炎および炎症を伴わない特発性濾胞萎縮に起因する。脱毛，皮膚の肥厚，徐脈，低体温，中枢および末梢神経障害など多様な症状を呈する。ネコではきわめてまれである。

〔治療薬〕　甲状腺ホルモン薬として，L–チロキシン（T_4）あるいは前駆体のL–トリヨードチロニン（T_3）製剤が用いられる。作用時間が長いL–チロキシン製剤を最初に用いる。

b．甲状腺機能亢進症

〔病態生理〕　中〜高齢期のネコで発症することの多い甲状腺機能亢進症は，ヒトのバセドウ病のような自己免疫疾患ではなく，甲状腺の腫瘍または過形成が原因であることが多い。体重減少の他，多飲，多尿，呼吸促迫などがみられる。重度になると高血圧，呼吸困難，卒中および致死を起こす（甲状腺クリーゼ）。イヌではきわめてまれである。

〔治療薬〕　甲状腺ホルモン生合成を阻害するメチマゾールやプロピルチオウラシル（甲状腺ホルモン拮抗薬）が使用される。プロピルチオウラシルは溶血性貧血，血小板減少症など重大な有害反応が起こりやすい。

（2）各治療薬の薬理作用，体内動態，相互作用，副作用

a．L–チロキシン L–thyroxine

〔薬理作用〕　甲状腺ホルモンを補完する。甲状腺機能低下症に使用される。全身のほとんどの細胞の核内に存在する甲状腺ホルモン受容体を介する。

〔体内動態〕　合成されたL–チロキシン（レボチロキシン levothyroxine）のナトリウム塩は経口投与で8割程度が吸収され，肝臓や腎臓などでより活性の高いトリヨードチロニンに変換される。イヌ（20μg/kg $p.o.$）での$t_{1/2}$は12 h，T_{max}は5 h[77]。

　用法・用量[6]　イヌおよびネコ：10〜20μg/kg $p.o.$ BID

〔薬物併用の相互作用〕　T_3製剤，T_4製剤ともワルファリンの作用を増強し，ジギタリスの作用を抑制することが報告されているが，個体差が大きい。また，受容体数増加を介してカテコールアミンの作用を

増強する(許容作用)。

〔有害反応〕　T$_3$製剤，T$_4$製剤とも過剰投与により，甲状腺中毒症状として，興奮，多飲，多食，多尿を起こすことがある。高血圧や頻脈などの深刻な循環障害にも注意が必要である。

b. メチマゾール methimazole(チアマゾール thiamazole)(○)

〔薬理作用〕　甲状腺ペルオキシダーゼを阻害することにより甲状腺ホルモンの生合成を抑制する。甲状腺機能亢進症に使用される。すでに生合成され，濾胞に蓄えられたT$_4$やT$_3$の分泌には影響しないので，投与後，血漿中T$_4$濃度が正常化するまでには2〜4週間を要する。

〔体内動態〕　一部の未変化体を除いて肝臓で代謝され，尿中へ排泄される。ネコにおける経口投与時のBA(45〜98%)，V_d，$t_{1/2}$とも個体差が大きい。甲状腺集積性がある。ネコでの$t_{1/2}$は2.3〜10.2 h[2)]。

　用法・用量[6)]　ネコ：1.25〜5 mg/kg $p.o.$ BID

〔薬物併用の相互作用〕　小動物ではメチマゾールの薬物間相互作用は報告されていない。

〔有害反応〕　消化器症状，骨髄抑制(白血球減少，血小板減少)，皮膚の炎症，肝機能障害，血液凝固異常などがあり，メチマゾールを投与されたネコの20〜30%程度で消化器症状をはじめとして何らかの有害反応がみられる。

3) 副腎疾患

(1) 病態生理

a. 副腎皮質機能低下症(アジソン病)

〔病態生理〕　イヌの副腎皮質機能低下症(アジソン病)は自己免疫による副腎萎縮が原因となることが多いが，感染症，転移性腫瘍，副腎皮質機能亢進症(クッシング症候群)の治療などでも生じる。通常，球状帯と束状帯が破壊されるので，副腎皮質ホルモンであるミネラルコルチコイドとグルココルチコイドの両者が不足する。若年〜壮年の雌犬に好発する。虚弱，体重減少，食欲不振，血便，多尿，乏尿，徐脈，低体温，振戦，痙攣などの症状が発現する。イヌではヒトやネコに比べて発症率が高い。医原性クッシング症候群は本質的に副腎皮質機能低下をきたしていることが多い。

〔治療薬〕　グルココルチコイド(ヒドロコルチゾン，デキサメタゾン，メチルプレドニゾロン，プレドニゾロン)およびミネラルコルチコイド(フルドロコルチゾン)が使用される。急性副腎不全(副腎クリーゼ)の場合，循環改善のために輸液とヒドロコルチゾンの静脈内注射から開始する。飲水と摂食が確認され次第，フルドロコルチゾンと低用量のプレドニゾロンの経口投与による維持療法に移行する。基本的に生涯継続して投与する。小動物が1日に生合成するコルチゾル(1 mg/kg)を補充する。

b. 副腎皮質機能亢進症(クッシング症候群)

〔病態生理〕　副腎皮質機能亢進症(クッシング症候群)は，イヌでは主に下垂体のACTH分泌過剰により生じる(下垂体性クッシング症候群)。副腎腫瘍や副腎皮質ホルモンであるグルココルチコイドの過剰投与も原因となる(74頁 参照)。ほとんどの症例で皮膚症状(皮膚の菲薄，脱毛)，筋力低下による腹部膨満や四肢の萎縮の他，多飲，多尿を示す。イヌでの発症率はヒトやネコより高い。

〔治療薬〕　副腎皮質ホルモン合成阻害薬(トリロスタン，ミトタン)が使用される。副腎皮質機能亢進症の原因が下垂体性ではなく，副腎腫瘍の場合は外科的切除を行う。

(2) 各治療薬の薬理作用，体内動態，相互作用，副作用

a. プレドニゾロン（○）⇒75頁

b. フルドロコルチゾン fludrocortisone

〔薬理作用〕　アルドステロンの作用を補完する。腎臓集合管など多くの組織の細胞質内に存在するアルドステロン受容体を刺激する。アルドステロン受容体はグルココルチコイドに対しても親和性を示す。

〔体内動態〕　ヒトでは消化管からの吸収がよく，代謝後尿中に排泄される。$t_{1/2}$は短いが，作用は18 ～ 36時間持続する。小動物での詳細な体内動態の報告はない。

　用法・用量[6]　イヌ：0.01 ～ 0.02 mg/kg *p.o.* BID

〔薬物併用の相互作用〕　カリウム保持性利尿薬と併用した場合，高カリウム血症を起こす可能性がある。

〔有害反応〕　フルドロコルチゾンはグルココルチコイド活性ももつので，グルココルチコイドとも，過剰投与で血圧上昇，体重増加，過敏症(呼吸困難，顔面や舌などの浮腫)などの各種症状が起こる。

c. トリロスタン trilostane

〔薬理作用〕　グルココルチコイドとミネラルコルチコイドの生合成を阻害する。下垂体性副腎皮質機能亢進症で使用する。トリロスタンはすべてのステロイドホルモン生合成に関与する3β-ヒドロキシステロイドデヒドロゲナーゼ(3β-HSD)を可逆的かつ選択的に阻害する。症状の改善に1週間程度を要する。

〔体内動態〕　ヒトでは肝臓で代謝される。イヌでは経口投与で迅速に吸収された後，血漿中濃度が1.5時間でピークに達し，18時間で完全に低下する[2]。

　用法・用量[78]　イヌ：3 ～ 4 mg/kg *p.o.* SID

〔薬物併用の相互作用〕　ACE阻害薬やカリウム保持性利尿薬との併用は高カリウム血症を起こすおそれがある。

〔有害反応〕　ミトタンに比べて低毒性。過量の投薬により一過性の副腎皮質機能低下症に陥ることがある。また，ACTHの持続的分泌増加により副腎肥大が認められることもある。

d. ミトタン mitotane

〔薬理作用〕　組織に蓄積して副腎皮質を破壊，萎縮させる。現在では主に副腎腫瘍の補助療法で使用される。しかしトリロスタンが高価であるため，大型犬などでは下垂体性副腎皮質機能亢進症にも使用される。ミトタンの作用は比較的緩徐で，症状の改善に1 ～ 3週間を要する。

〔体内動態〕　肝臓で代謝された後，胆汁および尿中へ排泄される。イヌの経口投与でのBAは低いが，摂餌により増加する。ミトタンは非常に高脂溶性であるため脂肪組織に貯蔵され，$t_{1/2}$が非常に長い[2]。

　用法・用量[78]　イヌ：(投与開始) 5 ～ 10 mg/kg *p.o.* SID。飲水量の低下を目安として125 mg/kgまで増量，またはBIDへ。

　　　　　　　　(維持療法) 週に1 ～ 2回投与。

〔薬物併用の相互作用〕　機序は不明であるが，クッシング症候群で生じる低カリウム血症に対して用いるスピロノラクトンは，ミトタンの作用を阻害することがイヌでも示されている。

〔有害反応〕　急性の消化器障害，肝機能障害，神経障害の他，一過性の副腎皮質機能低下症を起こすこともある。3割程度のイヌで起こる可能性がある。有害反応が起きたら，直ちに投薬を中止する。

(8. 寺岡宏樹)

9. 感染症の抗菌薬による治療

到達目標：感染症の抗菌薬による治療法について，Pharmacokinetics/Pharmacodynamics（PK/PD）理論に基づいて説明できる。（△）

キーワード：経験的治療，抗菌スペクトル，EBM，菌交代症，静菌性抗菌薬，殺菌性抗菌薬，最小発育阻止濃度（MIC），濃度依存性殺菌，時間依存性殺菌，最大血漿中濃度（C_{max}），time above MIC，併用療法，PK/PD理論，C_{max}/MIC，PAE，AUC/MIC，血漿中濃度–時間曲線下面積（AUC），MPC，MSW

　感染症の抗菌薬による薬物治療（抗菌化学療法）の考え方は，基本的に小動物も産業動物も変わらない。しかし，産業動物に使用される抗菌薬は，すべてが科学的根拠に基づく承認を受けた動物用抗菌薬であるのに対し，小動物に使用される抗菌薬のほとんどが人体用である。このことは小動物に対する有効性や安全性に関するデータがないことを意味し，人体用抗菌薬の使用に伴う有効性や安全性にかかわるすべての問題は，使用する獣医師の責任となることに留意する。特に小動物に使用される抗菌薬の誤用や過剰使用は，薬剤耐性菌の出現にも関連し，小動物と生活圏を共有するヒトの健康への脅威となることが懸念されている。

1）抗菌薬使用の原則

　抗菌薬は各種検査により確実に感染症と診断されてから使用することを原則とする。抗菌薬使用後も動物の症状の推移を注意深く観察し，抗菌薬の使用中止を含め常にその見直しを考える必要がある。抗菌薬は薬剤耐性菌出現の観点からも漫然とした長期間の投与は厳に慎まなければならない。

　また，抗菌薬がその効力を遺憾なく発揮するかどうかは，投与する動物の基礎免疫力（生体防御能）とも密接に関連する。抗菌薬の投与はあくまで感染局所での感染菌数の低減化を目的としているので，残存した細菌が動物の体内から完全に排除されるかどうかは，動物の免疫状態による。したがって，動物が免疫不全状態では，抗菌薬の完全な効力は期待できない。

　臨床現場では，しばしば抗菌薬を使用する理由も選択の根拠もなく治療が開始されることがある（経験的治療empiric therapy）。抗菌薬は確実に感染症と診断されてから，原因菌に抗菌力を示す抗菌スペクトルの狭いものを使用すべきである。これが今求められているEBM（evidence-based medicine）である。広い抗菌スペクトルの抗菌薬の安易な使用は，耐性菌の出現要因となる。

　薬剤耐性菌の出現をできるだけ抑えるために，わが国で承認された抗菌薬は原則的に予防目的ではなく治療目的での使用に限定し，週余にわたる抗菌薬の連続使用は認められていない。したがって，抗菌薬の使用は，感染症の治療が成功しているかどうかの指標（発熱，白血球数，CRPなど）を使用前に決めておき，目標に達した時点で予定した投与期間に達していなくても速やかに使用を中止する必要がある。

2）抗菌薬使用開始の基準

　細菌感染症の存在が明らかで，感染臓器が判明したときは抗菌薬の使用が第一の選択肢となる。臨床

症状や非特異的検査で感染症が疑われるものの，細菌学的検査成績が出ていない場合は，抗菌薬の使用を延期する。ただし，罹患動物が中等症や重症の場合は，迷わず抗菌薬使用の適応となる。軽症の場合は，試験成績が出るまで抗菌薬使用の必要性を検討する必要がある。細菌学的検査結果を得てからでも遅くないと判断した場合は検査結果が出る前に抗菌薬を使用すべきでない。

3）抗菌薬の選択にかかわる要因

臨床現場における抗菌薬の選択には，薬剤感受性試験で原因菌に対して抗菌力があるかどうかが最も重要な情報となる。この他，抗菌薬の体内動態，動物の状態，薬物間相互作用などの要因も考慮する必要がある。

（1）抗菌薬感受性
抗菌薬を使用する前に必ず薬剤感受性試験を行い，その試験結果から最適な抗菌薬を選択することを原則とする。

a．抗菌スペクトル
使用する抗菌薬はできる限り抗菌スペクトルの狭いものを選択する。抗菌スペクトルの広い抗菌薬は，どのような感染症にも対応できる万能薬とみられがちであるが，抗菌薬に感受性を示す多くの正常細菌叢にも作用を及ぼす。これが動物の腸管内における薬剤耐性菌の選択圧になり，菌交代症microbial substitutionを誘発する。

b．最小発育阻止濃度（MIC）
抗菌薬には作用機序からみて，静菌性抗菌薬(テトラサイクリン系やマクロライド系)と，殺菌性抗菌薬(ペニシリン系，セフェム系，アミノグリコシド系，フルオロキノロン系)がある。

重症な感染症に対しては殺菌性抗菌薬が使用されることが多い。一般に最小発育阻止濃度minimum inhibitory concentration(MIC)で評価した場合は，MICが同一であれば殺菌性抗菌薬を使用し，静菌性抗菌薬のMICが殺菌性抗菌薬のそれより低い場合は静菌性抗菌薬を選択する。

c．抗菌薬の殺菌作用
抗菌薬の殺菌作用には，濃度依存性殺菌(アミノグリコシド系やフルオロキノロン系)と，時間依存性殺菌(β-ラクタム系)がある。濃度依存性を示す抗菌薬は，1日量の薬剤を1回で投与する方が最大血漿中濃度(C_{max})をより高くに到達させることができ治療効果が期待できる。時間依存性に殺菌する抗菌薬は，抗菌薬の血漿中濃度がMICより高い部分の時間($\%T>MIC$：time above MIC)が長い方が有効である。$t_{1/2}$などの長さにもよるが，β-ラクタム系は1日1回よりも数回に分けて投与し，$\%T>MIC$を長く維持すると最大の治療効果が期待できる。

（2）体内動態
原因菌に対して十分な抗菌力を示す抗菌薬の中から感染病巣への移行性のよいものを選択する。治療効果を上げるためには，感染病巣における抗菌薬の濃度をMICの数倍以上に維持する必要がある。抗

菌薬の体内動態は対象動物によって著しく異なるので注意を要する。使用する抗菌薬が動物用の新薬であれば添付文書に対象動物の組織移行性が詳しく記述されているので参考にする。なお，一般に，肺組織ではマクロライド系，フルオロキノロン系，テトラサイクリン系が，肝・胆道系ではペニシリン系，マクロライド系，フルオロキノロン系，テトラサイクリン系，セフェム系の一部が，腎・尿路系ではβ-ラクタム系の多く，アミノグリコシド系，フルオロキノロン系，また食細胞内にはマクロライド系，フルオロキノロン系，テトラサイクリン系の移行性がよい。

（3）副作用

抗菌薬は有害反応の少ないものがよい。抗菌薬は対象動物に影響が少なく病原細菌に抗菌力を示す選択毒性を基本に開発されている。しかし，抗菌薬や対象動物の種類によっては様々な有害反応が報告されている。代表的なものとして，β-ラクタム系による過敏症がある。

（4）薬物間相互作用

抗菌薬を投与する場合，一般的に他の医薬品との併用が行われる。しかし，抗菌薬の作用を阻害したり，有害反応を誘発するような併用（相互作用）は避けなければならない。たとえばフルオロキノロン系とNSAIDsとの併用で痙攣を誘発することが知られている。

（5）併用療法

抗菌薬は単剤による投与が原則であるが，難治性の耐性菌感染症や重症の急性感染症では抗菌薬の併用療法のみが奏功する場合も少なくない。しかし，無原則な併用療法は，拮抗作用による抗菌力を減弱させる可能性があるばかりでなく，有害反応の増加や多剤耐性菌の出現など問題も多いので慎重に行うべきである。

抗菌薬の併用療法の目的は，抗菌スペクトルの拡大と抗菌力の増強にある。併用による抗菌力の増強は細菌の耐性メカニズムである抗菌薬の不活化，透過性の低下，排泄促進および作用点の変化などを回避し，細胞壁生合成，葉酸生合成，タンパク質生合成および核酸生合成の阻害という異なる作用点を協調的に攻撃しうる抗菌薬の組み合わせで得られる。具体的には，耐性因子を不活化するものとして，β-ラクタム系抗生物質にβ-ラクタマーゼ阻害薬（クラブラン酸など）を併用する方法が一般的に行われている。抗菌薬の細菌内濃度を上昇させる組み合わせとしてはホスホマイシンと他抗菌薬との併用がある。

合成系の異なるステップでの阻害は相乗的に作用することが知られており，サルファ薬とトリメトプリムのST合剤が広く使用されている。異なる系統の抗菌薬の併用として，アミノグリコシド系とβ-ラクタム系の組み合わせがある。

併用療法の短所として次の可能性があげられる。拮抗作用，有害反応の変化，常在細菌叢の撹乱，無効な場合に第二選択薬の種類が減少すること，薬剤耐性菌の出現率の上昇。

4）PK/PD理論

ヒト医療においては科学的な抗菌薬の使用法の確立が課題とされ，PK/PD理論の重要性が指摘されている。PK/PD理論とは，抗菌薬の効果を薬物動態pharmacokinetics（PK）と薬力学pharmacodynamics（PD）の関係から検討するものである。PKとは抗菌薬の用法・用量と生体での濃度推移の関係を明ら

かにするもので，PDとは生体での濃度と抗菌作用の関係を明らかにするものである。したがって，PK/PD理論により，ある用法・用量で抗菌薬を投与したときに，どのような作用を示すかを予想することができるため，抗菌薬の有効性を最大に引き出し，最小の有害反応で，耐性菌の発現も防止する適切な用法・用量の設定が可能となる。

　PK/PDパラメータを図2-10に示した。%T＞MICは，24時間の中で血中濃度がMICを超えている時間の割合をいい，時間依存性殺菌を示すβ-ラクタム系抗生物質の有効性と相関する。**Cmax/MIC**は，CmaxとMICの比を示し，濃度依存性殺菌でPAE（post-antibiotics effect）を示すフルオロキノロン系やアミノグリコシド系の有効性と相関する。PAEとは，抗菌薬が細菌と短期接触した後も持続する細菌増殖抑制効果をいう[注10]。

注10　**PAE**：細菌に抗菌薬をMICの5～10倍の濃度で1～2時間接触させる。その後，細菌を洗浄して抗菌薬を除去してから培養し，10倍に増殖するのに要した時間を測定する（時間①）。対照として，抗菌薬に接触させない細菌が10倍に増殖するのに要した時間も測定する（時間②）。時間①と時間②との差がPAEになる。
　　したがって，PAEは時間の単位をもち，この時間内では抗菌薬が存在しなくても細菌の増殖が抑制されていることを示す。　　　　　　　　　　　　　　　　　　　　　　　　　　　　　　　　（下田　実）

AUC/**MIC**は，血漿中濃度−時間曲線下面積（*AUC*）とMICの比を示し，Cmax/MICと同様にフルオロキノロン系やアミノグリコシド系の有効性と相関する。したがって，%T＞MICを延長させるには，1回投与量を増やすのではなく投与回数を増やすことにより血漿中濃度をMIC以上に維持することが重要となる。*AUC*/MICは1日の投与量に相関する。1日1回投与であれば*AUC*はCmaxと相関するため，1回の投与量を高くすることによりCmax/MICとともに*AUC*/MICも高くなる。

　表2-13にヒトにおける抗菌薬のPK/PDパラメータの目標値を示したが，獣医医療では確立されたものはない。

5）薬剤耐性菌対策を考えた新しい治療戦略

　抗菌薬の有効性を最大限発揮し，薬剤耐性菌の出現を抑制する薬剤耐性株出現阻止濃度mutant prevention concentration（**MPC**）理論に基づく新たな治療戦略を図2-11に示した。細菌が自然発生的に突然変異を誘導する頻度は，10^7 CFU以上の菌数の中に1個の薬剤耐性菌が存在する程度である。MPCの測定には，薬剤感受性試験標準法により目的の抗菌薬に感受性と判定された細菌を用いる。突然変異株が含まれることが予想される10^{10} CFUの細菌数を用いて，試験菌株の増殖を阻害した最小薬剤濃度

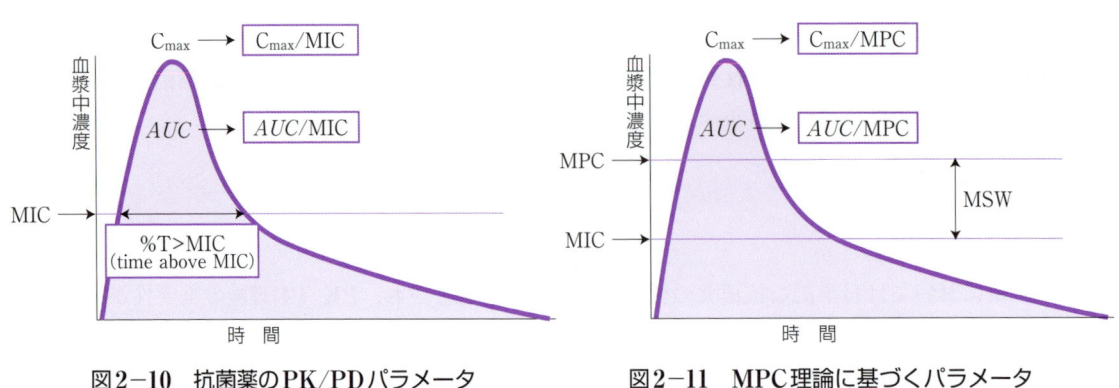

図2-10　抗菌薬のPK/PDパラメータ　　　　　図2-11　MPC理論に基づくパラメータ

表2-13　各抗菌薬のPK/PDパラメータの目標値(ヒト)

抗菌薬	パラメータ	目標値
β-ラクタム系	%T > MIC	40〜50%
アミノグリコシド系	C_{max}/MIC	10
フルオロキノロン系	AUC/MIC	25(グラム陽性菌) 100(グラム陰性菌)
アミノグリコシド系	AUC/MIC	25
リンコサミド系	AUC/MIC	25
テトラサイクリン系	AUC/MIC	25

(表：佐々木一昭)

をMPCとする。耐性変異株選択域mutant selection window(MSW)とはMICとMPCの間の薬剤濃度をいい，薬剤耐性菌が最も選択されやすい濃度域である。理論的には，MSWが狭くMPCを超える濃度で抗菌薬を起因菌に作用させ続けることで薬剤耐性菌の出現を抑えることができる。具体的にはC_{max}とMPCの比であるC_{max}/MPCあるいはAUCとMPCの比であるAUC/MPCをできる限り上げることであり，MPC以上の血中濃度を維持することが重要である。特にフルオロキノロン系では，耐性獲得が染色体の段階的な突然変異により行われていることから，軽度耐性であってもその出現を抑制することが重要でありMPC理論の応用が期待されている。しかし，プラスミドやトランスポゾンなどで外来性の薬剤耐性遺伝子が導入される場合の応用が困難であることや，他の抗菌薬(β-ラクタム系，マクロライド系など)に応用できるか不明であることなど問題点も指摘されている。

〔9.1)〜5) 田村　豊〕

6) 血液に感染する原虫症の薬物治療

(1) 病態生理

a. バベシア症

マダニが媒介するバベシア原虫(*Babesia canis*, *B. gibsoni*)がイヌの赤血球に寄生することによる，発熱や溶血性貧血である。いずれもジミナゼンが使用されるが，小脳出血，肝機能障害，腎機能障害などの重篤な有害反応が問題となる。

b. トキソプラズマ症

トキソプラズマ(*Toxoplasma gondii*)の経口および胎盤感染の後，宿主の免疫能低下に伴う幼生の活動が活発になり，全身の各臓器で炎症が生じる。終宿主はネコであるが，ネコを含むすべての哺乳動物が中間宿主となり発症する。クリンダマイシン単独，あるいはST合剤との併用療法を行う。

(2) 各治療薬の薬理作用，体内動態，相互作用，副作用

a. ジミナゼン diminazene(○)

〔薬理作用〕　正確な機序は不明であるが，原虫の嫌気的解糖系を阻害することによると考えられている。イミドカルブ同様，抗ピロプラズマ薬の一つで，ウシやイヌのバベシア症に有効である。

〔体内動態〕　大部分が血漿タンパク質あるいは赤血球と結合する。$t_{1/2}$の個体差が大きい。イヌ[2]の$t_{1/2}$は10〜30 h。

〔有害反応〕　安全域は狭い。脳出血。

b. クリンダマイシン clindamycin（○）

〔薬理作用〕　抗トキソプラズマ作用の機構は不明。抗トリパノソーマ作用はミトコンドリアのDNA合成やATP産生の阻害で説明されている。

〔体内動態〕　消化管から比較的よく吸収される。肝臓で代謝あるいは一部が未変化体として，多くが胆汁中へ排泄される。脳を除く組織，細胞への浸透性が高い。胎盤や乳汁へ移行することがある。

　　　　　イヌ[2]　　$t_{1/2}$　$2 \sim 5\,h$（p.o.），$10 \sim 13\,h$（s.c.），V_d $0.9\,L/kg$

　用法・用量[2]　　イヌ：12.5 mg/kg p.o. またはi.m. q12 h，4週間（トキソプラズマ症）

　　　　　　　　　　ネコ：10 mg/kg p.o. q12 h，4週間（トキソプラズマ症）

〔薬物併用の相互作用〕　神経筋遮断薬と類似の作用をもつため，神経筋遮断薬との併用に注意する。抗菌作用ではエリスロマイシンと作用が拮抗する可能性がある。

〔有害反応〕　イヌやネコで胃腸炎。注射部位の疼痛。ウサギ，ハムスター，モルモットでは重篤な消化管障害を起こすため使用禁忌。

〔9.6〕寺岡宏樹

10.　悪性腫瘍の薬物治療

到達目標：悪性腫瘍の薬物治療法を説明できる。（△）
キーワード：多段階腫瘍形成，腫瘍幹細胞説，Skipperのログキル理論，Goldie & Coldman仮説，多剤併用療法，dose intensity，dose dense，完全奏効，部分奏効，完全奏効期間，Veterinary Co-operative Oncology Groupの評価基準，骨髄抑制，汎白血球減少症，胃腸障害，組織傷害，血管外漏出，薬剤耐性，P糖タンパク質（MDR1），多剤耐性，アルキル化薬，代謝拮抗薬，抗腫瘍性抗生物質，微小管重合阻害薬，微小管脱重合阻害薬，白金錯体，抗腫瘍ホルモン関連薬，分子標的薬

1）悪性腫瘍の病態生理

（1）悪性腫瘍の発生機構

　腫瘍はいくつもの遺伝的変異が蓄積することで進行する（多段階腫瘍形成）ため，通常は何年もかかって進行する。腫瘍にはごく少数の腫瘍幹細胞（がん幹細胞）が存在し，この細胞が自己複製しながら，同時に大多数の分化した腫瘍細胞を生み出す源になるという「腫瘍幹細胞説（がん幹細胞説）」が提唱されてきた。この腫瘍幹細胞説がすべての腫瘍形成にあてはまるものなのかも含めて，まだまだ検証を要するが，この説に従えば遺伝的変異は腫瘍幹細胞に蓄積されていると考えられる。腫瘍の発生初期には腫瘍幹細胞の変異のパターンは少なく，腫瘍の進行に従い様々な変異のバリエーションをもった腫瘍幹細胞が生まれ，これが悪性腫瘍の治療を難しくする要因となると考えられる（図2−12）。表2−14に悪性腫瘍の病態生理と治療薬をまとめた。

表2-14　悪性腫瘍の病態生理と治療薬

	病態生理	治療薬
リンパ腫	リンパ節などの実質臓器から発生するリンパ系細胞の悪性腫瘍。生存期間：T細胞性リンパ腫はB細胞リンパ腫より短い。イヌ：腫瘍中発生数第3位（中〜高齢で発症）。多中心型が最も多い。ネコ：血液腫瘍の50〜90％〔若齢ではネコ白血病ウイルス（FeLV）と強い関連性あり〕。若齢では胸腺型，高齢では消化器型が多い。	化学療法中心で一般に感受性も高い。単一のリンパ節に病変が限局しているときは外科手術や放射線療法実施。シクロホスファミド，ドキソルビシン，ビンクリスチン，プレドニゾロンを中心とした多剤併用療法。ビンクリスチンやシタラビン，L-アスパラギナーゼ，メトトレキサート
急性リンパ芽球性白血病	骨髄が原発（リンパ腫と区別）。予後は不良（多くは4カ月以内に死亡）。ネコ：約2/3の症例はFeLV感染あり。	正常な造血能も障害を受けるので，骨髄抑制の少ないビンクリスチンとプレドニゾロンを処方。全身症状改善後シクロホスファミドやドキソルビシン（骨髄抑制あり）などの処方可能
急性骨髄性白血病	骨髄系の造血細胞の悪性腫瘍。骨髄中の未分化な造血細胞がクローン性に増殖。予後不良（多くは6カ月以内に死亡）。ネコ：FeLV感染による。	化学療法の治療効果は低い。高用量のシタラビンやダウノルビシン，ビンクリスチン，プレドニゾロンなど
骨髄異形成症候群	急性骨髄性白血病の初期段階。末梢血：2系統以上の血球減少症。2系統以上の異形成所見（末梢血球または骨髄細胞）。ネコ：FeLV感染による。	貧血と赤血球系の異形成を主体とする病型では輸血による支持療法下でプレドニゾロンによる治療を行う。低用量シタラビン，エトレチナートなどによる分化誘導法も行われるが，ネコでの有効率は低い。
慢性骨髄性白血病	成熟した顆粒球細胞（主に好中球）の持続的増殖。予後は比較的良好。イヌ，ネコではまれ	無症状の場合は経過観察。ヒドロキシカルバミドが有効。ブスルファン
慢性リンパ性白血病	成熟リンパ球様細胞が持続的に増加（末梢血と骨髄）。Tリンパ球性，Bリンパ球性に分類。中〜高齢で発症。	無症状の場合は経過観察。クロラムブシルやプレドニゾロン，メルファラン
軟部組織肉腫	間葉系腫瘍（筋肉，結合組織，脂肪，血管，リンパ管，関節，神経など）。局所浸潤が強い。転移率は比較的低いが，共通して血行性転移を起こす。	外科切除が中心。化学療法は補助。ドキソルビシン，カルボプラチンが中心。シクロホスファミド，ビンクリスチン，メトトレキサート，シスプラチンなど
骨肉腫	長骨骨幹端からの発生が多い。局所での浸潤性，破壊性，転移性が強い。無治療の場合の生存期間は1〜2カ月。イヌ：肺転移を起こしやすい。ネコ：転移は遅く，少ない。	外科切除（断脚）＋化学療法。第一選択薬はシスプラチン。ドキソルビシン
血管肉腫	血管の腫瘍。転移性が高い（好発部位：脾臓，肝臓，心臓の右心房，皮下織）。	化学療法は遠隔転移を遅延させる。ドキソルビシン
黒色腫（メラノーマ）	メラノサイトの腫瘍。イヌ：多発。悪性度が高く転移しやすい。好発部位は口腔内。ネコ：発症はまれ	化学療法の効果は低い。遠隔転移遅延効果あり。カルボプラチン
肥満細胞腫	グレードⅠ：外科切除。グレードⅡ・Ⅲ：外科切除＋化学療法。イヌ，ネコともに多発。皮下および内臓各所に発生。分泌顆粒中のヒスタミンによる障害も考慮必要。	c-kitを標的とした分子標的薬：イマチニブ，マスチニブ，トセラニブなど。H_1およびH_2ヒスタミン受容体拮抗薬の併用：遊離ヒスタミンによる消化管潰瘍，血管透過性亢進による浮腫を防ぐ。
肛門周囲腺腫	高齢の無去勢のイヌで多発。ホルモン依存性。精巣の間質細胞腫瘍併発例が多い。雌犬ではまれ。ネコ：発症しない。	外科切除＋化学療法。ビンクリスチン，ドキソルビシン，シクロホスファミド
乳腺腫瘍	イヌ：多発（腫瘍全体の42〜52％）。約半数は悪性で遠隔転移する。ネコ：多発（腫瘍全体の17％）。約90％は悪性。	外科切除＋補助療法としての化学療法。ホルモン剤，ドキソルビシンなど。
移行上皮がん	移行上皮組織に由来する悪性腫瘍。膀胱や尿管，前立腺に発生。	転移率が高い（外科切除不適）。NSAIDs（ピロキシカム）が有効。ミトキサントロン，シスプラチン，カルボプラチンなど
甲状腺がん	イヌ：発症率は高くないが，悪性度は高く遠隔転移性が強い。ネコ：発症はまれ。	外科切除＋化学療法（遠隔転移の遅延目的）。ドキソルビシン，シスプラチン，カルボプラチン。術後に甲状腺ホルモン製剤の投与が必要。
インスリノーマ	膵臓のβ細胞の腫瘍。インスリン過剰分泌による重度の低血糖による発作。致死率が高い。	外科切除＋内科療法。血糖値上昇：プレドニゾロンと少量頻回給餌の食餌療法の併用。インスリン分泌阻害：ジアゾキシドやオクトレオチド。ストレプトゾトシンでβ細胞を死滅させる処方を取ることもある。

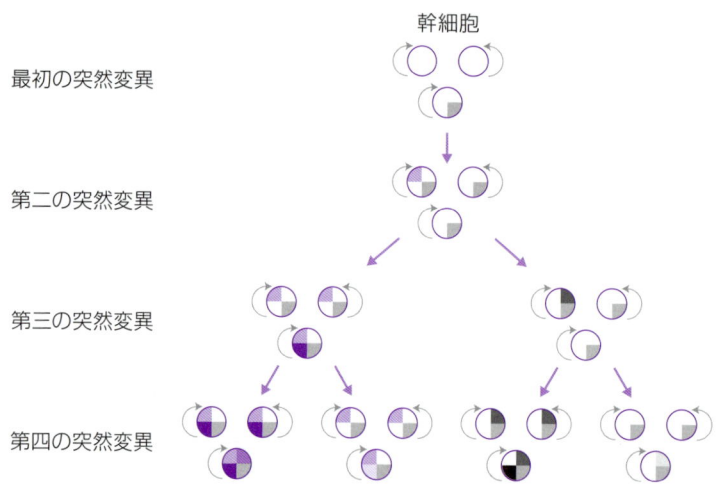

図2-12　幹細胞の突然変異によるクローンの多様化

腫瘍の原因となる突然変異は，はじめ1つの幹細胞に引き起こされると考えられる。腫瘍が進行し，この
腫瘍幹細胞に第二，第三の変異が起きていくと，遺伝的に異なったサブクローンが誕生していく。これらの
腫瘍幹細胞のサブクローンは，抗腫瘍薬に対する感受性がそれぞれ異なると考えられる。

2）悪性腫瘍に対する薬物投与法

（1）Skipperのログキル理論

　腫瘍細胞は倍々で増殖していくため，抗腫瘍薬の効果を判定する場合「ログキルlog kill」という概念
で理解する（Skipperのログキル理論）。通常，体表面腫瘍の診察では10^9個の腫瘍細胞（約1 g）が，内臓
腫瘍の診察では10^{10}個（約10 g）が発見できる最小の腫瘍塊である。たとえば，抗腫瘍薬により10^9個の
腫瘍細胞が10^4個に減少した場合「5-log kill」という。抗菌薬の場合，生き残った細菌は動物自身の免
疫学的反応などの自然治癒力で除去される。一方，腫瘍の場合は生き残ったがん細胞が再び増殖するた
め，他の抗腫瘍薬や外科手術など，様々な手段を組み合わせてゼロに近いレベルにまで駆逐する必要が
ある（図2-13）。

（2）Goldie & Coldman仮説と多剤併用療法

　腫瘍（がん）は本来，単一の腫瘍細胞から発生したクローンの集合体であるが，遺伝的不安定性のため
様々なサブクローンが誕生する。抗腫瘍薬を投与すると，この薬物に対して感受性をもつ腫瘍細胞は死
ぬが，一部の抵抗性のサブクローンが生き残る。これが再び増殖することで，腫瘍細胞は薬剤耐性を獲
得する。1980年代にGoldieとColdmanは「腫瘍細胞が内在性の遺伝的不安定性に依存する率で，薬剤
抵抗性の表現型に変異する」とするGoldie & Coldman仮説を提唱した。これによると，がんが薬剤耐
性のクローンを含有する確率は変異率とがんの大きさに依存することになり，がん治療には交差耐性を
示さない複数の薬物を同時に使用する，いわゆる多剤併用療法が最も有効であるといえる。

　多剤併用療法では抗腫瘍効果を最大限に高めるため，①作用機序が異なる，②単独である程度の効果
をもつ，③毒性が重複せず，効果が相加・相乗的であることを考慮して薬物を組み合わせる。

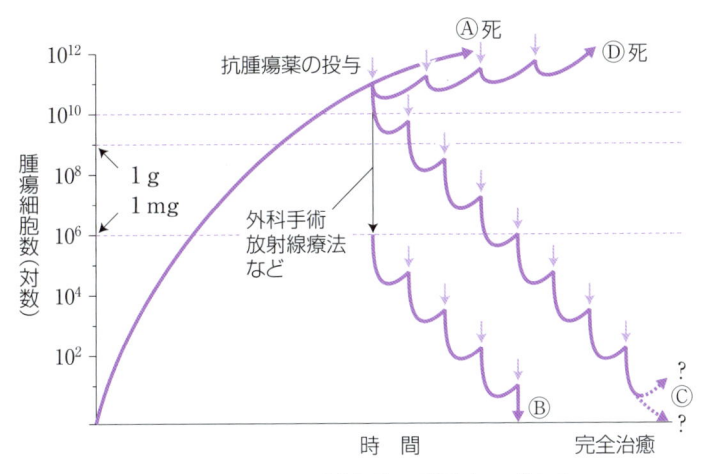

図2-13　腫瘍細胞の増殖とログキル

Ⓐ腫瘍を無治療で放置すれば，腫瘍細胞は増殖を続け，患者を死に至らしめる。
Ⓑ外科切除や放射線療法が可能な場合，腫瘍細胞数は劇的に減少させられる。取り切れていない腫瘍が，その
　後の抗腫瘍薬の投与に対して感受性を示し，完全治癒した。
Ⓒ外科切除や放射線療法が不可能であったため，抗腫瘍薬による治癒を目指した。一定の効果を示したが，腫
　瘍細胞は死滅しておらず，このままでは薬剤耐性をもつ細胞が分裂し，再び腫瘍が成長する可能性がある。
Ⓓ残念ながら，抗腫瘍薬の効果が弱く，死に至った。

(3) 抗腫瘍薬の用量計算法

　抗腫瘍薬の効果や毒性は体内の代謝や排泄に強く影響される。代謝や排泄に重要な役割を果たす肝臓
や腎臓への血液供給量は，体重よりも体表面積によく相関する。そのため抗腫瘍薬は，体重あたりで投
与量を決定する通常の薬物と異なり，体表面積あたりで投与量を決定する。ただし，体重10～15 kg
以下の軽量の動物では過剰投与になることがあるため，体表面積あたりの投与量を減らすか，体重あた
りとして計算することがある。また，用量計算を体重あたりで処方するか，体表面積あたりで処方する
かは，使用する抗腫瘍薬の用量を制限する毒性にもよる。用量制限毒性(DLT)[注11]が骨髄抑制作用であ
る抗がん剤は体重あたりの処方がよいが，用量制限毒性が非造血組織に対する毒性として出る抗腫瘍薬
は体表面積あたりでの処方が優れていることが報告されている。

注11　**用量制限毒性**dose limiting toxicity(DLT)：患畜が耐え切れない毒性を発現する用量を最大耐量maximum tolerat-
　　ed dose(MTD)といい，これ以上の増量ができない理由となる毒性をDLTという。

(4) 投与量，投与間隔

　抗腫瘍薬の投与は有害反応が許容範囲内である最大の用量〔最大耐量(MTD)〕を用い，薬物に対す
る耐性の出現を考慮して短期間で投与する。抗腫瘍効果は，投与期間あたりの抗腫瘍薬の投与量(**dose
intensity**)に依存する。Dose intensityを高めるには，1回あたりの投与量を増やす(dose escalation)か，
投与間隔を短くする(**dose dense**)という2つの方法があるが，これまでの知見からdose escalation
よりもdose denseの方が抗腫瘍効果の改善が得やすいとされている。投与期間を規定するのは有害反応
であり，たとえば多くの抗腫瘍薬で問題となる骨髄抑制の場合，骨髄幹細胞が静止期にあるうちに連続
投与し，その後は白血球数の回復を待って投与を再開する。

(5) 腫瘍治療における抗腫瘍薬の効果判定基準

　抗腫瘍薬の効果はRECIST（Response Evaluation Criteria in Solid Tumors）ガイドライン（固形がんの治療効果判定のための新ガイドライン）に基づき，効果の高い順に，完全奏効（完全寛解）complete response（CR），部分奏効（部分寛解）partial response（PR），安定stable disease（SD），進行progressive disease（PD）に分類される。

　治療前（ベースライン）にすべての標的病変の最長径の和（ベースライン長径和）を算出する。CRはすべての標的病変の消失した状態，PRはベースライン長径和と比較して治療後の標的病変の最長径の和が30％以上減少した状態が4週間以上持続したことを意味する。反対に，PDは治療開始以降に記録された最小の最長径の和と比較して標的病変の最長径の和が20％以上増加したことをいう。PRともPDともいえない場合をSDという。はじめてCRの基準を満たした時点から，再発が確認された最初の日までの期間を完全奏効期間（完全寛解期間）と呼ぶ。

　ヒトのがん治療において，治療を受けた患者が一定期間後に生存している割合である生存率も治療効果を評価する基準として用いられる。たとえば5年生存率が90％であれば，治療開始から5年後に生存している患者の割合が90％であることを意味する。また，腫瘍や抗腫瘍薬の種類によっては，腫瘍が進行せずに安定した状態である期間（無増悪生存期間）を指標とする場合もある。

3) 悪性腫瘍の薬物療法による有害反応と薬剤耐性

　抗腫瘍薬は，正常細胞に対しては毒性が低く，腫瘍細胞に対して選択的に毒性を示す薬物として探索される。腫瘍の種類にもよるが腫瘍細胞は正常細胞に比べて分裂が早いとされ，抗腫瘍薬もこの性質を利用している。しかし逆に正常細胞の中にも増殖能の高い細胞も存在する。また，正常細胞と腫瘍細胞の細胞分裂の機構に基本的な違いはないため，これらが有害反応の要因となる。

　一部の細胞を除いて通常の細胞は，分裂期と静止期（G_0期）の2つの状態をとる。細胞の大部分はG_0期にあるが，必要に応じて分裂周期に入る。分裂周期はG_1-S-G_2-Mの4つのステージからなり，G_1期ではDNA合成の準備，S期ではDNAの複製，G_2期では細胞分裂の準備，M期では細胞分裂が行われる。抗腫瘍薬の中には，それぞれの細胞周期に選択性をもつものがある（図2-14）。

(1) 抗腫瘍薬による有害反応

　抗腫瘍薬の多くが盛んに増殖をする細胞にも毒性を示すため，骨髄の造血細胞，消化管粘膜，毛包上皮細胞などが影響を受ける。したがって，①骨髄抑制，②胃腸障害，③脱毛が，抗腫瘍薬の一般的な有害反応となる。脱毛は，プードルなど常に毛が伸びる犬種では比較的起こしやすい。

　有害反応の程度は抗腫瘍薬が細胞周期のどの部分に選択的であるかに依存しており，アルキル化薬など細胞周期全体に作用する薬物は最も有害反応が強い。抗腫瘍薬による有害反応のグレードはVeterinary Co-operative Oncology Groupの評価基準（CTCAE，表2-15）に従って分類される。

a. 骨髄抑制

　抗腫瘍薬の中で最も重大な有害反応は骨髄抑制であり，多くの薬物の用量制限の要因となっている。最も骨髄抑制作用を受けやすいのは白血球であり，白血球減少症を引き起こすことで動物が易感染性となることが問題となる。この場合，予防的な抗菌薬投与や顆粒球コロニー刺激因子（G-CSF）の投与が

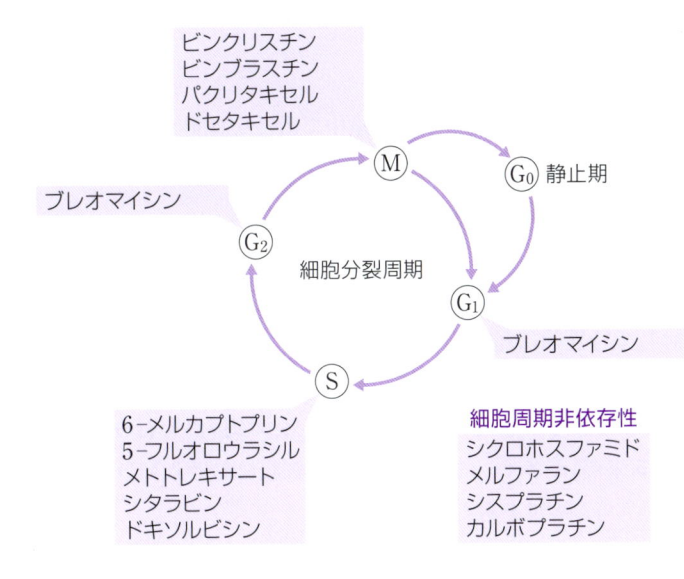

図2-14　抗腫瘍薬の細胞周期選択性

抗腫瘍薬には，細胞周期に依存せずに抗腫瘍効果を示す薬物と，ある細胞周期に選択性の高い薬物が存在する。細胞周期に選択的な薬物の場合，単回投与では感受性を示す周期にある細胞と接触する時間が限られているため，十分に効果を発揮できない。

一方，細胞周期非依存性の薬物の場合は，抗腫瘍効果は投与時間ではなく，投与量に依存する。

表2-15　抗腫瘍薬による有害反応の基準（CTCAE より抜粋）

有害反応	グレード				
	I	II	III	IV	V
好中球減少 （/μL）	1 500～正常値下限	1 000～1 499	500～999	～500	
血小板減少 （/μL）	100 000～正常値下限	50 000～99 000	15 000～49 000	～15 000	
食欲低下	食欲維持に，なだめたり，食餌の変更が必要	深刻な体重減少のない摂食量の低下（3 日以内）	10%以上の体重減少を伴う摂食量の低下（3 日以上）	致死的状況（5 日以上）	死亡
嘔　吐	＜3 回/日	3 ～10 回/日あるいは＜5 回/日が 2 日連続	1 日 2 回以上が 2 日以上持続	致死的状況	死亡
下　痢	通常と比較して 2 回/日の増加あるいは軟便	通常と比較して 3 ～6 回/日の増加	通常と比較して 6 回/日以上の増加	致死的状況	死亡

考えられる。また，骨髄抑制は赤血球や血小板の産生にも影響するため，程度が重いと汎白血球減少症による貧血や血小板減少症を生じる場合もある。

b．胃腸障害

一般的に認められる胃腸障害には食欲低下，嘔吐，下痢がある。また，胃潰瘍などの消化管潰瘍を発症する場合もあり，特にNSAIDsなど潰瘍誘発性の薬物と併用するときには注意が必要である。

c．血管外漏出による組織傷害

ドキソルビシンなど一部の抗腫瘍薬は組織傷害性が強く，投与する際に血管外へ漏出したことに気づかないと皮膚壊死を起こしてしまうため，注意が必要である。血管外漏出を発見した場合は，できるだけ漏出部分を吸引し，皮膚を切開して薬物の排出と洗浄を実施する。

（2）薬剤耐性

a. 薬剤耐性の獲得機構

　がんの中には，はじめから抗腫瘍薬に対して耐性であるもの，治療の途中で耐性を獲得するものが存在する。抗腫瘍薬に対する薬剤耐性の獲得機構には，①薬物に対する分解促進，②薬物の細胞内への取り込み減弱，③薬物の細胞外への排出促進，④DNAの修復促進，などが考えられる。

b. 多剤耐性

　抗腫瘍薬に対する耐性は，単独の薬物に対して特異的に起こる場合だけでなく，構造や作用機序の異なった複数の薬物にわたって起こる場合もある。細胞膜上に存在するP糖タンパク質（ABCB1やMDR1とも呼ばれる）は，細胞内に侵入した抗腫瘍薬をはじめとした毒性物質の細胞外への排出を行う。抗腫瘍薬にはMDR1の基質となる薬物（20頁 表1−5 参照）が多く，このため，がん細胞におけるMDR1発現の誘導は様々な抗腫瘍薬に対する耐性，すなわち多剤耐性をもたらす。

4）主な抗腫瘍薬の体内動態

　抗腫瘍薬の薬理作用と適応腫瘍を表2−16にまとめた。

a. シクロホスファミド（○）⇒84頁

b. メルファラン melphalan（○）

〔薬理作用〕　アルキル化薬。RNAの転写やDNAの複製を抑制する。細胞周期非依存性。シクロホスファミドなど他のアルキル化薬と異なり，活性に肝臓での代謝は必要ない。

〔体内動態〕　経口投与による吸収率はシクロホスファミドなどに比べて低い。体液中に移行するが，胎盤や血液脳関門を通過するか，母乳に含まれるかは分かっていない。主に加水分解によって代謝される。小動物での体内動態の詳細な報告はない。

　　用法・用量[76]　イヌ：1.5 mg/m^2 または 0.1 ～ 0.2 mg/kg，q24 h *p.o.*，7 ～ 10 日間を
　　　　　　　　　　3 週間ごとに繰り返す。

〔薬物併用の相互作用〕　シクロスポリンと併用すると，腎毒性が増強されることがある。他の免疫抑制薬と併用すると，感染のリスクが上昇する可能性がある。また，生ワクチンの使用は十分注意して行う。他の骨髄抑制作用をもつ薬物との併用には十分注意する。骨髄抑制作用は相加的になる。

〔有害反応〕　骨髄抑制（重篤になる可能性あり），軽度な胃腸障害，脱毛症。

c. 6-メルカプトプリン 6-mercaptopurine（6-MP）（○）

〔薬理作用〕　プリン代謝拮抗薬。細胞内でチオイノシン酸に変換され，プリン塩基合成を阻害してRNAおよびDNA合成を抑制する。S期に選択的。アザチオプリンはプロドラッグ（83頁 図2−8 参照）。

〔体内動態〕　肝臓でキサンチン酸化酵素の作用により6−チオ尿酸へ分解され，主に尿中へ排泄される（83頁 図2−8 参照）。小動物での体内動態の詳細な報告はない。

　　用法・用量[37]　イヌおよびネコ：50 mg/m^2 *p.o.* を 2 日間連続，その後 2 日おきに投与。
　　　　　　　　　　　初期は 1 ～ 2 週間ごと，維持療法時には 1 ～ 2 カ月ごとにヘモグラム（白血球像）をモニタリングする。

表2-16　抗腫瘍薬の薬理作用と適応腫瘍

	薬理作用	薬物名	適応腫瘍
アルキル化薬	DNAをアルキル化することにより，RNAの転写を抑制。細胞増殖依存性	シクロホスファミド，メルファラン，ブスルファン，ダカルバジン，イホスファミド，ロムスチンなど	リンパ腫，慢性リンパ性白血病，肥満細胞腫など様々ながんで使用される。
代謝拮抗薬	核酸代謝に関連する物質と類似した構造をもち，DNA合成を阻害。DNA合成期(S期)の細胞に選択性。プリン代謝拮抗薬，ピリミジン代謝拮抗薬，葉酸代謝拮抗薬	6-メルカプトプリン，5-フルオロウラシル，シタラビン，メトトレキサートなど	獣医学領域では，リンパ腫を中心に乳がんの治療などにも用いられる。
抗腫瘍性抗生物質	トポイソメラーゼⅡの阻害や，フリーラジカルの産生によるDNA損傷，殺細胞効果を示す。	マイトマイシンC，ブレオマイシンやアントラサイクリン系のドキソルビシン(アドリアマイシン)，ダウノルビシンなど	リンパ腫，骨髄性白血病，乳がん，肺がん，消化器がんなど様々ながんで使用される。ドキソルビシンには蓄積性の心毒性があり，これは不可逆的であるため，投与できる総量が規制される。
微小管重合阻害薬	ビンカアルカロイド系薬で，微小管の重合阻害作用。細胞分裂をM期で選択的に阻害する。	ビンクリスチンやビンブラスチンなど	獣医領域では，イヌのリンパ腫や可移植性性器腫瘍などに高い治療効果を示す。
微小管脱重合阻害薬	タキサン系薬で，微小管の脱重合を阻害して微小管を安定化させる。細胞分裂をM期で選択的に阻害する。	パクリタキセルやドセタキセルなど	上皮性悪性腫瘍や肥満細胞腫に用いられる。
白金錯体	DNA鎖を架橋してタンパク質生成を阻害する白金化合物	シスプラチンやカルボプラチンなど	骨肉腫を中心に，扁平上皮がん，移行上皮がん，卵巣がん，鼻腔がん，甲状腺がんなど
抗腫瘍関連ホルモン薬1	浮腫や炎症の抑制作用も間接的に抗腫瘍効果を発揮する。	プレドニゾロン(75頁 参照)	リンパ腫やリンパ性白血病などのリンパ増殖性疾患，肥満細胞腫などに用いられる。血液脳関門を通過するため，中枢神経系の腫瘍にも有効である。固形がんに付随する痛みや発熱の緩和のためにも用いられる。
抗腫瘍関連ホルモン薬2	エストロゲンとエストロゲン受容体との結合を阻害する。	タモキシフェン	乳腺腫瘍
分子標的薬	様々ながんでチロシンキナーゼに対する特異的な阻害作用	リツキシマブなどの抗体医薬品。イマチニブ，トセラニブ，マスチニブ，エルロチニブなどの低分子抗腫瘍薬	リツキシマブなどの分子標的ヒトキメラ型モノクローナル抗体薬は小動物に対する効果がない。慢性骨髄性白血病やGIST(イマチニブ)。非小細胞性肺がん(エルロチニブ)。肥満細胞腫(イマチニブやマスチニブ，トセラニブ)

GIST：消化管間質腫瘍

〔薬物併用の相互作用〕　アロプリノールと併用すると，6-MPの肝臓における代謝が低下する可能性がある。ヒトではこの2剤を併用する場合は6-MPの投与量を1/4〜1/3に減らすことが推奨されている。アミノサリチル酸と併用すると，6-MPの有害反応が増強される可能性がある。他の免疫抑制薬との併用は感染のリスクを増加させる可能性があるので，生ワクチンの使用は十分に注意して行う。他の骨髄抑制作用のある薬物との併用には十分な注意が必要である。ワルファリンの抗凝固作用を減弱させる可能性がある。

〔有害反応〕　小動物で最もよくみられる有害反応は胃腸障害である。骨髄抑制，肝毒性，膵炎もある。

d. 5-フルオロウラシル 5-fluorouracil(5-FU)(○)

〔薬理作用〕　ピリミジン代謝拮抗薬。細胞内で活性代謝物であるフルオロウラシル一リン酸(FUMP)とフルオロウラシル三リン酸(FUTP)に変換される。FUMPはDNA合成を阻害する。FUTPはRNAに取り込まれ，核酸やタンパク質の生合成を阻害する。S期に選択的。

〔体内動態〕　静脈内注射後，速やかに体循環から消失し，主にがん細胞，消化管粘膜，肝臓および骨髄に分布する。血液脳関門ならびに血液胎盤関門の通過性はあると考えられる。

　多くは肝臓のジヒドロピリミジンデヒドロゲナーゼにより異化代謝され，5,6-ジヒドロフルオロウラシルを経て代謝分解される。一方，チミジンホスホリラーゼやウリジンホスホリラーゼ，オロテートホスホリボシルトランスフェラーゼにより同化代謝され，活性代謝物となる。尿中，胆汁中，呼気中に排泄される。小動物での体内動態の詳細な報告はない。

　用法・用量[76]　イヌ：150 mg/m² *i.v.* を週に1回

〔薬物併用の相互作用〕　ロイコボリンカルシウムと併用すると胃腸障害が増強される可能性がある。

〔有害反応〕　重篤な神経毒性のため，ネコには禁忌。イヌには骨髄抑制，神経毒性，脱毛症，胃腸障害。

e. シタラビン cytarabine〔シトシンアラビノシドcytosine arabinoside(Ara-C)〕(○)

〔薬理作用〕　ピリミジン代謝拮抗薬。細胞内でシタラビン三リン酸に変換され，DNA合成を阻害する。主にS期に作用。場合によりG₁期からS期への移行を阻害。

〔体内動態〕　経口ではほとんど吸収されない。全身に分布し，血液脳関門を比較的よく通過する。体循環中のシタラビンは速やかにシチジンジアミラーゼにより不活性体に代謝される。代謝は主に肝臓で行われるが，腎臓，腸粘膜，顆粒球でも起きる。投与量の約80%が24時間以内に尿中に排泄される[2]。小動物での体内動態の詳細な報告はない。

　用法・用量[76]　イヌ：100〜150 mg/m² SID，50 mg/m² BIDを4日間，いずれも*i.v.*または*s.c.*
　　　　　　　　　600 mg/m² *i.v.* または*s.c.*
　　　　　　　ネコ：100 mg/m² *i.v.* あるいは*s.c.* SID，2日間

〔薬物併用の相互作用〕　経口投与したジゴキシンの吸収を阻害することで効果が減弱される可能性がある。この効果はシタラビンの投与を中止しても数日間続く。フルシトシン(5-FC)やゲンタマイシンの抗感染効果を減弱させる可能性が報告されている。

〔有害反応〕　骨髄抑制，胃腸障害，脱毛症。

f. メトトレキサート methotrexate(○)

〔薬理作用〕　葉酸代謝拮抗薬。ジヒドロ葉酸還元酵素を阻害し，テトラヒドロ葉酸の生成を阻害してDNA合成を抑制する。腫瘍細胞や他の分裂速度の速い細胞に対して細胞毒性を示す。S期に選択的。

〔体内動態〕　経口投与でよく吸収される。全身に分布するが，特に腎臓，肝臓，胃，腸で濃度が高くなる。通常の投与量では血液脳関門を通過しないが，大用量で通過し脳腫瘍の治療薬として使用される。小動物での体内動態の詳細な報告はない。

　用法・用量[76]　イヌおよびネコ：2.5〜5 mg/m²，*p.o.* q48 h
　　　　　　　　　　　0.3〜0.5 mg/kg，*i.v.* 週1回
　　　　　　　ネコ：0.8 mg/kg，*i.v.* 2〜3週間ごと

〔薬物併用の相互作用〕　ロイコボリンカルシウムはメトトレキサートの効果を阻害する。アスパラギナー

ゼ，長期的なアミオダロンの投与はメトトレキサートの代謝を抑制する可能性，ペニシリンやプロベネシドはメトトレキサートの尿中への排泄を，テオフィリンとの併用はテオフィリンの排泄を阻害する可能性がある。アザチオプリンやレチノイド，スルファサラジンとの併用は肝毒性のリスクを上昇させる。シスプラチンとの併用は相乗的な効果を示す可能性がある。葉酸はメトトレキサートの効果を減弱させ，葉酸の欠乏はメトトレキサートの毒性を増強する可能性がある。経口投与でネオマイシンと併用すると，メトトレキサートの吸収が阻害される可能性がある。NSAIDsと併用すると，深刻な血液毒性および消化管毒性を示す可能性があるため，十分に注意して使用する。ピリメタミンなど他の葉酸代謝拮抗薬との併用は，メトトレキサートの毒性を増強する可能性があるため併用しない。生ワクチンを投与する際は，十分に注意する。

〔有害反応〕　骨髄抑制，胃腸障害。骨髄抑制，肝不全および腎不全をもつ患者には禁忌。

g. ブレオマイシン bleomycin（○）

〔薬理作用〕　抗腫瘍性抗生物質。DNA結合部位と鉄イオン結合部位をもち，フリーラジカルを産生することでDNAを切断する。比較的G_1期やG_2期に対する選択性が高い。

〔体内動態〕　経口ではほとんど吸収されない。主に肺，腎臓，皮膚，リンパ管，腹膜に分布する。肺機能のモニタリングが必要である。小動物での体内動態の詳細な報告はない。

　　用法・用量[37]

　　　　イヌおよびネコ：$i.v.$または$s.c.$で$10 U/m^2$（$10 mg/m^2$）を1日1回，3～4日間投与した後に，週1回に減薬する。肺毒性を防ぐため，総投与量が$120～200 U/m^2$（$120～200 mg/m^2$）を超えないこと。

〔薬物併用の相互作用〕　ブレオマイシン投与歴のある動物への全身麻酔薬を使用する際は十分に注意する。ブレオマイシンは肺組織の酸素に対する感受性を増加させ，術後に肺線維症のため急速な肺機能不全を引き起こす可能性がある。他の化学療法薬との併用は血液毒性，粘膜毒性，肺毒性を高める可能性がある。

〔有害反応〕　ブレオマイシンは毒性が強く治療指数が低いため，適切なモニタリングや考えられる合併症に対応できる設備をもつ施設でのみ使用する。急性毒性として発熱や食欲不振，嘔吐，アレルギー反応が，遅発性の毒性として脱毛症，発赤などの皮膚症状，胃炎，肺炎，肺線維症がある。特に肺毒性は死亡につながる可能性があるため，注意深くモニターする必要がある。早期に投薬を中止すれば，有害反応は消失する。他の抗腫瘍薬と異なり骨髄抑制の有害反応はほとんど認められない。肺機能に異常がある動物への投与には注意する。腎機能に異常がある場合は十分注意して使用する。催奇形性があるため，妊娠動物に使用する際は飼い主にリスクを説明する。

h. ドキソルビシン doxorubicin（○）

〔薬理作用〕　抗腫瘍性抗生物質。DNA，RNAおよびタンパク質の生合成を阻害するが，詳細な機構は解明されていない。比較的S期に選択性が高い。

〔体内動態〕　経口ではほとんど吸収されない。全身に分布するが，血液脳関門はほとんど通過しない。主に肝臓のアルド-ケト還元酵素やグリコシダーゼの作用で速やかに活性体であるドキソルビシノールやその他の不活性体に代謝される。ただし，代謝に関しては種差が存在すると考えられている。ドキソルビシンとその代謝物は主に胆汁と糞便中に排泄される。一部は尿中に排泄される。小動物での体内動

態の詳細な報告はない。ドキソルビシンは組織タンパク質から徐放されるため，その排泄は３相性である。刺激が強いため皮下注射や筋肉内注射はせず，必ず静脈内注射する。施術者も手袋を着用する。

　　用法・用量[37]　　イヌおよびネコ：20分以上かけて$i.v.$で30 mg/m^{2}を２〜４週ごと。最大累積投与量は240 mg/m^2。$MDR1$遺伝子に変異をもつ犬種(コリー犬種など)では投与量を25〜30%減らす(65頁 注7 参照)。

〔薬物併用の相互作用〕　CYP3A の基質となるので，他のCYP3Aを基質とする薬物(19頁 表1-4 参照)との併用には注意する。また，MDR1の基質ともなるので，他のMDR1を基質とする薬物(20頁 表1-5 参照)との併用には注意する。

〔有害反応〕　水疱，骨髄抑制，過敏反応様症状，出血性大腸炎，脱毛症，胃腸障害。イヌで心血管毒性。ネコで神経毒性。骨髄抑制，心機能不全をもつ動物には禁忌。また，心筋症に罹患しやすい犬種に投与する際は，十分に注意してモニタリングを行う。腎機能が低下したネコでは禁忌。

i. ビンクリスチン vincristine(○)

〔薬理作用〕　微小管重合阻害薬。ビンカアルカロイド系薬。チューブリンと結合し重合を阻害することで，細胞分裂を抑制する。M期に選択的。

〔体内動態〕　経口ではほとんど吸収されない。静脈内注射後，速やかに組織に移行する。中枢神経系にはほとんど分布しない。ヒトでは主に肝臓のCYP3Aで代謝され，多くが胆汁と糞便中に排泄され，一部は尿中にも排泄される。

　P糖タンパク質を介して積極的に細胞外に排出されるため，$MDR1$遺伝子に変異がある犬種では毒性が強まり，骨髄抑制や胃腸障害が起きやすい。イヌの$t_{1/2}$は２相性で，$t_{1/2}(\alpha)$が13分，$t_{1/2}(\beta)$が75分[2]。

　　用法・用量[37]　　イヌ：0.5〜0.75 mg/m^2 $i.v.$を１〜２週間ごと。$MDR1$遺伝子に変異をもつ犬種(コリー犬種など)では投与量を25〜30%減らす。

　　　　　　　ネコ：0.5〜0.75 mg/m^2 $i.v.$を１〜３週間ごと

　　(注)　肝疾患をもつ動物に投与する場合は減薬する。刺激性があるため，施術者は手袋などを着用する。

〔薬物併用の相互作用〕　CYP3AとMDR1の基質となるので，他のCYP3AやMDR1を基質とする薬物(19頁 表1-4，20頁 表1-5 参照)との併用には注意する。アスパラギナーゼとの併用で神経毒性が強まる可能性があるが，ビンクリスチンの後にアスパラギナーゼを投与した場合は，神経毒性はあまりみられない。

〔有害反応〕　水疱，脱毛症，胃腸障害。血管外漏出による組織傷害。まれに腸閉塞や末梢神経系障害。同じビンカアルカロイド系薬であるビンブラスチンに比べ，骨髄抑制は弱いが，末梢神経に対する毒性が強い。肝疾患，白血球減少症，感染症，神経筋疾患に罹患している動物に使用する際は十分に注意する。

j. ビンブラスチン vinblastine(○)

〔薬理作用〕　微小管重合阻害薬。ビンカアルカロイド系薬。チューブリン(微小管)と結合し重合を阻害することで，細胞分裂を抑制する。M期に選択的。

〔体内動態〕　経口ではほとんど吸収されない。静脈内注射後，速やかに組織に移行する。中枢神経系にはほとんど移行しない。イヌでは投与量のほとんどが主に肝臓のCYP3Aによって代謝される。代謝物は主に胆汁を通じて糞便中に排泄される[25]。

　用法・用量[6]　イヌおよびネコ：他の薬物との併用で，2.0 ～ 3.0 mg/m^2 i.v. を 1 ～ 3 週ごと。*MDR1* 遺伝子に変異をもつ犬種(コリー犬種など)では投与量を 25 ～ 30％減らす。

　(注)　肝疾患をもつ動物に投与する場合は減薬する。血清ビリルビン値が 2 mg/dL を超える場合は 50％に減薬することを考える。刺激性があるため，施術者は手袋などを着用する。

〔薬物併用の相互作用〕　CYP3A と MDR1 の基質となるので，他の CYP3A や MDR1 を基質とする薬物(19 頁 表1-4，20 頁 表1-5 参照)との併用には注意する。耳毒性薬との併用で，相加的に耳毒性を強める可能性がある。

〔有害反応〕　骨髄抑制，胃腸障害，水疱，耳毒性。血管外漏出による組織傷害。白血球減少症，顆粒球減少症に罹患している動物には禁忌。同じビンカアルカロイド系薬であるビンクリスチンに比べ，骨髄抑制が強いが，末梢神経に対する毒性は通常の濃度ではほとんどみられない。ただし，ネコでは神経毒性のために便秘や腸閉塞を引き起こす可能性がある。血管外漏出による組織傷害は深刻であり，注射針は薬剤をシリンジに入れる際と投与する際で交換する。

k. パクリタキセル paclitaxel

〔薬理作用〕　微小管脱重合阻害薬。タキサン系薬。チューブリンと結合し脱重合を阻害することで，細胞分裂を抑制する。M 期に選択的。

〔体内動態〕　投与後速やかに臓器・組織へ移行する。乳汁への移行が高いことがラットで報告されている。ヒトでは肝臓の CYP3A，CYP2C で代謝され，主に胆汁中に排泄される。小動物での体内動態の詳細な報告なし。

　用法・用量[5]　イヌ：132 mg/m^2 i.v. を 3 週ごと，ネコ：80 mg/m^2 i.v. を 3 週ごと

〔薬物併用の相互作用〕　他の抗腫瘍薬との併用は，骨髄抑制などの有害反応を増強する可能性がある。CYP3A の基質となるので，他の CYP3A を基質とする薬物(19 頁 表1-4 参照)との併用には注意する。

〔有害反応〕　不整脈，骨髄抑制，脱毛症，胃腸障害。ネコでは有害反応を生じやすいため推奨できない。

l. シスプラチン cisplatin(○)

〔薬理作用〕　白金錯体。DNA 上の塩基同士を架橋し，DNA の複製を阻害すると考えられている。細胞周期非依存性。

〔体内動態〕　点滴静注後，肝臓，消化管および腎臓に移行する。白金は体内に蓄積し，治療終了後 6 カ月経っても検出される。血漿中で，主にアルブミン，グロブリンと速やかに結合し，活性を失うと考えられている。主に尿中に排泄される。

　イヌでの排泄はヒトと同じく 2 相性で，$t_{1/2}(\alpha)$ 20 ～ 50 min，$t_{1/2}(\beta)$ 60 ～ 80 h[2]。

　用法・用量[6]　イヌ：20 分以上かけて，50 ～ 70 mg/m^2 i.v. を 3 ～ 5 週ごと(腎毒性軽減のため，投与前後に生理食塩水による利尿が必要)。

〔薬物併用の相互作用〕　アミノグリコシド系抗生物質やアムホテリシン B との併用は，腎毒性を強める可能性があるため，可能であれば，アミノグリコシド系はシスプラチン投与から 2 週間以上の間隔をあけて投与する。フロセミドなどのループ利尿薬との併用は耳毒性を強める可能性がある。フェニトインとの併用は，フェニトインの血中濃度を減少させる可能性がある。

〔有害反応〕　重度の腎毒性，骨髄抑制，胃腸障害，脱毛症，耳毒性。ネコでは肺毒性のため禁忌。重度の腎不全，骨髄抑制，白金含有化合物に対するアレルギーをもつ動物に対しては禁忌。

m. カルボプラチン carboplatin（○）

〔薬理作用〕　白金錯体。DNA上の塩基同士を架橋し，DNAの複製を阻害すると考えられている。細胞周期非依存性。

〔体内動態〕　静脈内注射後，全身に移行し，特に肝臓，腎臓，皮膚，がん組織に高濃度に分布する（ラット）。乳汁中への移行が報告されている（ラット）。イヌでは投与量の約半分が24時間以内に尿中に排泄され，72時間以内に投与量の約70%が排泄される[2]。

　　　　イヌ（雄ビーグル，4.5 mg/kg/h *i.v.* で30分かけて持続投与）[79]　　$t_{1/2}$ 0.63 h，C_{max} 5.89 μg/mL

　用法・用量[6]　イヌ：250 〜 300 mg/m^2 *i.v.* を3週ごと，ネコ：180 mg/m^2 *i.v.* を4週ごと

〔薬物併用の相互作用〕　アミノグリコシド系抗生物質との併用は腎毒性や耳毒性を強める可能性がある。シスプラチンの処方歴がある場合，カルボプラチン投与による神経毒性や耳毒性のリスクが高まる。他の骨髄抑制薬との併用は白血球減少や血小板減少作用を，放射線療法との併用は血液毒性を強める可能性がある。

〔有害反応〕　骨髄抑制，脱毛症，軽度の胃腸障害，軽度の腎機能障害，耳毒性。腎不全，重度の骨髄抑制，白金含有化合物に対するアレルギーをもつ動物に対しては禁忌。シスプラチンに比べ，ネコに対する安全性は高い。

n. プレドニゾロン（○）

〔薬理作用〕　抗腫瘍関連ホルモン薬。グルココルチコイド。⇒75頁

〔体内動態〕　⇒76頁

　用法・用量[6]　イヌ：1日あたり2 mg/kg *p.o.*

　　　　　　　　ネコ：ネコはイヌよりも高い用量が必要である（ネコはイヌに比べてステロイド耐性
　　　　　　　　　　　であるため，イヌの2倍量用いても安全である）。

　長期的に全身性に投与した場合は，副腎皮質機能の回復を待つため，投与を急に中止するのではなく投与量を漸減する。糖尿病の疑いがある動物，特にネコでは注意して使用する。

〔薬物併用の相互作用〕〔有害反応〕　⇒76頁

o. タモキシフェン tamoxifen

〔薬理作用〕　抗腫瘍関連ホルモン薬。非ステロイド系の選択的エストロゲン受容体モジュレーター。エストロゲン作用がわずかにあるが，主にエストロゲン受容体拮抗薬として働く。

〔体内動態〕　経口投与で速やかに吸収され，腸肝循環する。血液胎盤関門を通過し，妊娠および分娩への影響ならびに胎子への移行が報告されている。ヒトでは，主として肝臓でCYP3Aにより *N*-デスメチルタモキシフェンへ脱メチル化された後に，CYP2Dにより活性代謝物エンドキシフェン（4-OH-*N*-デスメチルタモキシフェン）へ水酸化される。主に胆汁を通して糞便中に排泄される。一部は尿中に排泄される。タモキシフェンの排泄はきわめて緩徐である。

　　　　イヌ（雄ビーグル：タモキシフェンクエン酸塩として30.4 mg *p.o.*）[80]

　　　　　　$t_{1/2}$ 4 〜 6 h，C_{max} 52 ng/mL，T_{max} 1.5 h

　用法・用量[5]　イヌの乳腺腫瘍：平均0.42 mg/kg *p.o.* BID

〔薬物併用の相互作用〕　クマリン系抗凝固薬との併用は抗凝固作用が増強する可能性がある。リトナビルとの併用は，リトナビルのCYPに対する競合阻害作用によりタモキシフェンの効果が増強される可

能性がある。SSRIとの併用はタモキシフェンの効果を減弱させる可能性がある。

〔有害反応〕　外陰部の浮腫，出血性腟分泌物。ときに子宮蓄膿症。妊娠している動物には禁忌。

p. イマチニブ imatinib（○）

〔薬理作用〕　低分子分子標的薬。Bcr-Ablを阻害し，慢性骨髄性白血病の治療に用いられる。またc-kitチロシンキナーゼを阻害し，消化管間質腫瘍（GIST），肥満細胞腫の治療に用いられる。

〔体内動態〕　経口投与後，速やかに組織に移行し，特に胃，肝臓，肺，副腎，脳下垂体，腎臓などに高濃度に分布する。主に肝臓のCYP3AによってN-脱メチル体に代謝される。小動物での体内動態の詳細な報告はない。

　用法・用量[6]　イヌ：10 mg/kg $p.o.$ SID

〔薬物併用の相互作用〕　CYP3A の基質となるので，他のCYP3Aを基質とする薬物（19頁 **表1−4** 参照）との併用には注意する。L-アスパラギナーゼとの併用は肝機能障害のリスクを上昇させる可能性がある。

〔有害反応〕　分子標的薬のため，他の古典的な抗腫瘍薬に比べて有害反応の程度は低い。骨髄抑制，胃腸障害，顔面や眼瞼の浮腫，筋痙攣。

q. トセラニブ toceranib

〔薬理作用〕　動物用低分子分子標的薬。チロシンキナーゼであるc-kit，VEGRR2，PDGFRβを選択的に阻害し，肥満細胞腫の治療に用いられる。

〔体内動態〕　経口投与でよく吸収される。$t_{1/2}$は静脈内注射の場合で約17時間，経口投与の場合で約31時間[2]。代謝経路についてはよく分かっていないが，CYP3Aとフラビン・モノオキシゲナーゼが関与すると考えられている。小動物での体内動態の詳細な報告はない。

　用法・用量[5]　イヌ：3.25 mg/kg $p.o.$を3日に1回，もしくは2日に1回を週3回
　　　　　　　　　3.25 〜 2.75 mg/kg $p.o.$ を2日に1回

〔薬物併用の相互作用〕　CYP3Aの基質となるので，他のCYP3Aを基質とする薬物（19頁 **表1−4** 参照）との併用には注意する。

〔有害反応〕　胃腸障害，骨髄抑制。

r. マスチニブ mastinib

〔薬理作用〕　動物用低分子分子標的薬。c-kitを阻害し，肥満細胞腫の治療に用いられる。

〔体内動態〕　経口でよく吸収される。代謝および排泄経路に関する報告なし。小動物での体内動態の詳細な報告はない。

　用法・用量[5]　イヌ：12.5 mg/kg $p.o.$を毎日

〔有害反応〕　骨髄抑制，タンパク尿，胃腸障害，筋肉痛，脱毛症。

（**10.**大濱　剛）

11. 皮膚科疾患の薬物治療

到達目標：皮膚科疾患の薬物治療法を説明できる。（△）
キーワード：アレルギー性皮膚炎，H_1ヒスタミン受容体拮抗薬，駆虫薬，真菌感染性皮膚炎，抗真菌薬，細菌感染性皮膚炎，抗菌薬

1）アレルギー性皮膚炎

（1）病態生理 （アレルギー性皮膚炎については80頁 参照。）

a．イヌアトピー性皮膚炎

〔病態生理〕　Ⅰ型およびⅣ型アレルギー反応の両方が発症に関与すると考えられている。皮膚病変部にはTh2細胞の浸潤が認められ，さらに，血漿中ではIgEの上昇が認められるが，IgE上昇を伴わない例もある。また表皮，なかでも角質層の異常に起因する皮膚の乾燥とバリアー機能異常という皮膚の生理学的異常を伴うことで，慢性に経過する炎症と掻痒とを病態的特徴とする疾患である。

〔治療薬〕　対症療法として，抗炎症薬（プレドニゾロンなど），免疫抑制薬（シクロスポリンなど）やH_1ヒスタミン受容体拮抗薬（クロルフェニラミン，ジフェンヒドラミン）などを投与する。

b．食物アレルギー

〔病態生理〕　食物に含まれるアレルゲンに対するアレルギー反応により，痒みを伴う炎症性の皮膚炎，消化器症状が起こる。アレルゲンとしては牛肉，鶏肉，鶏卵，小麦，大豆，乳製品またはトウモロコシなどがある。症状はイヌアトピー性皮膚炎とよく類似しており，症状から確定診断することは困難である。除去食による症状の改善を確かめることで鑑別することもある。

〔治療薬〕　適切なアレルゲン除去食を摂食させて，アレルゲンを同定したのちは，除去食を給餌することで治療可能である。対症療法はイヌアトピー性皮膚炎の治療に準ずる。

c．ノミアレルギー性皮膚炎

〔病態生理〕　ノミの唾液に含まれる酵素，ポリペプチド，アミノ酸などのヒスタミン類似物質が体内に取り込まれることにより起こるⅠ型あるいはⅣ型アレルギー反応による。イヌやネコのアレルギー性皮膚炎の原因としては*Ctenocephalides*属のノミが最も多い。

〔治療薬〕　ノミを完全に駆除する目的で駆虫薬（セラメクチンなど）を使用する。対症療法として抗炎症薬を投与する。

d．アレルギー性接触皮膚炎

〔病態生理〕　主としてⅣ型（遅延型）アレルギー反応によって起こり，低分子量の化学物質やハプテンなどがアレルゲンとなる。皮膚病変は化学物質やハプテンに接触した部位に生じる。

〔治療薬〕　対症療法として，抗炎症薬や皮膚におけるⅣ型アレルギー反応抑制作用をもつミソプロストールなどを処方する。

（2）各治療薬の薬理作用，体内動態，相互作用，副作用

a. プレドニゾロン（○）⇒75頁　**b.** シクロスポリン（○）⇒84頁　**c.** クロルフェニラミン（○）⇒81頁

d. ジフェンヒドラミン（○）⇒81頁　**e.** ミソプロストール（○）⇒39頁

f. セラメクチン selamectin

〔薬理作用〕　駆虫薬。経皮投与により血中に移行して効果を示す。ネコに対してより効果が高い。殺ノミ，昆虫成長抑制効果を示す。ダニにも有効である。ノミのグルタミン酸を伝達物質とするCl^-チャネルに結合し，神経伝達を遮断する。イヌ糸状虫の寄生予防。ノミ成虫の駆除，ノミ卵の孵化阻害および殺幼虫作用によるノミの寄生予防。ミミヒゼンダニの駆除。

〔体内動態〕　小動物での体内動態の詳細な報告はない。

　用法・用量　イヌ：ポアオン6mg/kg

〔薬物併用の相互作用〕　フィラリア駆虫薬であるアバメクチンと類似の薬物であることから，MDR1の基質となる可能性があるが，詳細な報告はない。

〔有害反応〕　一過性の元気消失あるいは軽度な掻痒感。

2）真菌感染性皮膚炎

（1）病態生理

　真菌感染性皮膚炎は病原性をもつ真菌の増殖を原因とする皮膚炎であり，その感染部位の深さによって，皮膚表面のみの病変である表在性皮膚真菌症と，真菌が表皮の下に入り込み真皮，皮下組織さらに体の深部において増殖する深在性皮膚真菌症に大別される。皮膚自体は外部からの微生物や異物の侵入を阻害する防御能をもつため，真菌感染性皮膚炎の多くは表在性であり，深在性は主に免疫力・抵抗力の低下に伴って発症する日和見感染症である。表在性皮膚真菌症としては皮膚糸状菌症，マラセチア皮膚炎およびカンジダ症が，深在性皮膚真菌症としては皮膚スポロトリクス症および皮膚クリプトコックス症などがある。

a. 皮膚糸状菌症

〔病態生理〕　表皮の間質層と被毛，爪鉤に皮膚糸状菌が侵入増殖して起こる感染症で，人獣共通感染症の一つである。皮膚糸状菌のうち*Microsporum*属と*Trichophyton*属が主に関与する。

〔治療薬〕　病変部を消毒薬や抗菌薬入りのシャンプーで洗浄したのち，抗真菌薬を外用薬として処方する。重症例には経口用抗真菌薬を処方する。動物の隔離，室内の清浄化などにも注意を払う。

b. マラセチア皮膚炎

〔病態生理〕　*Malassezia pachydermatis*が主な起因菌である。健康なイヌやネコの皮膚表面に常在し，宿主側の皮膚構造の傷害あるいは免疫機能低下などにより異常増殖し皮膚炎を惹起する。

〔治療薬〕　外用抗真菌薬の患部への塗布や経口用抗真菌薬を処方する。

c. カンジダ症

〔病態生理〕　*Candida albicans*，*C. tropicalis*などの*Candida*属が起因菌である。菌交代症，あるいは宿

主側の要因による日和見感染などにより起因菌が増殖することで発症する。

〔治療薬〕　日和見感染である場合，基礎疾患の改善により症状が緩和する。外用抗真菌薬の塗布や経口用抗真菌薬を処方する。

d. 皮膚クリプトコックス症

〔病態生理〕　*Cryptococcus*属を起因菌とする日和見感染症である。

〔治療薬〕　経口用抗真菌薬を処方する。

(2) 各治療薬の薬理作用，体内動態，相互作用，副作用

　抗真菌薬は真菌の細胞膜合成過程のいずれかの部位を阻害することにより効果を発揮する。外用の抗真菌薬は従来からのアゾール系やポリエン系に加えて，近年ではアリルアミン系やキャンディン系などが開発され，それぞれ抗菌スペクトル，作用機序が異なり，適応疾患も異なる。

a. ケトコナゾール ketoconazole（○）

〔薬理作用〕　アゾール系抗真菌薬。細胞膜成分であるエルゴステロール生合成阻害により，細胞の膜透過性を増し，二次性に代謝および成長阻害作用を引き起こす。通常静菌的に作用を示すが，強い感受性のある真菌に対しては殺菌的に作用する。感受性の強さは，*Malassezia furfur* ＞ *Blastomyces*属，*Coccidioides*属，*Cryptococcus*属，*Histoplasma*属，*Microsporum*属および*Trichophyton*属＞*Aspergillus*属，*Sporothrix*属である。マラセチア皮膚炎や皮膚糸状菌症などの治療に用いる。

〔体内動態〕　肝臓で代謝され，尿や糞便中に排泄される。

　　　イヌ〔12.34 mg/kg（400 mg/dog）*p.o.*〕[81]　　$t_{1/2}$ 3.618（2.1 ～ 5.83）h，C_{max} 9.7（4.5 ～ 15.2）μg/mL，

　　　　T_{max} 1.91（1 ～ 8）h，*AUC* 66.11（14.19 ～ 137.02）μg·h/mL

　用法・用量[2]　イヌ：10 mg/kg *p.o.*，1日1～3回

〔薬物併用の相互作用〕　制酸薬との併用は本薬物の吸収を阻害する可能性がある。CYP3AとMDR1を阻害する作用をもつので，CYP3AやMDR1の基質となる薬物（19頁 表1−4，20頁 表1−5 参照）との併用には注意する。

〔有害反応〕　重篤な有害反応はないものの，食欲不振，嗜眠，下痢，肝機能障害，血小板減少，被毛の色が明るくなる，副腎機能抑制。ネコは肝機能障害を生じる可能性が高いため，慎重に投与する。

b. アムホテリシンB amphotericin B（○）

〔薬理作用〕　ポリエン系抗生物質。細胞膜成分であるエルゴステロールおよびエピステロールと結合することにより細胞膜の透過性を高め，細胞質成分を漏出させる。*Candida*属，*Aspergillus*属，*Cryptococcus*属などに有効。

〔体内動態〕　ヒトでは，アムホテリシンBは消化管からほとんど吸収されないため，全身性真菌症の治療には非経口投与される。静脈内注射後ほとんどの組織によく分布するが，膵臓，筋，骨や眼房水，胸水，心嚢液，滑液，腹水には分布しない。ただし，炎症時には胸腔や関節にも分布する。最近の脂質製剤は，より肺，肝臓，脾臓へ分布する[25]。

　用法・用量[25]　（通常製剤）イヌ：0.5 mg/kg　　ネコ：0.25 mg/kg q48 h，

　　　　　　　　　いずれも5％グルコース液で希釈し4～6時間かけゆっくり*i.v.*

〔有害反応〕　腎毒性があるので，治療中には腎機能をモニタリングする[25]。

3）細菌感染性皮膚炎

（1）病態生理

　細菌感染性皮膚炎は，表皮や粘膜の常在菌または通過菌が，皮膚の炎症部位あるいは創部などの皮膚バリアー機能の低下している部位から侵入して生じる。宿主側の抵抗力や免疫力低下によっても細菌の増殖が抑えられずに容易に発症する。感染部位によって表在性膿皮症と深在性膿皮症とに大別される。イヌでは皮膚疾患の中に占める膿皮症の比率はとても高い。一方，ネコでは膿皮症の起こる比率はイヌに比べると著しく低い。抗菌薬(セファレキシン，セフォベシン，マルボフロキサシン，オルビフロキサシン，オフロキサシンなど)を用いる。

a．表在性膿皮症

〔病態生理〕　細菌が表皮と毛包に存在ないしは侵入して起こる感染症で，膿痂疹や表在性細菌性毛包炎などがある。*Staphylococcus pseudointermedius*などのブドウ球菌が起因菌である。イヌの膿皮症は原発として起こることはまれであり，ほとんどの症例において，アトピー性皮膚炎，甲状腺機能低下症，脂漏症などの様々な疾患に続発して起こる。

〔治療薬〕　界面活性剤入り消毒剤，抗菌薬入りシャンプーおよび抗菌薬を含む軟膏などの塗布，抗菌薬の経口投与。

b．深在性膿皮症

〔病態生理〕　真皮深層や皮下組織にみられる細菌感染症である。健康なイヌやネコでは自然発症することは少なく，宿主の免疫不全，感染部位の外傷，あるいは表在性膿皮症に対する不適切な治療による症状の悪化などによって，毛包炎や真皮上部の感染が拡大することで発症する。病因菌はブドウ球菌が多いが，表在性膿皮症とは異なり，*Proteus*属，*Pasteurella*属，*Pseudomonas*属，*Escherichia coli*なども発症に関与する。

〔治療薬〕　抗菌薬の経口投与。

（2）各治療薬の薬理作用，体内動態，相互作用，副作用

a．セファレキシン cefalexin（○）

〔薬理作用〕　セフェム系抗生物質。二次感染を併発している場合に使用する。細菌の細胞壁合成を阻害することにより殺菌的に作用する。

〔体内動態〕[82]　イヌ(10 mg/kg *p.o.* 単回)　C_{max} 17 μg/mL，T_{max} 2 h。
　　　　　　　　　　　　投与後6時間以内に尿中に50％排泄される。
　　　　　　　　ネコ(13～15 mg/kg *p.o.* 単回)　$t_{1/2}$ 1.5 h，C_{max} 13 μg/mL，T_{max} 1.5～2.5 h

〔有害反応〕　嘔吐，食欲不振。

b．セフォベシン cefovecin

〔薬理作用〕　セフェム系抗生物質。

〔体内動態〕[5]　イヌ（8 mg/kg *s.c.*）　　$t_{1/2}$ 5.5 day，C_{max} 121 μg/mL

　　　　　　　　ネコ（8 mg/kg *s.c.*）　　$t_{1/2}$ 6.9 day，C_{max} 141 μg/mL

　用法・用量[2]　イヌおよびネコ：8 mg/kg *s.c.*

〔薬物併用の相互作用〕　血漿タンパク質結合能が高く，他のタンパク質結合能の高い薬物と併用すると血漿タンパク質との結合において競合し，他の薬物の血漿中遊離体の濃度が変化して単独投与の場合より高くあるいは低くなることがある。したがって，他の薬物の有効性および安全性に変化が起きる可能性があるので，他のタンパク質結合能の高い薬物との併用には十分注意する。

〔有害反応〕　過敏症。

c.　マルボフロキサシン marbofloxacin

〔薬理作用〕　フルオロキノロン系抗菌薬。細菌のDNAジャイレースおよびトポイソメラーゼⅣに作用し，DNA複製を阻害する。

〔体内動態〕[5]　イヌ（2 mg/kg *i.v.*）　　$t_{1/2}$ 9.1 〜 14.7 h，C_{max} 2.5 μg/mL

　　　　　　　　イヌ（1 〜 2 mg/kg *p.o.*）　$t_{1/2}$ 9.0 〜 11.0 h，C_{max} 0.83 〜 1.38 μg/mL

　　　　　　　　ネコ（5.5 mg/kg *p.o.*）　$t_{1/2}$ 12.7 h，C_{max} 2.9 μg/mL

　用法・用量[2]　イヌおよびネコ：2.75 〜 5.5 mg/kg *p.o.*

〔薬物併用の相互作用〕　NSAIDsにより，てんかん様の発作がまれに発現する。二価および三価陽イオン含有物（例：鉄，アルミニウム，カルシウム，マグネシウムおよび亜鉛）を含む薬物は本薬の吸収を妨げる。テオフィリンの効果を増大させる。

〔有害反応〕　幼若犬および幼若猫の関節障害が認められたため，12カ月齢未満のイヌおよびネコには使用しない。また，超大型犬では成長過程にある18カ月未満のイヌには使用しない。

　イヌおよびネコ：ときに嘔吐，元気消失，食欲の減退または下痢。高用量投与によりアレルギー様反応（耳介の発赤など）。また，高用量投与により，イヌでは一過性の軽度な摂餌量の減少，ネコでは網膜の障害。

d.　オルビフロキサシン orbifloxacin

〔薬理作用〕　フルオロキノロン系抗菌薬。

〔体内動態〕[5]　ネコ（2.5 mg/kg *p.o.*）　$t_{1/2}$ 4.5 〜 5.2 h，C_{max} 2 μg/mL

　　　　　　　　イヌ（2.5 mg/kg *p.o.*）　$t_{1/2}$ 5.4 〜 7.1 h，C_{max} 1.4 〜 2.3 μg/mL

　用法・用量[2]　イヌおよびネコ：2.5 〜 7.5 mg/kg *p.o.* SID

〔薬物併用の相互作用〕　NSAIDsにより，まれに痙攣が発現する。

e.　オフロキサシン ofloxacin（○）

〔薬理作用〕　フルオロキノロン系抗菌薬。

〔体内動態〕[5]　イヌ（20 mg/kg *p.o.*）　$t_{1/2}$ 4.6 h，C_{max} 14.2 μg/mL

〔薬物併用の相互作用〕　ヒトにおいて以下のような報告がある[83]。マグネシウムまたはアルミニウム含有の制酸薬により，本剤の吸収が低下し，効果が減弱する。NSAIDsにより，まれに痙攣が発現する。

（11. 東　泰孝）

12. 眼科疾患の薬物治療

> 到達目標：眼科疾患の薬物治療法を説明できる。（△）
> キーワード：結膜炎，角膜炎，点眼薬，抗アレルギー薬，抗ウイルス薬，抗菌薬，抗真菌薬，
> 　　　　　　ブドウ膜炎，緑内障，βアドレナリン受容体拮抗薬，α_1アドレナリン受容体拮抗薬，
> 　　　　　　炭酸脱水酵素阻害薬，$PGF_{2\alpha}$誘導体，白内障，ピレノキシン，グルタチオン

1）炎症性眼科疾患

（1）病態生理

a. 結膜炎，角膜炎

〔病態生理〕　イヌやネコの眼科疾患で最も多くみられるのは炎症性の疾患である。眼の最外層にあたる上下の眼瞼では，ブドウ球菌に感染する眼瞼炎がある。最も多い眼科疾患は結膜炎と角膜炎である。

〔治療薬〕　表2−18に示した。薬物投与の主たる経路は局所適応であり，点眼薬と局所注射となることから全身の薬物代謝が問題になることは少ない。

表2−18　結膜と角膜の炎症性疾患の種類，原因，主徴，治療薬

種　類	原　因	主　徴	治療薬
アレルギー性結膜炎	塵，スギ花粉など	結膜炎では眼の痒み	抗アレルギー薬，抗炎症薬
物理的刺激性結膜炎	塵，逆さまつげなど	角膜炎では眼の痛み〔イヌでの行動異常〕	抗炎症薬
化学物質性結膜炎	シャンプーや石けんなど	・目を気にする仕草	抗炎症薬
乾性角結膜炎	涙腺閉塞による涙分泌不足	・目を閉じたままにする	抗炎症薬
ウイルス性角膜炎	ヘルペス，ジステンパー，イヌ伝染性肝炎（ブルーアイ）	・床に顔をこすりつける目やに，涙，結膜充血，浮腫	抗ウイルス薬，抗炎症薬
細菌性角結膜炎	細菌		抗菌薬，抗真菌薬，抗炎症薬
真菌性角結膜炎	真菌		抗真菌薬，抗炎症薬

b. ブドウ膜炎

〔病態生理〕　角膜より内部の炎症性眼科疾患としては，虹彩，網様体，脈絡膜から構成される血管に富むブドウ膜に起こる炎症性のブドウ膜炎がある。原因は細菌や真菌，ならびにウイルスなどの感染，アレルギーや中毒などによる全身症状の一つとして自己免疫異常など様々で，原因がはっきりしない場合も多い。この他にも，涙をためておく涙嚢に炎症が生じる涙嚢炎があり，しばしば結膜炎を併発することが多い。

〔治療薬〕　結膜炎や角膜炎と同様，その原因によって使い分ける。使用する薬物も共通しており，局所適用での投与法が中心となる。

（2）各治療薬の薬理作用，体内動態，相互作用，副作用

a. クロラムフェニコール chloramphenicol（○）

〔薬理作用〕　リボソームの50s部分の隣接位に結合し，細菌のタンパク質生合成を阻害することで細菌

の増殖を抑制し，静菌作用を示す。抗菌スペクトルが広い。コリスチン（ペプチド系抗生物質）と配合され，点眼薬や眼軟膏として用いる。

〔体内動態〕　点眼薬（0.5%）として使用することから体内動態による生体への影響は弱い。眼内移行性の高い抗菌薬である。

b. スルベニシリン sulbenicillin

〔薬理作用〕　β-ラクタム系抗生物質のペニシリン製剤で，PBP（penicillin binding protein）に結合することで細菌の細胞壁を構成するペプチドグリカンの産生を抑制し，殺菌的に作用する。特にグラム陽性菌に対する効果が強い。ペニシリン耐性菌やグラム陰性菌感染にも有効である。

〔体内動態〕　点眼薬（1.0%）として使用するため体内動態による生体への影響は弱い。

〔有害反応〕　アナフィラキシーショック（ペニシリンショックとも呼ぶ）を起こすことがある。

c. ゲンタマイシン gentamicin（○）

〔薬理作用〕　アミノグリコシド系抗生物質。リボソームの30s部分の隣接位に結合し，細菌のタンパク質生合成を阻害することで細菌の増殖を抑制し，静菌作用を示す。緑膿菌などのグラム陰性桿菌による感染症に対して用いられる殺菌性の高い薬物である。グラム陽性菌やグラム陰性球菌には効果がない。

〔体内動態〕　点眼薬として使用するので，体内動態による生体への影響はほとんどない。

〔薬物併用の相互作用〕　化学的に不活性化されるのでβ-ラクタム系抗生物質とは配合禁忌。NSAIDsと併用すると，アミノ配糖体の腎毒性が増大する可能性がある。

〔有害反応〕　血清中のゲンタマイシン濃度に相関して腎毒性を発生するが，点眼薬では血中濃度が低いことから安全性は高い。

d. ロメフロキサシン lomefloxacin

〔薬理作用〕　フルオロキノロン系抗菌薬。トポイソメラーゼⅡ（DNAギラーゼ）を阻害して細菌のタンパク質生合成を阻害し，殺菌的に作用する。グラム陰性または陽性嫌気性菌に有効で，特に眼領域に多い病原菌である *Pseudomonas* 属に対する有効性が高い。

〔体内動態〕　点眼薬（0.3%）として使用することから体内動態による生体への影響は弱い。組織透過性が高いが，眼組織内移行試験では血中への移行は認められなかった（ウサギ）[84]。

〔薬物併用の相互作用〕　フェニル酢酸系またはプロピオン酸系NSAIDs（フェンブフェン，フルルビプロフェンアキセチル）との併用は痙攣を起こすことがあるので併用禁忌。

〔有害反応〕　過敏症，光線過敏症。

e. アシクロビル acyclovir

〔薬理作用〕　ヘルペスウイルスに対する抗ウイルス薬。感染細胞内でウイルス誘導のチミジンキナーゼによりリン酸化され活性化体（アシクロビル三リン酸）となり，DNAポリメラーゼを阻害しウイルス増殖を抑制する。単純ヘルペスウイルスによる角膜炎治療に用いる。

〔体内動態〕　3%眼軟膏薬として用いることから，体内動態による生体への影響は弱い。

〔有害反応〕　び漫性表在性角膜炎（眼痛，みえにくい，目の異物感），結膜び爛（眼痛）など。

f.　ピマリシン pimaricin

〔薬理作用〕　抗真菌薬。真菌や原虫の細胞質膜を傷害（膜のエルゴステロールと結合する）して透過性を増加させ，低分子内容物の漏出により殺菌的に作用する。

〔体内動態〕　5％点眼薬，1％眼軟膏として用いることから体内動態による生体への影響は弱い。

〔有害反応〕　過敏症。結膜充血，眼瞼炎，角膜び爛など。

g.　ケトコナゾール（○）⇒112頁

〔薬理作用〕　内服薬として適用し，真菌性角結膜炎や結膜炎治療薬として用いる。

h.　ケトチフェン ketotifen

〔薬理作用〕　抗アレルギー薬。肥満細胞からのヒスタミンの遊離を阻害し，H_1ヒスタミン受容体の阻害作用や抗PAF（血小板活性化因子 platelet-activating factor）作用ももつ。これらの作用により抗アレルギー作用を示す。

〔体内動態〕　点眼薬（0.05％）として使用することから体内動態による生体への影響は弱い。結膜での平均滞留時間は5.7時間，その他の部位での滞留時間は3時間であり（ウサギ），また，反復点眼による定常状態での血中濃度は結膜中の濃度の1/70程度[85]。

〔有害反応〕　眼刺激症状，過敏症など。

i.　トラニラスト tranilast

〔薬理作用〕　肥満細胞からのヒスタミンとロイコトリエンC_4およびC_5の遊離を阻害することで抗アレルギー作用を示す。

〔体内動態〕　点眼薬（0.5％）として使用するため体内動態による生体への影響は弱い。

〔有害反応〕　眼刺激症状，過敏症など。

j.　プレドニゾロン（○）⇒75頁　　　**k.　デキサメタゾン**（○）⇒76頁

〔用法・用量〕　いずれも点眼薬として用いる。

l.　ジクロフェナク diclofenac

〔薬理作用〕　COX-2に対してやや選択性の高いNSAIDsで，選択性はセレコキシブと同等。COXs阻害によりPG類生合成を阻害し，抗炎症作用を発揮する。

〔体内動態〕　点眼薬（0.1％）として使用するため体内動態による生体への影響は弱い。

〔有害反応〕　眼刺激症状，過敏症など。血小板凝集阻害作用があるので，眼手術時に眼組織における出血時間を延長させる可能性がある。

m.　シクロスポリン（○）⇒84頁　　　**n.　タクロリムス**（○）⇒85頁

〔用法・用量〕　いずれも抗アレルギー薬で効果が不十分な場合にこれらの免疫抑制薬を用いる。

　　　シクロスポリン：0.05％点眼液1日2回[86]，0.2％軟膏1日2回結膜嚢内局所投与[6]

　　　タクロリムス：0.03％点眼液1日2回[25]

2) 緑内障

(1) 病態生理

〔病態生理〕　緑内障は眼内圧の上昇を原因とする眼障害で，網膜神経節細胞とその神経軸索の壊死を特徴とする。通常，イヌでは眼内圧25 mmHg以上，ネコでは眼内圧30 mmHg以上を示す。閉塞隅角緑内障と開放隅角緑内障に大別され，前者は房水の出口である隅角が虹彩で塞がれることにより，後者は隅角は開放しているが線維柱帯が目詰まりすることにより，結果としていずれも房水が貯留し眼内圧が上昇する。急性緑内障では疼痛，角膜浮腫，散瞳，上強膜血管怒張および視覚障害が認められ，慢性緑内障ではさらに角膜血管新生，色素沈着，眼球拡張，水晶体脱臼，眼内出血，白内障，虹彩萎縮および網膜萎縮などがみられる。

〔治療薬〕　緑内障では眼圧下降薬投与を中心にした薬物療法が行われる。眼圧下降薬としては，α_1アドレナリン受容体拮抗薬，βアドレナリン受容体拮抗薬，ジノプロストとその誘導体，ならびに点眼用炭酸脱水酵素阻害薬が有効である。しかし，単剤のみでは目標とする眼圧レベルを長期にわたって維持できることが少なく，α_1アドレナリン受容体拮抗薬を除く3種の薬剤を併用していく。

(2) 各治療薬の薬理作用，体内動態，相互作用，副作用

a. ラタノプロスト latanoprost

〔薬理作用〕　ジノプロスト（$PGF_{2\alpha}$）の活性中心と考えられている15位水酸基（OH）の構造を保持した$PGF_{2\alpha}$誘導体。ブドウ膜や強膜に発現する$PGF_{2\alpha}$受容体（FP受容体）に作用し，マトリクスメタロプロテアーゼ（MMP）の産生を増加させることでブドウ膜強膜流出経路内のコラーゲン量を変化させ，房水の流出抵抗を減少させ，房水流出を増加させる。これにより眼内圧を低下させる。

〔体内動態〕　点眼薬（0.005％）として使用するため体内動態による生体への影響は弱い。

〔有害反応〕　過敏症，眼刺激症状，角膜炎，結膜炎など。

b. イソプロピルウノプロストン isopropyl unoprostone

〔薬理作用〕　$PGF_{2\alpha}$受容体に対して全く活性を示さない代謝型$PGF_{2\alpha}$誘導体であるプロストンをシードに開発された選択的FP受容体作動薬。

〔体内動態〕　点眼薬（0.12％）として使用することから体内動態による生体への影響は弱い。

〔有害反応〕　ショック，眼刺激症状，角膜炎，結膜炎など。

c. ドルゾラミド dorzolamide

〔薬理作用〕　毛様体に発現する炭酸脱水酵素IIを特異的に阻害してHCO_3^-の形成を遅延させ，Na^+の液輸送を低下させて房水産生を抑制することで，眼圧降下をもたらす。経口の炭酸脱水酵素阻害薬に比べて眼組織移行率が高く，しかも炭酸脱水酵素IIへの選択性と薬効が高い。

〔体内動態〕　点眼薬（0.5％，1.0％）として使用するため，体内動態による生体への影響は弱い。角膜透過性は高い。点眼されたドルゾラミドの一部は全身性に吸収される。血中に移行したドルゾラミドは直ちに赤血球の炭酸脱水酵素IIに結合し，連続反復点眼により8週間以内にほぼ飽和し定常状態に達する。

　しかし，赤血球の炭酸脱水酵素にはI型とII型がそれぞれ$130\mu M$，$20\mu M$発現していることから，赤血球の炭酸脱水酵素IIにドルゾラミドが飽和するまで結合しても赤血球では十分な炭酸脱水酵素活性

を維持しており，赤血球機能に影響しない。

ドルゾラミドの全血からの$t_{1/2}$はヒトで147日と非常に緩やかであるが，血漿中にはほとんど分布せず，ほとんどが赤血球中の炭酸脱水酵素IIと結合して残存する。一部は肝臓で4N-脱エチル体に代謝され，尿中に排泄される[87]。

〔薬物併用の相互作用〕　軽度の血漿中HCO_3^-濃度低下と尿中のpH上昇を生じることから，重篤な腎機能障害のある場合は禁忌，肝機能障害のある場合は慎重投与となっている。

〔有害反応〕　ドルゾラミドやブリンゾラミドなどの点眼炭酸脱水酵素阻害薬の全身性の有害反応はほとんどない。ドルゾラミドは点眼液のpHが酸性であることから，眼刺激症状が比較的多くみられる。

d. チモロール timolol

〔薬理作用〕　房水を産生する毛様体突起部にβアドレナリン受容体が発現しており，βアドレナリン受容体刺激によりアデニル酸シクラーゼの活性が生じ，cAMP/Aキナーゼ系が活性化され房水産生が増加する。βアドレナリン受容体拮抗薬はこれを阻害しcAMPの産生を抑制することから，房水産生が抑制され眼圧低下作用をきたす。β_1アドレナリン受容体とβ_2アドレナリン受容体への選択性はない。

〔体内動態〕　点眼薬(0.25%)として使用するため体内動態による生体への影響は弱いが，薬物併用には注意を要する。点眼により主に角膜から眼内に移行し，かつ角膜が薬物貯蔵組織として働く。

〔薬物併用の相互作用〕　全身投与のβアドレナリン受容体拮抗薬との併用はβアドレナリン受容体拮抗作用を増強させる可能性がある。ベラパミルやジルチアゼムとの併用は心臓での房室伝導障害，左室不全を増悪させたり低血圧を引き起こす可能性がある。ジギタリス製剤との併用は心臓の刺激伝導障害を助長し徐脈や房室ブロックなどが現れる可能性がある。キニジンやSSRIなどCYP2Dの代謝を受ける薬物との併用は本薬の血中濃度を増加させる可能性がある。

〔有害反応〕　βアドレナリン受容体拮抗による気管支平滑筋収縮作用により，喘息発作の誘発および増悪がみられるおそれがある。また，βアドレナリン受容体拮抗による心臓の陰性変時および変力作用により心不全，洞性徐脈，房室ブロック，心原性ショックなどをもつ動物の病状を悪化させる可能性がある。眼局所の刺激感，充血，痒みなど。

e. ブナゾシン bunazosin

〔薬理作用〕　選択的α_1アドレナリン受容体拮抗薬。点眼により眼局所に作用しブドウ膜強膜流出路からの房水流出を促進して眼圧を下降させる。主に開放隅角緑内障あるいは正常眼圧の緑内障治療に用いる。眼圧下降作用はβアドレナリン受容体拮抗薬よりも弱いが，全身的な有害反応はβアドレナリン受容体拮抗薬よりも少ない。

〔体内動態〕　点眼薬(0.1%)として使用するため体内動態による生体への影響は弱い。

〔有害反応〕　眼局所の刺激感，充血，痒みなど。

3）白内障

（1）病態生理

〔病態生理〕　白内障は水晶体が懸濁して光が通りにくくなり視覚障害を引き起こす疾患である。トリプトファンやチロシンなどのアミノ酸の代謝異常によりキノイド物質が水晶体のαクリスタリンという

水溶性タンパク質を変性・不溶化させる(キノイド説)，あるいは，水晶体の水溶性タンパク質のチオール残基(SH基)がジスルフィド結合(S-S結合)し不溶化する(酸化説)などして，水晶体の白濁を引き起こす。老化による後天性の白内障が多いが，糖尿病から白内障を発症することもある。

　イヌでは8〜10歳齢くらいから加齢白内障を発症しやすく，特にプードル，ビーグル，コッカースパニエル，ミニチュアシュナイザー，柴犬，アフガンハウンドなどの犬種に多いとされている。また遺伝性の白内障もあり，ゴールデンレトリーバー，オールドイングリッシュシープドッグ，ウエストハイランドホワイトテリアなどにみられる。

〔治療薬〕　白内障の根本的治療薬はないが，進行を遅らせたり発症を予防する目的でピレノキシンやグルタチオンなどを点眼薬として用いる。局所適用のため全身の薬物代謝が問題となることはまれである。

(2) 各治療薬の薬理作用，体内動態，相互作用，副作用

a. ピレノキシン pirenoxine
〔薬理作用〕　キノイド物質によるαクリスタリンの変性を競合的に阻害して白内障の進行を遅らせる。
〔体内動態〕　点眼薬(0.005%)として使用するため体内動態による生体への影響は弱い。
〔有害反応〕　過敏症，眼刺激作用など。

b. グルタチオン glutathione
〔薬理作用〕　水晶体の水溶性タンパク質のSH基がS-S結合し不溶化を阻害することで，白内障の進行を遅らせる。また，角膜におけるコラーゲンの生合成促進と，コラーゲンを分解する酵素コラーゼの活性阻害作用をもち，角膜炎にも有効であることが報告されている。
〔体内動態〕　点眼薬(2%)として使用することから体内動態による生体への影響は弱い。
〔有害反応〕　眼局所の刺激感，充血，痒みなど。

> ### 点眼薬の体内動態の特徴
> #### 血液眼関門，血液網膜関門
> 　目に薬物を点眼薬として投与した場合，薬物の大部分は涙液で希釈されて鼻涙管を介して排泄され，さらに角膜および結膜の血液眼関門により眼球内部への薬物移行は制限されることから，眼内移行率は数%に過ぎない。さらに眼内部の網膜まで点眼薬が到達することはほとんどない。一方，硝子体内へ局所注射した薬物は網膜へ到達可能であるが，動物への負担が大きく，硝子体出血や網膜剥離などの合併症も懸念される。全身投与による薬物の網膜への到達も，血液網膜関門が存在し，全身循環・網膜間の薬物移動の他，網膜の外側にある脈絡膜および強膜と網膜間の薬物移動を制御している。
> #### 点眼薬の眼組織内分布
> 　点眼薬は局所投与であり，血漿中に吸収されて体内で代謝を受ける薬物量はわずかである。点眼薬で重要な点は点眼後の眼組織内分布であり，主にウサギを用いた点眼試験により単回点眼時，あるいは反復点眼時の眼組織内移行濃度を測定する。通常，点眼された薬物は点眼後15分程度で角膜，結膜，眼瞼などの外眼部組織に高濃度に移行し，やや遅れて房水，虹彩，毛様体，水晶体，強膜前部などに低濃度の薬物が到達する。深部組織である強膜後部，硝子体，網脈絡膜，視神経に薬物が到達することはほとんどない。しかし，薬物によって組織透過性が異なり，硝子体などで有効な治療効果を発揮する場合もある。

(12. 堀　正敏)

13. 止血，血栓，貧血の薬物治療

(本項目はコア・カリキュラムの対象ではない)

> 学習目標：止血，血栓，貧血の薬物治療法を説明できる。
> キーワード：血液凝固系，血液凝固促進薬，止血薬，血管強化薬，抗線溶薬，抗凝固薬，抗血小板薬，
> 　　　　　　血栓溶解薬，線溶系，鉄血乏性貧血治療薬，造血因子

1）血液凝固異常

（1）病態生理

a．先天性血液凝固因子欠乏症

〔病態生理〕　遺伝的な素因により血液凝固因子が減少または欠乏する先天性疾患である。血液凝固因子の欠乏により，血液凝固因子系（血液凝固系）が阻害される結果，止血困難となり出血傾向が出現する。多くの血液凝固因子における欠乏症が知られているが，第Ⅷ因子欠乏（血友病A）と第Ⅸ因子欠乏（血友病B）がイヌおよびネコで重要である。第Ⅷ因子または第Ⅸ因子欠乏により内因系血液凝固が阻害されるため，血液凝固系検査における活性化部分トロンボプラスチン時間（APTT）が延長する。

〔治療薬〕　不足している血液凝固因子を補充する目的で，全血または新鮮（凍結）血漿の輸血[注12]が行われる。また，第Ⅷ因子濃度を一時的に上昇させるデスモプレシンが血友病Aに使用されることがある。

注12　輸血に用いられる代表的な血液製剤として，抗凝固薬を加えた全血や，採血後6時間以内の全血から遠心分離して得られる新鮮血漿を−20℃以下に凍結した新鮮凍結血漿がある。

b．後天性血液凝固因子欠乏症

〔病態生理〕　多くの血液凝固因子は肝臓で産生されるため，肝細胞の壊死，炎症，腫瘍，肝硬変を伴う疾患では肝機能障害により凝固因子の産生が減少する。その結果，血液凝固不全による出血傾向が発現する。外因系凝固検査であるプロトロンビン時間（PT）の延長とともにAPTTも延長する。

　ワルファリンなどを含むクマリン系殺鼠剤の誤食は，ビタミンK依存性凝固因子（第Ⅱ，Ⅶ，Ⅸ，Ⅹ因子）の正常な産生を阻害することで，血液凝固不全を引き起こす。第Ⅶ因子の$t_{1/2}$が最も短いため，中毒の初期にはPTの延長がみられ，その後APTTが延長する。

〔治療薬〕　不足する血液凝固因子を補充する目的で，輸血が行われる。また，クマリン系殺鼠剤中毒では，その拮抗薬であるビタミンK製剤を血液凝固促進薬として投与する。

c．フォン・ヴィレブランド病（vWD）

〔病態生理〕　血小板が血管傷害部位の内皮下組織へ粘着する際に重要なvW因子（vWF）の量的または質的異常に起因する疾患で，血小板機能異常による出血傾向が発現する。イヌで発生頻度の高い遺伝性疾患である。vWFは主に血管内皮細胞で産生されるタンパク質であり，重合により分子量が約500〜10,000 kDa以上に及ぶ多量体（マルチマー）として放出される。高分子量のvWFほど止血活性が高い。vWDはその病態によりⅠ〜Ⅲ型に分類され，Ⅰ型はvWFの量的低下，Ⅱ型は血漿vWFの質的な異

常(vWFマルチマーの重合異常など)，Ⅲ型はvWFの欠損が原因である。

〔治療薬〕　vWFを補充する目的で，輸血が行われる。またⅠ型および一部のⅡ型vWDに対しては，血管内皮細胞からのvWF遊離作用をもつデスモプレシンが使用される。

d. 血管の損傷と機能異常

〔病態生理〕　出血には血管壁の損傷による破綻性出血と，血管透過性の亢進などによる漏出性出血がある。外傷や外科的処理による出血や上部消化管からの出血など，止血困難な小血管および実質臓器からの出血に対して局所止血薬が使用されることがある。また，毛細血管抵抗性の減弱や透過性の亢進が原因となっている出血に対しては，血管強化薬が用いられる。

〔治療薬〕　血液に直接作用し凝固させるトロンビンが血液凝固促進薬(局所止血薬)として使用される。また，血管強化薬としてカルバゾクロムスルホン酸ナトリウムが用いられる。止血を増強する目的で，抗線溶薬(アミノカプロン酸，トラネキサム酸)を血管強化薬と併用する場合がある。

e. 播種性血管内凝固症候群(DIC)

〔病態生理〕　基礎疾患による持続的で過度な凝固系の活性化により，全身臓器の細小血管内に微小血栓を生じる症候群である。その結果，循環障害を原因とする臓器不全に加え，血液凝固に必要な凝固因子や血小板が過剰な消費により低下するため，消費性凝固障害を原因とした出血傾向をきたす。また，線溶系の亢進を伴うDICの場合には，プラスミンの活性亢進によりフィブリンが分解されるため血栓が除去されやすくなり，出血傾向を助長する。

〔治療薬〕　病態の本質は血栓傾向であり，抗凝固薬(ヘパリン，低分子量ヘパリン)が使用される。また，低下した血小板と凝固因子を補充する目的で輸血が行われる。線溶系の亢進による重度の出血症状に対して抗線溶薬(アミノカプロン酸，トラネキサム酸)が用いられる場合がある。

f. 血栓症

〔病態生理〕　血管内において形成された血栓が過剰に拡大し血管の内腔を閉塞することで，下流の臓器に虚血や梗塞を引き起こす疾患である。血栓形成には血液凝固能の亢進，血管内皮傷害，血流の停滞が深くかかわっている(Virchowの三原則)。ネコの心筋症，蛋白喪失性腎症・胃腸症，副腎皮質機能亢進症，免疫介在性溶血性貧血，悪性腫瘍，イヌ糸状虫症などにおける重要な合併症として血栓塞栓症が認められる。これらの疾患では血液凝固因子産生の増加，アンチトロンビンなどの凝固阻止因子の消失，血小板機能の亢進，内皮細胞の傷害，血流の異常が血栓形成傾向の原因となっていると考えられている。

〔治療薬〕　血小板活性化や凝固因子活性化を抑制する目的で抗血小板薬(アスピリンおよびクロピドグレル：動脈の強い血流下で形成される血栓に有効)および抗凝固薬(ワルファリン，ヘパリンおよび低分子量ヘパリン：静脈血栓に有効)を使用する。また血管内の病的血栓を溶解する目的で，血栓溶解薬(ウロキナーゼ，組織プラスミノーゲンアクチベータ)を使用する。

(2) 各治療薬の薬理作用，体内動態，相互作用，副作用

a. ビタミンK　vitamin K(○)

〔薬理作用〕　血液凝固促進薬。ビタミンKは肝臓におけるビタミンK依存性凝固因子(第Ⅱ，Ⅶ，Ⅸ，Ⅹ因子)の生合成過程において，前駆凝固因子のグルタミン酸残基をγ-カルボキシグルタミン酸に変換

する際のカルボキシル反応に関与する（図2−15）。ワルファリンなどのクマリン誘導体によるビタミンK欠乏において，ビタミンK製剤は正常な凝固因子の生合成を促進することで止血機構を回復させる。ビタミンK製剤にはK₁製剤（フィトナジオン）とK₂製剤（メナテトレノン）がある。

　用法・用量[6]

　　　イヌおよびネコ　（急性肝不全時）：1 ～ 5 mg/kg *p.o.* または*s.c.* q24 h

　　　　　　　　　　　（抗凝固性殺鼠剤誤飲時）：初期5 mg/kg *s.c.*（複数箇所），次いで1.25 ～

　　　　　　　　　　　　　　　　2.5 mg/kg *s.c.* q 6 ～ 12 hまたは*p.o.* q12 h

〔体内動態〕　脂溶性ビタミンであり，胆汁の存在下で小腸から吸収される。経口投与による吸収では脂肪を含む食餌の有無が大きく影響する。吸収されたビタミンK（キノン型）はヒドロキノン型に還元され，凝固因子のγ−カルボキシル化反応中にビタミンKエポキシドへと酸化される（図2−15）。経口投与の場合，凝固因子の増加には投与後6 ～ 12時間必要である。イヌ経口投与時の動態を表2−19に示した。

〔有害反応〕　アナフィラキシー反応（ビタミンK₁静脈内注射時），筋肉内注射部位での出血。

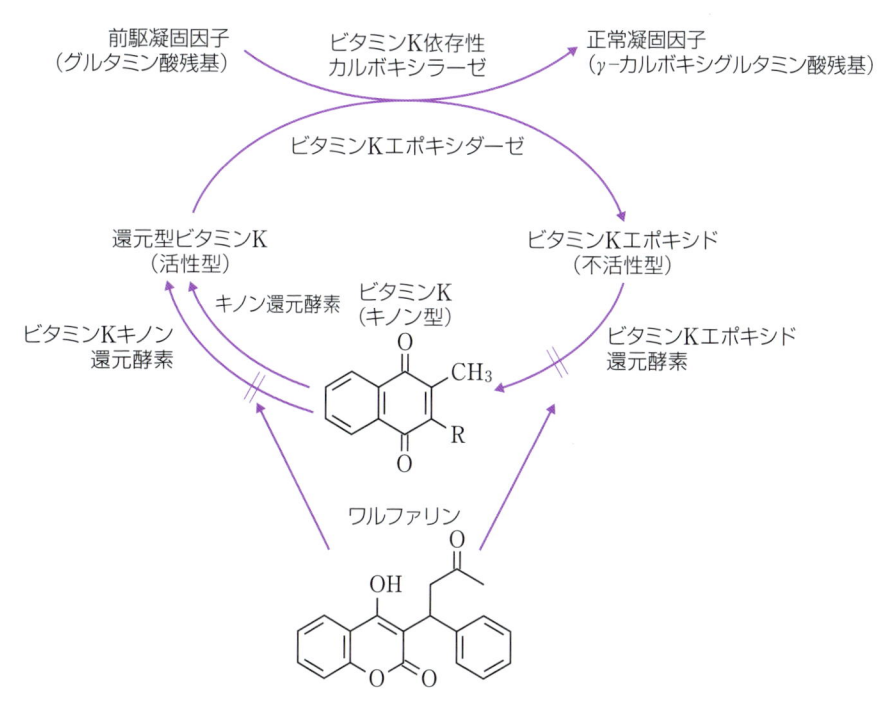

図2−15　ビタミンK依存性血液凝固因子の生合成

表2−19　ビタミンK〔イヌ経口投与時（75 mg）〕の体内動態[88]

	空腹時	非空腹時
T_{max}(h)	2.7 ～ 3.3	1.7 ～ 2.6
C_{max}(μg/mL)	0.4 ～ 0.5	2.3

b. デスモプレシン（○）⇒68頁

〔薬理作用〕　詳細な機序は不明であるが，血管内皮細胞からvWFや第Ⅷ因子遊離を促し，一時的に血漿中vWFおよび第Ⅷ因子濃度を上昇させる作用をもつ。

c. トロンビン thrombin（○）

〔薬理作用〕　局所止血薬。タンパク質分解酵素であり，血漿中のフィブリノゲンに作用してフィブリンモノマーを生じる。フィブリンモノマーはさらに重合しフィブリン線維を形成することで血液はゲル化し止血作用を発揮する。

〔体内動態〕　局所に直接噴霧もしくは散布する。上部消化管出血の場合には経口投与するが，血漿中には移行せず腸内で消化される。小動物での体内動態の詳細な報告はない。

〔有害反応〕　ヒトまたはウシ由来の血液製剤であり，有害反応として過敏症が現れる場合がある。血液を凝固させ死に至らしめる危険性があるため，静脈内，皮下および筋肉内注射は禁忌。

d. カルバゾクロムスルホン酸ナトリウム carbazochrome sodium sulfonate（○）

〔薬理作用〕　血管強化薬。毛細血管に作用して血管透過性亢進を抑制し，毛細血管の抵抗性を増強する。その結果，出血時間を短縮し止血作用を示すといわれているが，詳細な作用機序は明確ではない。血液凝固系や線溶系には影響しない。

〔体内動態〕　ヒトへの筋肉内注射では，投与後20分にはほぼ100％が筋肉組織から循環血流へ移行し，大部分が未変化体として尿中に排泄される[89]。

　　　　　　イヌ（900 mg *p.o.*）[90]　　　C_{max}　2 μg/mL，T_{max}　5 h

e. アミノカプロン酸 aminocaproic acid（○）

〔薬理作用〕　抗線溶薬（抗プラスミン薬）。リジンと類似した構造を有し，プラスミンやプラスミノゲンのリジン結合部位と結合して，これらがフィブリンへ結合するのを阻害する。これによりプラスミンによるフィブリン分解を抑制し，抗線溶作用を発揮する。

〔体内動態〕　経口投与によって速やかに吸収される。血漿タンパク質には結合せず，血管内外に広く分布する。主に未変化の状態で尿中に排泄される。小動物での体内動態の詳細な報告はない。

　　　用法・用量[2]　イヌ：50〜100 mg/kg *i.v.* または*p.o.*，q 6 h

〔有害反応〕　高カリウム血症。

f. トラネキサム酸 tranexamic acid（○）

〔薬理作用〕　抗線溶薬（抗プラスミン薬）。アミノカプロン酸と同様のリジン誘導体（アミノカプロン酸2分子のトランス体）であり，同様の薬理作用により抗線溶作用を示す（抗プラスミン作用）。プラスミンはアレルギーや炎症応答にも関与するので，アミノカプロン酸とトラネキサム酸は抗アレルギー・抗炎症薬としても用いる。

〔体内動態〕　主に糸球体濾過により尿中に排泄され，その大部分が未変化体である。ヒトへの筋肉内注射および静脈内注射では投与量の75％以上が24時間以内に排泄される[91]。イヌにおける$t_{1/2}$は2時間で，経口投与におけるBAは68％である[92]。

　　　用法・用量　イヌ：1日量として5〜25 mg/kg SID またはBID（*s.c.*，*i.m.*，*i.v.*，*i.p.*）

〔薬物併用の相互作用〕　併用禁忌：トロンビンとの併用により血栓形成傾向が現れるおそれがある。

　　併用注意：ヘモコアグラーゼ，バトロキソビン，血液凝固因子製剤との大量併用により血栓形成傾向が現れるおそれがある。

〔有害反応〕　イヌへの長期・大量投与により網膜変性が現れる可能性がある。重大な有害反応なし。食欲不振，悪心，嘔吐，腹痛，発疹，一過性の血圧低下などが生じる。

g. アスピリン（○）⇒77頁

h. クロピドグレル clopidogrel（○）

〔薬理作用〕　抗血小板薬。肝臓で代謝され，その活性代謝物が血小板のADP（アデノシン5′-二リン酸）受容体（P2Y12）に不可逆的に結合し，内因性ADPの結合を阻害することで血小板凝集を阻害する。

〔体内動態〕　肝臓においてエステラーゼまたはCYP2Cにより代謝される。エステラーゼからは非活性代謝物が生成され，CYPによる代謝によって活性型代謝物が生成される。クロピドグレルおよび非活性代謝物の血漿タンパク質結合率は90％以上である（ヒト）[93]。

　　　　イヌ（15 mg/kg $p.o.$）[94]　　$t_{1/2}$ 7.7 h, C_{max} 3.1 μg/mL, T_{max} 0.9 h

　　用法・用量[5]　　イヌ：1〜2 mg/kg $p.o.$ SID

　　　　　　　　　　ネコ：18.75〜75 mg $p.o.$ BID

〔薬物併用の相互作用〕　オメプラゾールはCYP2Cを阻害し，クロピドグレルの作用を減弱する（ヒト）。

〔有害反応〕　消化管潰瘍，血栓性血小板減少性紫斑病。

i. ワルファリン warfarin（○）

〔薬理作用〕　抗凝固薬。ビタミンKに類似の構造を有しており，ビタミンKエポキシドから活性型の還元型ビタミンKへの変換を阻害することにより，肝臓における正常なビタミンK依存性血液凝固因子の生合成を抑制して抗凝固作用を発揮する（**図2−15**）。

〔体内動態〕　胃および上部小腸からきわめてよく吸収され，血漿中ではアルブミンと90〜99％が可逆的に結合して存在する[2, 95]。非結合体のみが活性をもつ。主に肝臓のCYPによって代謝され，尿中および胆汁中に排泄される。胆汁に排泄されたものの一部は再吸収され腸肝循環する。抗凝固作用の発現には投与後12〜24 h必要である。

　　　　イヌ（1.5 mg/kg $i.v.$）[96]　　$t_{1/2}$ 14.5 h　　ネコ（0.5 mg/kg $i.v.$）[97]　　$t_{1/2}$ 26.2 h

　　用法・用量[5]　　イヌ：0.1〜0.2 mg/kg $p.o.$ SID

　　　　　　　　　　ネコ：0.5 mg/kg $p.o.$ SID

〔薬物併用の相互作用〕　ビタミンK製剤やビタミンKを多く含む食物（納豆，青汁，クロレラ）により，抗凝固作用が減弱する。CYP3Aの基質となるので，他のCYP3Aを基質とする薬物（19頁 **表1−4** 参照）との併用には注意する。

〔有害反応〕　出血（出血を助長し致死的になる場合もある）。治療中は定期的に血液凝固能検査を行い，PTが正常の1.2〜1.5倍となるように投与量を調節する。

j. ヘパリン heparin（○）

〔薬理作用〕　抗凝固薬。酸性ムコ多糖類（分子量3〜50 kDa，平均12 kDa）で，分子中に多数の硫酸基が含まれ負に荷電している。血液中の凝固阻止因子であるアンチトロンビンと結合し，その活性を増強

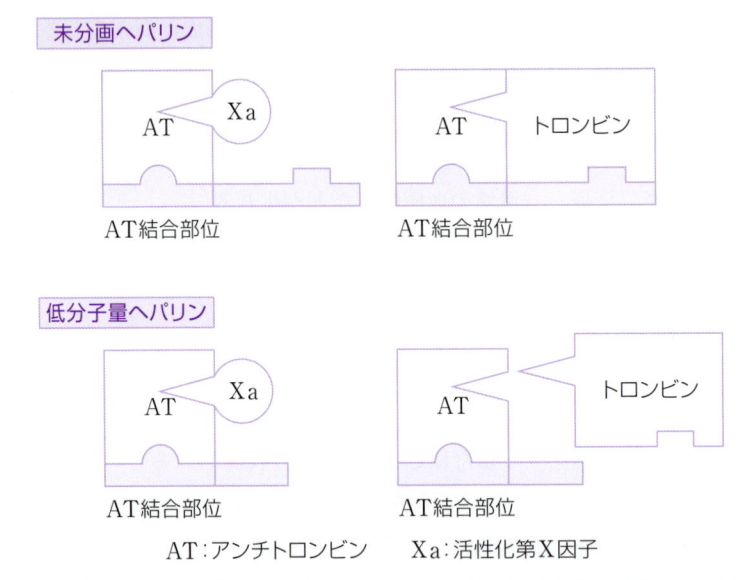

AT：アンチトロンビン　　Xa：活性化第X因子

図2−16　未分画ヘパリンと低分子量ヘパリンによる血液凝固因子阻害作用

ATが活性化第X因子を効率よく阻害するには，AT結合部位を介したヘパリンとの結合だけが必要である。一方，ヘパリンと結合したATがトロンビンを阻害するためには，AT結合部位に続く9〜11個の糖鎖が必要である。低分子量ヘパリンは，トロンビンと結合するために十分な数の糖鎖を含まないため，抗トロンビン活性が未分画ヘパリンに比べ弱くなる。

表2−20　皮下注射(低分子量ヘパリンとして50〜200 U/kg)時の体内動態

	イヌ[100]	ネコ[101]
T_{max}(min)	114〜216	91〜110
C_{max}(U/mL)	0.3〜1.1	0.43〜1.92
$t_{1/2}$(min)	81〜182	106〜122

する。主にトロンビン(活性化第II因子)，活性化第X因子の阻害により抗凝固作用を示す(**図2−16**)他，活性化第IX，XI，XII因子阻害作用も示す。ウシまたはブタ由来のヘパリンが入手可能である。試験管内凝固防止薬としても用いられる。

〔体内動態〕　その分子量と荷電から腸管からは吸収されないため，皮下，筋肉内および静脈内注射する。筋肉内注射では筋肉内に血腫を生じることがあるので，あまり行われない。肝臓や細網内皮系において分解され，その分解物は尿中に排泄される。イヌの静脈内注射では総投与量の15〜55％が組織内に移行し，肝臓，皮膚，筋肉，腎臓などに広く分布する[98]。投与後96時間で90％が尿中に排泄される[98]。イヌの皮下注射(200 U/kg)では，APTT延長効果は90〜150分後に最大となり，投与後6時間まで治療上有効な効果を示す[99]。

　イヌおよびネコの皮下注射時の動態を**表2−20**に示した。

　用法・用量[6]

　　　　イヌおよびネコのDIC：50〜100 U/kg *s.c.* q8 h(APTTを正常の1.5〜2倍に延長する程度)

　　　　血栓塞栓症の補助療法：イヌ　500 U/kg *s.c.* q8 h

　　　　　　　　　　　　　　　ネコ　250〜375 U/kg *s.c.* q8 h

　　動脈血栓塞栓症：イヌ　　200 ～ 500 U/kg *s.c.* q8 h（APTTを正常の1.5 ～ 2倍に延長する程度）

　　　　　　　　　　　ネコ　　50 ～ 300 U/kg *s.c.* q8 h（ショック症状があれば1回目は*i.v.*）

　　　　　　　　　　　　　　　（APTTを1.5 ～ 2.5倍に延長する程度）

　　心筋症に合併した動脈血栓塞栓症：

　　　　　　　　　　　ネコ　　治療開始初期1 000 U/kg *i.v.*，　3時間後に50 U/kg *s.c.*，　6 ～ 8時間ご

　　　　　　　　　　　　　　　とに繰り返し投与（APTTを正常の2 ～ 2.5倍に延長する程度）

〔薬物併用の相互作用〕　テトラサイクリン系抗生物質，ジギタリス製剤，ニトログリセリン製剤との併用により作用が減弱する。

〔有害反応〕　出血（出血を助長し致死的になる場合もある）や血小板減少。治療中は定期的に血液凝固能検査を行い，APTTが正常の1.5 ～ 2.0倍となるように投与量を調節する。ヘパリン過量投与時には，ヘパリン拮抗薬である硫酸プロタミンを投与する。

　　k. ウロキナーゼ urokinase（○）

〔薬理作用〕　血栓溶解薬。セリンプロテアーゼであり，プラスミノゲン分子中のアルギニン-バリン結合を切断して，直接プラスミンを生成する。生成されたプラスミンはフィブリンを分解することで血栓を溶解する（線溶系）。

　　ウロキナーゼにはフィブリンに結合する機能がなく，フィブリンと結合していない循環血液中のプラスミノゲンも活性化するため，全身的な線溶活性を亢進する。そのため血栓溶解作用が弱く，有害反応として出血を誘発しやすい。

〔体内動態〕　イヌ（100 ～ 500 U/kg *i.v.*）では，投与後速やかに血漿中濃度が減少し10分後には47％まで減少する[102]。肝臓または腎臓で代謝され，尿中に排泄される。イヌ（1 200 U/kg *i.v.*）の$t_{1/2}$は110 min[103]。

　　用法・用量[104]　　（ネコ：動脈塞栓）

　　　　4 400 U/kg *i.v.*（10分以上かけて投与），その後すぐ4 400 U/kg/hの速さで12時間連続投与

〔有害反応〕　出血性脳梗塞，脳出血，消化管出血などの重篤な出血。

2）貧　血

（1）病態生理

a. 鉄欠乏性貧血

〔病態生理〕　鉄は酸素の運搬を担うヘモグロビンの構成成分であり，全身鉄の約65％がヘモグロビンとして存在している。鉄欠乏性貧血は，鉄の欠乏によるヘモグロビン生合成障害を原因とする貧血である。栄養欠乏性に生じることはまれであり，一般的には数週間から数カ月以上の慢性的な失血による鉄貯蔵量の減少に続いて発症することが多い。外部および内部寄生虫感染，血尿，血液凝固障害，血小板減少症，消化管出血などが失血の原因となる。失血の初期には，組織に貯蔵されている貯蔵鉄が利用され赤血球が産生されるが，貯蔵鉄が欠乏すると赤血球産生が減少し鉄欠乏性貧血を発症する。授乳中の動物では鉄貯蔵量が少ないことに加え，鉄要求量も高いことから鉄欠乏性貧血を生じやすい。エリスロポエチン投与による貧血治療時には赤血球産生増加により鉄要求量が増加することから，鉄剤の投与が必要な場合がある（図2-17）。

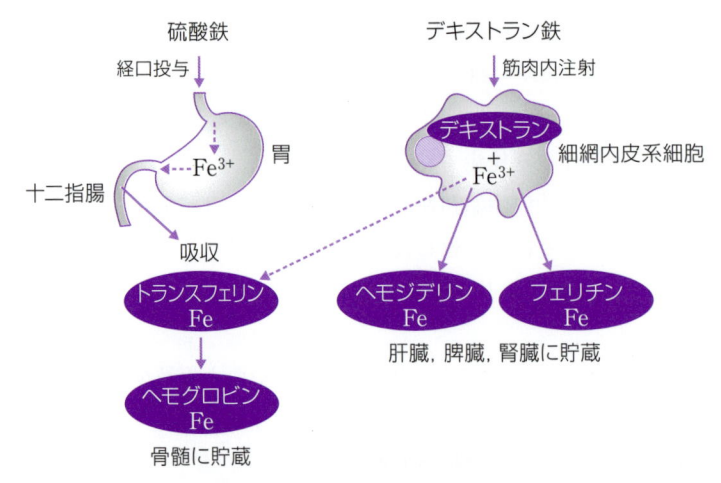

図2-17　鉄剤の体内動態

経口投与された硫酸鉄は主に十二指腸から吸収された後，トランスフェリンによって骨髄に輸送され，ヘモグロビンに取り込まれる。筋肉内注射されたデキストラン鉄はリンパ管などに徐々に吸収され，細網内皮系細胞によってデキストラン複合体から鉄が遊離される。鉄の一部はトランスフェリンによって骨髄に運ばれる（---▶）が，多くはヘモジデリンやフェリチンとして肝臓，脾臓，腎臓に貯蔵される。　　（図：乙黒兼一）

〔治療薬〕　鉄を補充する目的で，デキストラン鉄や硫酸鉄などの鉄剤が使用される。重度の貧血に対しては輸血が行われる。

b．巨赤芽球性貧血

〔病態生理〕　ビタミンB_{12}（シアノコバラミン）および葉酸はDNA合成に必要な補酵素であり，これらの摂取不足や吸収阻害による欠乏によって赤血球の分化や増殖が障害され発症する。イヌおよびネコでの発症はまれではあるが，原因として遺伝性のビタミンB_{12}吸収阻害が報告されている。

〔治療薬〕　ビタミンB_{12}および葉酸。

c．二次性貧血

〔病態生理〕　炎症，感染，腫瘍，肝疾患，副腎皮質機能亢進症および低下症，甲状腺機能低下症などの慢性経過が原因となり，鉄代謝，赤血球寿命および骨髄機能が影響を受けることで引き起こされる。腎機能障害では，腎臓で産生されるエリスロポエチンが減少するため，赤血球産生が低下し貧血となる（腎性貧血）。

〔治療薬〕　腎性貧血にはエリスロポエチンが使用される。

（2）各治療薬の薬理作用，体内動態，相互作用，副作用

a．デキストラン鉄 iron dextran（○）

〔薬理作用〕　鉄欠乏性貧血治療薬。鉄の補充により正常な赤血球産生を促す。

〔体内動態〕　筋肉内注射，静脈内注射される。経口による鉄剤投与に比べ，より早い鉄貯蔵の補充が可能であるが，過剰投与による鉄過剰症を生じやすい。そのため，嘔吐や鉄の吸収不良および重度の失血が認められる場合にのみ投与される。筋肉内注射では主にリンパ系により徐々に吸収される。吸収後，肝臓，脾臓，骨髄の細網内皮系細胞に取り込まれ，デキストランから分離された鉄がヘモジデリンまた

はフェリチンとして貯蔵される。小動物での体内動態の詳細な報告はない。

　用法・用量[6]　まず経口鉄剤を投与し，必要に応じて注射薬を使用する。

　　　　　　イヌ：10 ～ 20 mg/kg *i.m.*（分割投与が推奨される）

　　　　　　ネコ：50 mg *i.m.* q 3 ～ 4 weeks（エリスロポエチン治療に際する補助）

〔有害反応〕　関節痛，発熱，筋肉痛。生体には生理的な鉄の除去機構が存在しないため，過剰投与による鉄過剰症に注意が必要である。

b．ビタミンB$_{12}$　vitamin B$_{12}$（シアノコバラミン cyanocobalamin）（○）

〔薬理作用〕　鉄血乏性貧血治療薬。ビタミンB$_{12}$の補充により正常な赤血球産生を促す。

〔体内動態〕　経口投与では，胃または膵臓で産生される内因子と結合し回腸から吸収される。筋肉内注射ではリンパ系により吸収される。肝臓で活性型ビタミンB$_{12}$となり骨髄で赤血球産生に利用される。小動物での体内動態の詳細な報告はない。

　用法・用量[5]　イヌ：100 μg *p.o., s.c.*　　　ネコ：50 ～ 100 μg *p.o., s.c.*

c．エリスロポエチン　erythropoietin（○）

〔薬理作用〕　抗貧血薬。コロニー刺激因子とともに造血因子の一つ。腎臓で産生される内因性糖タンパク質ホルモンであり，赤血球系細胞の増殖において最も重要な制御因子である。骨髄中の赤芽球系前駆細胞のエリスロポエチン受容体に結合し，その増殖と分化を誘導する。

〔体内動態〕　経口投与では吸収されないため，注射薬として使用される。遺伝子組換えヒトエリスロポエチン製剤としてエポエチンやダルベポエチンがあり，ヒトではダルベポエチンの$t_{1/2}$はエポエチンに比べ3倍程度長い[5]。イヌにおけるエポエチン静脈内注射での$t_{1/2}$は9時間[105]。

　用法・用量[5]　（エポエチン）　イヌおよびネコ：50 ～ 100 U/kg *s.c.* 週3回

　　　　　　　　　　　　　（PCVをモニターして投与量を調整）

〔有害反応〕　エリスロポエチン中和抗体の産生による純赤血球無形成症（赤芽球癆）。局所および全身性のアレルギー症状。赤血球産生増加による鉄欠乏症。

(13. 白石光也)

演 習 問 題

（**1．神経疾患，運動器疾患の薬物治療**）

1. フェノバルビタールについて誤っている記述はどれか。

　　a. 脂溶性が低い。

　　b. GABA$_A$受容体に作用する。

　　c. 肝臓でCYPの誘導を起こす。

　　d. 血液脳関門を通過する。

　　e. 抗てんかん薬として使用される。

2. ジアゼパムについて正しい記述はどれか。

    a. イヌよりネコの半減期が短い。

    b. 肝臓で不活性のノルジアゼパムに代謝される。

    c. 消化管からの吸収率が低い。

    d. ネコの有害反応に特発性肝壊死がある。

    e. ヒダントイン誘導体の抗てんかん薬である。

（2. 疼痛を伴う疾患の薬物治療）

3. モルヒネについて誤っている記述はどれか。

    a. 初回通過効果をほとんど受けない。

    b. イヌでは主にグルクロン酸抱合を受ける。

    c. ネコでは主に硫酸抱合を受ける。

    d. μオピオイド受容体作動薬と併用すると作用が拮抗されるおそれがある。

    e. 主な有害反応に嘔吐がある。

4. アトロピンとの併用が禁忌な薬物はどれか。

    a. モルヒネ

    b. ブトルファノール

    c. メデトミジン

    d. アスピリン

    e. メロキシカム

（3. 消化器疾患の薬物治療）

5. 消化器疾患治療薬の記述として正しいのはどれか。

    a. オメプラゾールはCYP3Aの活性を阻害する。

    b. モサプリドは錐体外路症状をきたすことがある。

    c. スクラルファートは経口投与によってよく吸収される。

    d. ミソプロストールの大部分は初回通過効果で代謝される。

    e. ロペラミドは血液脳関門をよく通過する。

6. 消化器疾患治療薬のうち，有害反応として錐体外路症状を起こす薬物はどれか。

    a. スクラルファート

    b. ラニチジン

    c. オメプラゾール

    d. ミソプロストール

    e. クロルプロマジン

7. 鉄または亜鉛製剤と併用すると薬物の吸収が減少する薬物はどれか。

    a. グリチルリチン酸

    b. メトロニダゾール

    c. ペニシラミン

    d. ブチルスコポラミン

    e. ロペラミド

（4. 呼吸器疾患の薬物治療）

8. 呼吸器疾患治療薬の記述として誤っているのはどれか。

  a. サルブタモールはキサンチン誘導体との併用に注意する。

  b. イプラトロピウムの心血管系に対する有害反応は弱い。

  c. テオフィリンは体内ではアミノフィリンとして存在する。

  d. テルブタリンの有害反応として不整脈に注意する。

  e. テオフィリンはCYP1Aを基質とする薬物との併用に注意する。

9. 喘息治療薬サルブタモールと併用しても不整脈を起こすおそれのない薬物はどれか。

  a. アドレナリン

  b. テオフィリン

  c. チペピジン

  d. グルココルチコイド

  e. 利尿薬

（5. 循環器疾患の薬物治療）

10. 強心配糖体の治療時に必要なモニタリングはどれか。

  a. 尿中濃度

  b. 血清中濃度

  c. 体温

  d. 呼気中濃度

  e. 呼吸数

11. カテコールアミンによる有害反応の中で共通して注意すべき有害反応はどれか。

  a. 不整脈

  b. 心不全

  c. 嘔吐

  d. カタレプシー

  e. 眼圧の低下

12. 強心配糖体治療において注意が必要な疾患はどれか。

  a. 高カリウム血症

  b. 低アルブミン血症

  c. 低マグネシウム血症

  d. 高ナトリウム血症

  e. 低カルシウム血症

（6. 泌尿・生殖器疾患の薬物治療）

13. 腎不全ならびに尿崩症治療薬の体内動態について誤っている記述はどれか。

  a. マンニトールは体内でほとんど代謝されない。

  b. フロセミドは大部分は遊離体として血漿中に分布する。

  c. スピロノラクトンは肝臓で迅速に活性代謝物に変換される。

  d. デスモプレシンは経口投与でのBAが低い。

e. ヒドロクロロチアジドは代謝されずに尿中に排泄される。

14. 排尿障害治療薬について正しい記述はどれか。

    a. アロプリノールは肝臓でオキシプリノールに代謝される。

    b. ベタネコールは経口投与時の吸収がよい。

    c. 経口投与によるフェノキシベンザミンの作用発現は早い。

    d. アロプリノールはテオフィリンの作用と拮抗する。

    e. ベタネコールは抗コリン薬との併用により作用が増強される。

（7. 炎症，アレルギーおよび免疫介在性疾患の薬物治療）

15. グルココルチコイドの最も注意すべき有害反応はどれか。

    a. 腎障害

    b. 医原性クッシング症候群

    c. 骨髄抑制

    d. 間質性肺炎

    e. 出血性膀胱炎

16. NSAIDs（非ステロイド系抗炎症薬）の最も注意すべき有害反応はどれか。

    a. 胃腸障害

    b. 離脱症候群

    c. 中枢神経抑制

    d. 骨髄抑制

    e. 感染症

（8. 内分泌・代謝性疾患の薬物治療）

17. 副腎疾患治療薬について誤っている記述はどれか。

    a. プレドニゾロンは静脈内注射以外では使用できない。

    b. 基本的に，副腎皮質機能低下症ではグルココルチコイドを生涯，投与する。

    c. フルドロコルチゾンはアルドステロンの作用を補完する。

    d. トリロスタンはグルココルチコイドおよびミネラルコルチコイド生合成を阻害する。

    e. ミトタンは副腎皮質を萎縮させる。

18. 次の糖尿病治療薬のうち，投与経路が他と異なるのはどれか。

    a. ピオグリタゾン

    b. インスリングラルギン

    c. グリピジド

    d. アカルボース

    e. メトホルミン

19. 糖尿病治療薬に関して正しい記述はどれか。

    a. 治療の中心は経口薬である。

    b. 血漿中半減期よりも作用が長く持続するものがある。

    c. スルホニル尿素誘導体は糖尿病末期のイヌでも効果が期待できる。

　　　d. イヌでは合併症が起こることはまれなので，他の治療薬は必要ない。
　　　e. 在宅で飼い主が投与できる薬はない。

（**9. 感染症の抗菌薬による治療**）

20. 抗菌薬の使い方に関して誤っている記述はどれか。
　　　a. 抗菌スペクトルの広い抗菌薬の安易な使用は耐性菌の出現要因となる。
　　　b. β-ラクタム系抗生物質は時間依存性殺菌作用を示す。
　　　c. MSWとはMICとMPCの間の濃度域を示し薬剤耐性菌が選択されやすい。
　　　d. フルオロキノロン系抗菌薬は濃度依存性殺菌作用を示す。
　　　e. 主なβ-ラクタム系抗生物質は複数回に分割するより1日1回高用量投与が望ましい。

（**10. 悪性腫瘍の薬物治療**）

21. 抗腫瘍薬の投与法について正しい記述はどれか。
　　　a. 多剤併用療法において，各薬物の有害反応は同じである方がよい。
　　　b. 抗腫瘍薬はすべて体表面積あたりで投与量を決定する。
　　　c. 最大の用量（最大耐量）を用い，薬物に対する耐性の出現を考慮し短期間で行う。
　　　d. 多剤併用療法において，各薬物は単独で抗腫瘍効果をもつ必要はない。
　　　e. 投与期間を規定するのは薬物の半減期である。

22. 次の抗腫瘍薬のうち，ネコに禁忌である薬物はどれか。
　　　a. メルファラン
　　　b. ドキソルビシン
　　　c. 5-フルオロウラシル
　　　d. シタラビン
　　　e. シクロホスファミド

23. ビンクリスチンについて誤っている記述はどれか。
　　　a. 経口ではほとんど吸収されない。
　　　b. 主に肝臓のCYP3Aで代謝される。
　　　c. 細胞周期のM期に選択的に作用する。
　　　d. 血管外漏出により組織傷害を引き起こす。
　　　e. P糖タンパク質による細胞外への排出はほとんど受けない。

（**11. 皮膚科疾患の薬物治療**）

24. ケトコナゾールを制酸薬と併用した場合について正しい記述はどれか。
　　　a. 吸収を促進する。
　　　b. 吸収を阻害する。
　　　c. 代謝および排泄を促進する。
　　　d. 代謝および排泄を抑制する。
　　　e. 相互作用は生じない。

（12.　眼科疾患の薬物治療）

25.　点眼薬の体内動態について正しい記述はどれか。

      a. 点眼された薬物は速やかに眼組織に吸収される。

      b. 点眼された薬物は速やかに角膜を透過する。

      c. 点眼された薬物は吸収され一部は血行移行する。

      d. 薬物の眼組織内分布は点眼薬によって差はない。

      e. 全身投与された薬物は速やかに網膜内へも移行する。

（13.　止血，血栓，貧血の薬物治療）

26.　ワルファリンについて正しい記述はどれか。

      a. 腸管からは吸収されない。

      b. 血中のアンチトロンビンと結合する。

      c. CYP3A による代謝を受ける。

      d. 試験管内凝固防止薬としても用いられる。

      e. 有害反応として血小板減少がある。

27.　次の抗貧血薬のうち，有害反応として赤芽球癆を起こすのはどれか。

      a. デキストラン鉄

      b. 硫酸鉄

      c. ビタミンB_{12}

      d. 葉酸

      e. エリスロポエチン

解　答

1.　正解　a
　解説　フェノバルビタールは脂溶性が高く，消化管から吸収され血液脳関門も容易に通過する。

2.　正解　d
　解説　ジアゼパムはベンゾジアゼピン誘導体の抗てんかん薬で，イヌの半減期が短い（25頁 **表2−1** 参照）。脂溶性が高いため消化管からの吸収率は高く，代謝物のノルジアゼパムも活性をもつ。

3.　正解　a
　解説　初回通過効果を顕著に受けるためBAは低い。

4.　正解　c
　解説　メデトミジンは血管収縮作用があるため，抗コリン作動薬（アトロピンなど）と併用すると，全身性の高血圧を引き起こし，心臓に過大な負担をかける危険がある。

5.　正解　d
　解説　オメプラゾールはCYP3Aの基質となり代謝される。

6.　正解　e
　解説　D_2ドパミン受容体を阻害するクロルプロマジンやメトクロプラミドでみられる有害反応である。

7. **正解　c**
   解説　ペニシラミンは制酸薬，飼料，鉄または亜鉛製剤と併用すると，吸収が減少する。また，金製剤との併用により血小板減少，白血球減少などが発現するおそれがある。

8. **正解　c**
   解説　アミノフィリンはテオフィリン2分子とエチレンジアミン1分子から成る塩であり，体内ではテオフィリンとして存在する。

9. **正解　c**
   解説　サルブタモールは，カテコールアミン，キサンチン誘導体，グルココルチコイド，利尿薬との併用により不整脈を起こすおそれがある。

10. **正解　b**
    解説　強心配糖体(ジゴキシン，ジギトキシン)は治療域が狭く，有害反応が生じやすいので血清中濃度や心電図のモニタリングが必要である。

11. **正解　a**
    解説　カテコールアミンは洞房結節や虚血部に作用して，不整脈の原因を起こす。

12. **正解　b**
    解説　低アルブミン血症では強心配糖体が血漿タンパク質と結合する量が減少するので，通常よりも強い強心作用が現れやすくジギタリス中毒になる確率が高くなる。利尿薬投与時の低カリウム血症でも強心配糖体が$Na^+-K^+-ATPase$に結合しやすくなる。

13. **正解　b**
    解説　フロセミドは血漿中では大部分がタンパク質と結合して存在する。

14. **正解　a**
    解説　b.ベタネコールの経口投与時の吸収は悪い。c.フェノキシベンザミンの作用発現は遅い。d.アロプリノールはテオフィリンの作用を増強させる。e.ベタネコールはコリン作動薬やChE阻害薬との併用で作用が増強される。

15. **正解　b**
    解説　骨髄抑制はTリンパ球の増殖を抑制するアザチオプリン(83頁)やシクロホスファミド(84頁)の有害反応。医原性クッシング症候群については74頁を参照。

16. **正解　a**
    解説　NSAIDsはCOX阻害作用によって胃粘膜保護作用を示すエイコサノイド(PGE)の産生まで抑制するため，胃腸障害が最も大きな有害反応となっている。

17. **正解　a**
    解説　プレドニゾロンは筋注や経口投与で使用される。

18. **正解　b**
    解説　インスリングラルギンを含むインスリン製剤は注射投与するが，それ以外は経口糖尿病治療薬である。

19. **正解　b**
    解説　レギュラーインスリンの血漿中半減期は数分であるが，作用は数時間に及ぶ。a.糖尿病治療の中心はインスリン製剤で注射投与される。c.糖尿病末期のイヌは膵β細胞の機能が失われていることが多く，スルホニル尿素誘導体は効果が弱い。d.イヌでは糖尿病の合併症がほぼ必発する。e.多くの経口糖尿病治療薬が在宅で使用可能である。

20. 正解　e
　　解説　β-ラクタム系の抗生物質は時間依存性の殺菌特性を示すので，MICを上回る血漿中濃度を長く持続することが有効と考えられている。多くのβ-ラクタム系抗生物質は半減期が短いものが多く，１日１回高用量を投与するよりは，複数回の投与で血漿中濃度がMICを上回る時間を長くすることが望まれる。

21. 正解　c
　　解説　a.各薬物の有害反応は重複しない方がよい。b.用量制限毒性が骨髄抑制作用である抗腫瘍薬は体重あたりの処方がよい。d.単独でも抗腫瘍効果をもつ方がよい。e.薬物の有害反応の発現により規定される。

22. 正解　c
　　解説　5-フルオロウラシルは重篤な神経毒性をもつため，ネコでは禁忌。

23. 正解　e
　　解説　P糖タンパク質を介して積極的に細胞外へ排出されるため，*MDR1*遺伝子に変異がある犬種では毒性が強まる可能性がある。

24. 正解　b
　　解説　ケトコナゾールは制酸薬と併用することで吸収が阻害される可能性がある。

25. 正解　c
　　解説　点眼薬の血中への移行濃度は低く，通常，体内での薬物代謝が生体機能に作用することはまれである。a.大部分は涙液で希釈され，眼組織には数％しか移行しない。b.角膜には血液眼関門があり，薬物は透過しにくい。d.ピロカルピンや炭酸脱水酵素阻害薬（アセタゾラミド，ドルゾラミドなど）は角膜透過性が高く，房水などの眼組織内部への移行性が高い。e.血液網膜関門が存在し，全身循環・網膜間の物質移動は制限される。

26. 正解　c
　　解説　a.ワルファリンは腸管からよく吸収される。b.血中では大部分がアルブミンとの結合型で存在する。d.ビタミンK依存性の血液凝固因子の生合成を阻害することで抗凝固作用を発揮するため*in vitro*では効果がない。e.有害反応として注意すべきは出血である。

27. 正解　e
　　解説　エリスロポエチンは中和抗体の形成により赤芽球癆を起こすことがある。

第3章　産業動物の薬物治療法

一般目標：ウシ，ブタ，鶏などの産業動物の主な疾患の病態生理を理解するとともに，薬物治療法について，主要な薬物の特徴，目的に合わせた選び方と使い方，治療に伴う有害反応と対処法ならびに休薬期間・残留について理解する。

産業動物の薬物治療における特殊性，すなわち，食品中への薬物の残留基準を厳守するための使用禁止期間および休薬期間の設定やその関連法規について十分な知識を得る。そのうえで各疾患の病態生理の概要と適用する薬物の薬理作用を理解し，各薬物の体内動態，薬物間相互作用および有害反応の特徴を学び，有効かつ安全な薬物治療法の知識を身につける。また，産業動物の臨床にとって特に重要となる輸液療法について，各輸液剤の種類や用途，特徴を理解する。

1. 産業動物の薬物治療における特殊性
（本項目はコア・カリキュラムの対象ではない）

学習目標：産業動物の薬物治療法の特殊性について説明できる。

キーワード：薬物残留，1日許容摂取量（ADI），最大残留基準値（MRL），ポジティブリスト制度，休薬期間，使用規制省令，使用基準，使用禁止期間，特例使用，出荷制限期間指示書，要診察医薬品，指示書，要指示医薬品，薬剤耐性菌，医薬品，飼料添加物，抗菌性発育促進物質（AGP），飼料安全法，慎重使用，適正使用，個体治療，群治療，予防的治療，ワクチン

　産業動物の多くは伴侶動物（小動物）と異なり，最終的に食品としてヒトに摂取される運命にある。したがって，産業動物の薬物治療には小動物にない特殊性がある。特に注意しなければならないのが，動物用医薬品の可食部位における薬物残留，抗菌薬治療に伴う薬剤耐性菌の出現と畜産物を介したそのヒトへの伝播である。

1）薬物残留

　動物用医薬品は対象動物に投与された後，体内から時間の経過とともに消失する。薬物残留とは，投与後に徐々に消失する体内の親化合物や代謝物が十分に消失する前に，産業動物がと殺されてその肉などが食用にされたり，搾乳が行われてその牛乳などが出荷されたりすることにより，薬物が畜産物中に残ることをいう。

（1）残留基準

　薬物が残留している食品をヒトが摂取すると，ときに健康に影響することが想定される。そこで動物用医薬品を使用した産業動物から得られた畜産物をヒトが安全に摂取するために残留基準が設定されて

いる。食品に残留する薬物をヒトが毎日一生涯摂取し続けても健康に影響が出ないと考えられる量を1日許容摂取量acceptable daily intake（**ADI**）と呼ぶ。ADIは，実験動物を用いた毒性試験などから求めた無毒性量no observed adverse effect level（NOAEL），無毒性濃度no observed adverse effect concentration（NOAEC）などの値のうち最も小さい値（量）を安全係数safety factorで除して求める。一般に安全係数は100が用いられる。最大残留基準値（**MRL**）は，食品に残留してもヒトの安全性に問題がないとの観点で設定される値で，動物用医薬品を承認された用法および用量どおりに使用後，動物の組織，乳および卵中に含まれる薬物の残留を経時的に測定した残留試験成績に基づいてそれぞれの食品に設定される。日本では，食品を摂取したヒトが1日で薬物に曝露される量についての評価を行い，環境中からの曝露を加味してADIの80%以下になることを確認している。例として，表3-1にゲンタマイシンの食品中のMRL値を示した。各食品にMRLで残留しているとすると，1日あたり0.47 mgを理論上摂取することになる（この値を理論最大1日摂取量と呼ぶ）。この値は，ゲンタマイシンのADIの47%であり，80%より低くなっている。

表3-1　ゲンタマイシンのMRL値と理論最大1日摂取量

食品名	MRL値（ppm）	食品名	MRL値（ppm）
ウシの筋肉	0.1	鶏の筋肉	0.1
ブタの筋肉	0.1	その他の家きんの筋肉	0.1
ウシの脂肪	0.1	鶏の脂肪	0.1
ブタの脂肪	0.1	その他の家きんの脂肪	0.1
ウシの肝臓	2	鶏の肝臓	0.1
ブタの肝臓	2	その他の家きんの肝臓	0.1
ウシの腎臓	5	鶏の腎臓	0.1
ブタの腎臓	5	その他の家きんの腎臓	0.1
ウシのその他の食用部分	2	鶏の食用部分	0.1
ブタのその他の食用部分	2	その他の家きんの食用部分	0.1
乳	0.2		

理論最大1日摂取量
(1) すべての食肉を残留基準値の高い腎臓で摂取した場合を仮定すると，食肉からの摂取量は，
　　$5.0 \times 88.9\,g^{注} \div 1{,}000 = 0.445\,mg$
(2) 乳からの摂取量は，$0.2 \times 125.8\,g^{注} \div 1{,}000 = 0.025\,mg$
(3) したがって，理論最大1日摂取量は，$0.445\,g + 0.025\,mg = 0.47\,mg$
(4) ADI（$20\,\mu g/kg\ bw/d$）比は，体重50 kgとすると，
　　$0.47\,mg \times 1{,}000 \div (20\,\mu g/kg \times 50\,kg) \times 100 = 47\%$
注　平成24年国民健康・栄養調査による肉類の摂取量：88.9 g，乳類の摂取量：125.8 g

(2) ポジティブリスト制度

　従来，食品に残留する動物用医薬品の残留基準はヒトの健康を損なうものを禁止するネガティブリスト制度により規制されてきたが，2006（平成18）年5月29日の「食品衛生法」改正に基づき，食品中に残留するあらゆる農薬，飼料添加物および動物用医薬品について，一定の量を超えて残留する食品の販売などを原則禁止する制度（ポジティブリスト制度）が施行された。ポジティブリスト制度では，①MRLが設定されているもの，②対象外物質として告示されているもの，および③MRLが設定されていないものの3つのカテゴリーに分類されている。①のMRLは，対象物質と対象食品ごとに設定され，各食品について規定されたMRLを超える濃度で残留してはならない。②はヒトの健康を損なうおそれのないことが明らかであるものとして，ポジティブリスト制度の対象外である。③は食品中に0.01 ppm（一

律基準)を超えて残留してはならないとされている。

(3) 休薬期間・使用禁止期間と使用基準

　休薬期間とは最後の投与から出荷を待たなければならない期間をいう。産業動物の中でも食用に供される生産動物(食用動物)に使用される動物用医薬品のうち、使用禁止期間が設定されているものを除くすべてに設定されている。動物用医薬品には「本剤を投与後下記の期間は食用に供する目的で出荷等は行わないこと。牛、豚および馬：○○日間」の表現で表示されている。農林水産省は、申請者の提出する残留試験成績により休薬期間を承認している。

　一方、畜産分野で残留基準が定められている薬物は、「医薬品医療機器等法」第83条の4に基づく「動物用医薬品及び医薬品の使用の規制に関する省令」(使用規制省令)により基準が定められている。いわゆる使用基準と呼ばれるものである。使用基準では、残留の防止を目的に成分と投与方法(飼料添加剤、飲水添加剤、注射剤、注入剤など)、その用法および用量の上限ならびに使用禁止期間が定められている。使用禁止期間とは、食用に供するためにと殺あるいは搾乳するまでの投薬してはいけない期間であり、休薬期間と内容的には変わらない。しかし、使用基準を遵守しない場合は、「3年以下の懲役若しくは300万円以下の罰金に処し、又はこれを併科する」と罰則が定められており、法的に使用を禁止した期間となっている。

　なお、使用基準が定められた動物用医薬品でも獣医師が産業動物の治療または予防のために使用してもやむを得ないと判断した場合には、使用基準に定められた使用方法以外の方法で使用することができる(特例使用)。その場合は、動物の所有者に対し、ヒトの健康を損なうおそれのある畜産物の生産を防止するために必要とされる出荷制限期間を明示した出荷制限期間指示書を渡さなければならない。

　動物用医薬品の休薬期間と使用禁止期間を本章末尾180〜182頁にまとめた。

(4) 動物用医薬品の適正使用のための法的措置

　産業動物に動物用医薬品を適正に使用しなければ、食品中に薬物が残留する他、抗菌薬であれば薬剤耐性菌の出現という問題も想定される。したがって、産業動物を対象とする臨床獣医師にとっては、動物用医薬品の適正使用はきわめて重要である。動物用医薬品の適正使用のための法的措置を図3-1に示した。ワクチンや抗菌薬など毒・劇薬や要指示医薬品、さらには使用規制対象医薬品を要診察医薬品といい、「獣医師法」第18条で自らの診察に基づく投与が義務づけられている。抗菌薬などの要指示医薬品を獣医師が直接投与できない場合は、獣医師が医薬品使用対象動物の飼育者に対して指示書を発行し、その指示書により「医薬品医療機器等法」第49条に基づいて動物用医薬品販売業者から要指示医薬品が販売される。要指示医薬品とは、有害反応が強い、あるいは病原菌に対して耐性を生じやすいなどの理由で、使用者に特別の配慮および注意が必要とされる医薬品で、農林水産大臣が指定している。要指示医薬品を購入した飼育者は、「医薬品医療機器等法」第83条の4により定められている使用基準に基づいて投薬する。使用基準を遵守しないと先に述べた罰則が適用される。

2) 医薬品と飼料添加物

　生産動物に抗菌薬を使用すると必ず薬剤耐性菌が出現してくる。薬剤耐性菌は、生産動物の治療を困難にするのみならず、畜産物を介してヒトに伝播しヒトの健康に影響する可能性がある。産業動物に使

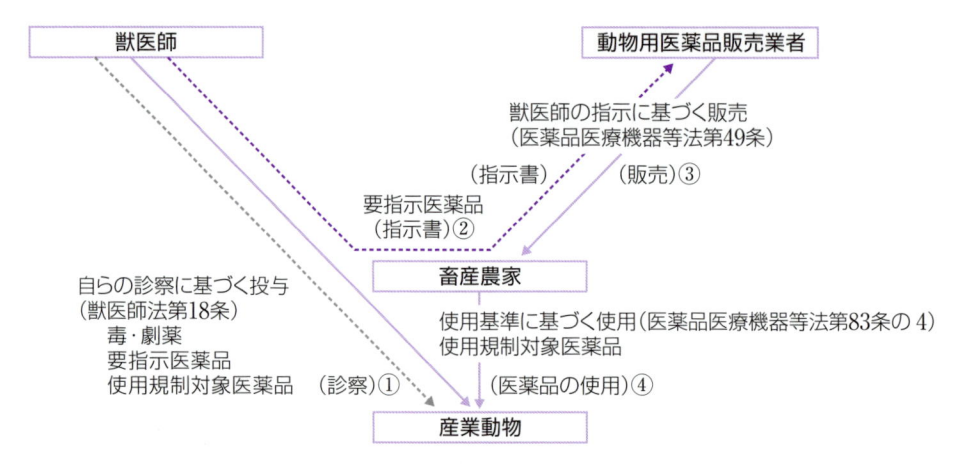

図3-1　動物用医薬品の適正使用のための法的措置

用される抗菌薬には，法律上，医薬品（抗菌薬）と飼料添加物（抗菌性飼料添加物）の区別がある。抗菌薬は医薬品であり疾病の治療を目的としたもので，「医薬品医療機器等法」の規制を受けている。医薬品は治療のみならず疾病の予防目的にも使用される場合もあるが，わが国の動物用抗菌薬のほとんどが治療用である。

　一方，抗菌性飼料添加物は，産業動物における発育の促進および飼料効率の改善ならびにコクシジウムおよび内部寄生虫を駆除することにより生産性を向上させることを目的としたもので，抗菌性発育促進物質antimicrobial growth promoter（AGP）とも呼ばれ「飼料の安全性の確保及び品質の改善に関する法律（飼料安全法）」の規制を受けている。なお，低濃度で長期間使用される飼料添加物と同一成分であっても，治療を目的に高濃度で短期間使用する抗菌薬は飼料添加剤と呼ばれ，医薬品となり，飼料添加物とは区別される。

3）抗菌薬の慎重使用

　最近，産業動物由来薬剤耐性菌のヒトの健康への影響が盛んに指摘されている。WHOは，薬剤耐性菌対策として，産業動物に対する抗菌薬の慎重使用prudent useの励行を勧告している。従来，化学療法には「適正使用」という言葉が汎用されてきたが，「慎重使用」はさらに注意を要して抗菌薬を使用するという意味を含めた新しい用語である。つまり，抗菌薬の使用のみならず使用しないという選択肢も含めた考え方である。農林水産省は，OIE[注]のガイドラインを土台とするわが国固有のガイドラインを作成している。そのなかで，獣医師の責務に関する骨子は以下のようなものである。

　　①抗菌薬の使用または使用の指示の直前に，対象家畜を診察し，的確な診断に基づき抗菌薬を使用するべきである。
　　②飼料添加物，特に抗菌性飼料添加物の使用状況を把握すること。
　　③抗菌薬を選択する場合，対象感染症の病性，推定または確定病原菌に対する有効性，投与方法，対象となる抗菌薬の体内動態および残留性など総合的に考えること。

注　OIE（国際獣疫事務局）：世界の動物衛生の向上を目的とした国際機関で，1924年にパリで発足した。現在では食品安全や動物福祉の分野も対象に活動を行っている。OIEはOffice International des Épizootiesの略。2003年に通称としてWorld Organisation for Animal Healthを使うことが決められた。国際連合非傘下の組織。

④抗菌薬の使用，または使用の指示を行う場合は，用法・用量，効能・効果，投与間隔，投与期間および休薬期間を正確に把握し，対象動物に十分かつ必要最小限の量および期間とすること。

⑤適応外使用は行わないことが望ましい。

⑥抗菌薬の予防的投与は，獣医師の責任においてきわめて限定された条件下で厳格に適用されるべきである。

⑦個体治療を原則とし，群治療は避けることが望ましい。

⑧抗菌薬の併用は，毒性の増強による有害反応の出現を助長し，有効性を阻害するような薬理学的拮抗をもたらしたり，休薬期間に影響を与えるおそれがあることから，極力避けること。

⑨日本で動物用医薬品として承認されていない抗菌薬は使用しないこと。

4）その他の薬物治療の特殊性

（1）動物用医薬品の投与方法

　産業動物の薬物治療において，ウシは個体治療が中心である半面，ブタや鶏などは群飼育が一般的であり飼料添加や飲水添加などでの治療となる。群単位の治療では，外見上健康な動物への投薬も行われることから，過剰使用あるいは誤用につながりやすいことも懸念されている。わが国の産業動物用の抗菌薬は薬剤耐性菌の選択を抑制するため治療目的での使用が中心であり，予防目的の使用は原則認められていない（図3−2）。しかし，群単位の抗菌薬使用では最終的に健康な動物にも投与することになることから予防的治療metaphylaxisと呼ばれている。大多数の動物用抗菌薬は経口投与剤であることを考えれば，用法・用量の遵守がきわめて重要である。

（2）ワクチンの使用

　産業動物における感染症制御の基本は，ワクチンによる予防対策である。特に集約化された農場では呼吸器感染症や下痢症の流行が危惧されており，様々な種類のワクチンが開発されている。動物用生物学的製剤基準には300を超えるワクチンが収載されている。特に鶏用が最も多く，ブタ用，ウシ用が続いている。近年は省力化のために混合ワクチンの開発が盛んに行われており，5種混合ワクチンも珍しくなくなった。また，省力化されたワクチン投与方法も種々実用化されている。この分野で鶏用ワクチンが最も進んでおり，飲水投与，点眼投与，穿刺投与，噴霧投与型のワクチンが実用化されている。最近，発育鶏卵の胎子に免疫応答が発見されたことを契機に，卵内投与型のワクチンが開発され，自動接種器を用いた効率的なワクチン投与が可能となった。さらに有効な免疫反応を強めるアジュバントの開

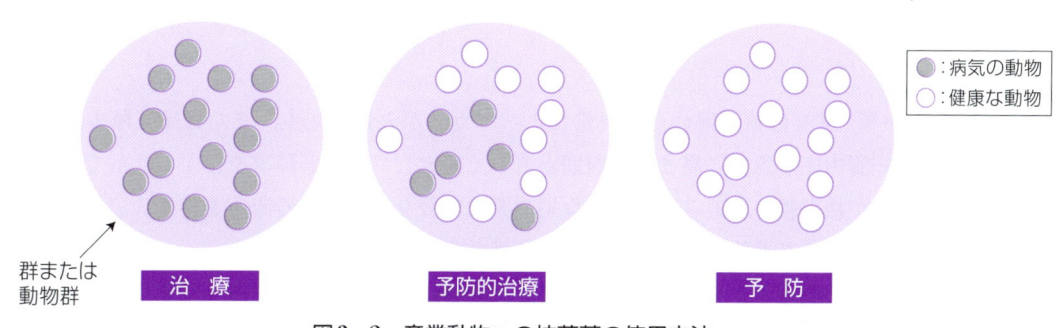

図3−2　産業動物への抗菌薬の使用方法

発も盛んに行われている。

（3）動物種による特殊性

a. ウシ

乳用牛，肉用牛にかかわらずウシの薬物治療は個体単位で行われ，産業動物の中でも最も薬物治療が管理されている。しかし，外部あるいは内部寄生虫に対する駆虫薬など群単位で使用する場合があり，経皮的に投薬する製剤（ポアオン pour on 剤）が販売されている。また，乳用牛で使用される乳房注入剤は，従来から残留の目安として青色1号を含有することが必須で，生産者が生乳の着色を目視して残留防止を図ってきた。2006（平成18）年以降，農水省の委託事業による残留試験から適切な休薬期間が設定されたことから，青色1号色素の含有は任意要件に緩和された。

b. ブタ

育成ブタは一般に群単位で飼育されることから，治療薬は飼料あるいは飲水と一緒に投与することがほとんどである。このため，外見上健康なブタにも投薬されることになり，特に抗菌薬の場合は過剰な投薬になることが指摘されている。テトラサイクリン系抗生物質は動物で最も使用量の多い抗菌薬とされており，その大部分はブタでの使用である。テトラサイクリン系は細菌性呼吸器感染症の予防目的での使用であり，またブタから分離される細菌のほとんどがテトラサイクリン系耐性菌であるとの多くの報告を加味すれば，今後その使用を再考する必要がある。

c. 鶏

鶏に使用される治療薬は，多くは肉用鶏に対するものである。この理由は産卵鶏に投薬した場合，卵黄からの薬物の消失が遅く食卵に残留する可能性があるためである。なお，休薬期間が短い薬物については，使用規制省令においても産卵鶏に対する規制が設けられていないが，産卵期間中の投薬は好ましくないので，公衆衛生学的見地から避けるべきである。

（1.田村　豊）

2. 消化器疾患の薬物治療

> 到達目標：消化器疾患治療薬を列挙し，作用機序，臨床応用を説明できる。（△）
> キーワード：第一胃鼓脹症，消化管運動機能改善薬，第一胃アトニー（前胃弛緩症），第一胃食滞，第四胃変位，左方変位，右方変位，右方捻転，腸炎

1）第一胃鼓脹症

（1）病態生理

〔病態生理〕　第一胃鼓脹症は第一胃の発酵異常によってガスが大量に産生，または曖気（あいき）障害によってガスが充満して第一胃内圧が急速に高まり，腹囲が著しく膨大して消化器障害を呈する疾病である。膨大した第一胃によって横隔膜が圧迫され，呼吸促迫や腹式呼吸などの呼吸器障害を伴う。急性および慢性鼓脹症，ガスの性状により遊離ガス性鼓脹症と泡沫性鼓脹症に区分される。

発酵しやすい炭水化物やタンパク質の含量が多く，粗線維の少ない飼料を多量に摂取した場合に発症する。第一胃の発酵異常はマメ科牧草，発酵した牧草やサイレージ，粕類あるいは濃厚飼料などを多給

したときに起こりやすい。また，噯気障害は遊離ガス性鼓脹症の原因となるが，種々の異物による食道梗塞，低カルシウム血症による第一胃運動の低下，迷走神経性消化不良などによって起こる。一方，泡沫性鼓脹症の発生には第一胃内容液の粘稠性を高める植物壁細胞中の表面活性物質(サポニン，ペクチンなど)と粘液産生菌やムチン溶解細菌が関与している。

〔治療薬〕　発見後直ちに胃カテーテルを用いて経口的に第一胃内ガスを排出する。さらに，消泡剤(シリコン製剤や界面活性剤を含む製剤)や吸着剤(活性炭末など)を経口投与する。こうして第一胃内ガスが排出され腹囲膨大が軽減された後，第一胃運動を抗進してガスを排出するために，消化管運動機能改善薬としてベタネコール，メトクロプラミドあるいはネオスチグミンなどを投与する。

(2) 各治療薬の薬理作用，体内動態，相互作用，副作用

a．ベタネコール (○) （用法・用量 ⇒180頁）

〔薬理作用〕〔薬物併用の相互作用〕　⇒70頁

〔有害反応〕　外来神経を刺激する作用のため，ChE阻害薬と同様，消化管以外の迷走神経を過剰に活性化することがある。作用が強いので変位や捻転など消化管の閉塞性症状がないことを確認して使用する。

b．メトクロプラミド (○) （用法・用量 ⇒180頁）

〔薬理作用〕　D_2ドパミン受容体拮抗薬。胃および腸の運動機能亢進作用，ウシやブタの食欲不振改善作用。有効性・安全性・残留性において欠点の少ない薬物で，ウシの臨床領域で第一選択薬として頻繁に使用されている。

〔体内動態〕　ウシに筋肉内あるいは静脈内注射した場合，血漿中からの消失は迅速で，作用は即効性である。CYP2Dの基質になることが報告されており，ホルスタイン種と黒毛和種ではCYP2Dの発現に差異(系統差)があると指摘されている。8 mg/kgを経口投与した際のウシでのBAは51.3%で，$t_{1/2}$は4.8時間である[1]。

〔薬物併用の相互作用〕　⇒36頁

〔有害反応〕　まれに流涎，不穏状態，四肢あるいは頸部の振戦，運動失調の症状が現れることがある(錐体外路症状)。

c．ネオスチグミン (○)⇒27頁

2) 第一胃アトニー，第一胃食滞(単純性消化不良)

(1) 病態生理

〔病態生理〕　第一胃アトニー(前胃弛緩症)は，第一胃内微生物叢の変化，第一胃に分布する迷走神経の障害，種々の代謝障害などのために第一胃運動が減退・弛緩して消化障害を呈する疾病である。神経障害によるものは迷走神経性消化不良と呼ぶ。また，第一胃食滞は飼料の過剰給与，盗食など飼料の大量摂取によって第一胃内に過剰に食渣が充満して滞留するために起こる疾病である。第一胃が拡張して第一胃の運動性が低下あるいは消失する。発酵しやすい飼料が過剰給与された場合は，第一胃内pHが著しく低下して第一胃アシドーシスに陥る。第一胃アトニーと第一胃食滞は，きわめて類似した病態である。なお，迷走神経性消化不良では慢性の食欲不振と腹部の膨大がみられ，第一・第二胃あるいは第四胃における食渣の移送が障害される。種々の原因によって延髄胃運動中枢へ興奮刺激を発する張力受容

体が障害されて発症する。

〔治療薬〕 原因疾患の治療後，第一胃運動機能の亢進を図るとともに，下剤(硫酸マグネシウム，硫酸ナトリウムなど)を投与して第一胃内に滞留した食渣を排出し，飲水や飼料給与制限により第一胃容量を制御する。脱水と水・電解質の異常に対する輸液療法も重要である。第一胃消化機能の亢進にメンブトンを投与する他，消化酵素剤，酵母菌・乳酸菌製剤などを投与する。第一胃運動機能を亢進して滞留した食渣を排出する目的には，メトクロプラミド，ベタネコール，ネオスチグミンを投与する。

(2) 各治療薬の薬理作用，体内動態，相互作用，副作用

a. メンブトン menbutone(○) （用法・用量 ⇒180頁）

〔薬理作用〕 消化管の分泌機能に刺激作用を及ぼし，胆汁と膵液の分泌および消化酵素の活性を高めて消化不良や下痢症状を改善する。また，唾液の分泌促進，前胃機能の促進と蠕動運動促進作用を示す。

b. メトクロプラミド (○)⇒143頁　　**c. ベタネコール** (○)⇒143頁　　**d. ネオスチグミン** (○)⇒27頁

3) 第四胃変位

(1) 病態生理

〔病態生理〕 第四胃変位は第四胃運動の減退と第四胃内ガスの貯留を伴って急性あるいは慢性の消化機能障害を呈する疾病である。第四胃が何らかの原因で弛緩し，そこに大量のガスが貯留するとともに，腹部の左方あるいは右方に変位し，内容物の移送が停止して種々の症状を呈する。第四胃変位は左方変位，右方変位および右方捻転に区分される。第四胃変位の多くが左方変位で，分娩後2週以内にしばしば発生する。つまり，分娩後における周産期疾病の発生によって乾物摂取量が低下して第一胃容積が減少し，第四胃アトニーが起きて第四胃変位が発症すると考えられている。第四胃変位は，多くの要因が複合して発生する多因子性疾病である。

　第四胃の通過障害が起こると，代償性の代謝性低クロル血症，低カリウム血症性アルカローシスが起こる。低クロル血症は第四胃の閉塞の程度が高いほど重度になり，低クロル血症の代償として代謝性アルカローシスが起こる。また，第四胃変位を伴う低カリウム血症は，食欲不振によるカリウム摂取の減少，アルカローシスにおける細胞内へのK^+の移動，K^+の尿中への排泄などのため起こる。種々の程度の脱水症状を示すもの，ケトーシスを併発して低血糖を呈するもの，捻転に伴うストレスによって高血糖を示すもの，低カルシウム血症を伴うものなど様々な病態を呈する。

〔治療薬〕 治療は変位した第四胃を正常の位置に整復して固定し，高張食塩水の静脈内注射などにより水・電解質の異常を補正する輸液療法が基本である。整復手術後における消化管運動の亢進を目的として，ベタネコールやメトクロプラミドを投与，あるいはプリフィニウムを投与して第四胃平滑筋を弛緩させた後にメトクロプラミドを投与する。

(2) 各治療薬の薬理作用，体内動態，相互作用，副作用

a. ベタネコール (○)⇒143頁　　**b. メトクロプラミド** (○)⇒143頁

c. プリフィニウム prifinium （用法・用量 ⇒180頁）

〔薬理作用〕 副交感神経遮断薬。消化管や泌尿器系の平滑筋を弛緩させる鎮痙薬の一つで，第四胃などの平滑筋(幽門輪)を弛緩させる作用がある。

〔体内動態〕　未変化体として尿中に排泄される。産業動物での体内動態についての報告はない。

〔薬物併用の相互作用〕　メトクロプラミドとの併用によって第四胃内容物の排出が促進される。他の副交感神経遮断薬あるいは副交感神経興奮薬との併用は避けるのが一般的である。

〔有害反応〕　まれにショック，ときに嚥下困難，露舌，食欲不振，軟便などの症状が現れることがある[2]。

〔2.1)～3)　佐藤　繁〕

4) 腸　炎

(1) 病態生理

a. ウイルス性下痢症

〔病態生理〕　急性の下痢が飼育群全体に広がるのが特徴である。ウイルス感染により腸管絨毛上皮細胞の脱落が生じ，それによって絨毛の萎縮，微絨毛の損傷，肉芽腫病変形成などが起こり，吸収面積が縮小して下痢を発症する。また絨毛の脱落は消化酵素の産生低下を招き，消化不良による浸透圧亢進を導く。

　ウシコロナウイルス性下痢：冬季(晩秋～初春)に集団発生する。3～7日の潜伏期間を経て，突然の無臭水様性下痢を発症し，多くは数日で治癒する。成牛から子牛まで牛群全体で発症する。病変は小腸から大腸までに認められる。

　ウシロタウイルス性下痢：ロタウイルスは抗原性や遺伝学的違いからA～Hの8群に分類されているが，成牛ではB群およびC群の集団発生が認められている。

　ウシウイルス性下痢・粘膜病：原因ウイルスに感染しても臨床症状を示すことなく，持続感染している場合が多いが，発症すると出血性急性下痢，呼吸器症状，血小板減少などを生じる。胎子期に感染した持続感染牛は，発症すると致死的経過をとる。家畜伝染病予防法における届出伝染病である。

〔治療薬〕　有効な抗ウイルス薬はないので，対症療法を行う。消化管の微生物叢を正常に戻すために生菌製剤を経口投与するとともに，腸粘膜の炎症やび爛などに対しては，抗炎症薬や収斂剤を用いる。脱水がある場合には輸液を行う。

b. 細菌性下痢症

〔病態生理〕　ウイルス性下痢症と同様に，腸管絨毛上皮細胞の脱落が起こり，下痢を起こす。サルモネラ菌や大腸菌のエンテロトキシンはcAMPの産生を促し水分や電解質の分泌亢進が生じ，下痢を起こす。

　サルモネラ症：*Salmonella* Typhimuriumと*S.* Dublin，*S.* Enteritidis，*S.* Choleraesuisの4血清型が家畜伝染病予防法における届出伝染病である。わが国では*S.* Typhimuriumと*S.* Dublinが多い。不顕性感染が多いが，発症すると灰黄白色の悪臭水様下痢を呈し，重症例では粘血便となる。

　ヨーネ病：*Mycobacterium avium* subsp. *paratuberculosis*によって慢性難治性下痢を生じる家畜伝染病(通称 法定伝染病)である。腸管粘膜が肥厚してわらじ状となり，腸間膜リンパ節も腫大する。慢性経過をとり，著しい削痩を示す場合が多い。腸管の傷害部位は空腸，回腸および回盲部である。

〔治療薬〕　サルモネラ症の場合，単発であれば淘汰，多頭数感染の場合は感受性の高い抗生物質の投与と検査を反復するが，完全な清浄化は難しい。生菌製剤の併用も有効である。畜舎消毒はアルカリ性消毒薬を用いる。ヨーネ病は家畜伝染病であるため，治療を行う前に家畜保健衛生所に速やかに連絡する。

c. 原虫性下痢症 ⇒148頁

d. 寄生虫性下痢症

〔病態生理〕　消化管内線虫による下痢症であり，オステルターグ胃虫（*Ostertagia osteagi*）などの毛様線虫の寄生による。オステルターグ胃虫の第四胃への寄生が胃液のpHを上昇させる結果，ペプシノゲンがペプシンへ活性化されず，タンパク質の消化不良を起こし，腸管内浸透圧が上昇することにより水分が腸管内に引き出されて下痢を発症する。

〔治療薬〕　イベルメクチンが有効である。

e. マイコトキシン中毒症

〔病態生理〕　マイコトキシン（カビ毒）はカビの二次代謝産物として生成される中毒性物質であり，300種類以上が確認されている。主なマイコトキシンとしてアフラトキシン，フモニシン，ゼアラレノンなどがあり，飼料に含まれるために，それを給餌された牛群で集団発生する。中毒性疾患であるため，疝痛症状と褪色あるいは黒色腐敗臭下痢などの消化器症状の他，様々な症状を併発する。突然の乳量低下，食欲廃絶，体温および心拍の低下がある。腸管の麻痺により，右膁部の膨満と拍水音が認められる。

　血液濃縮と低クロル血症による代謝性アルカローシスが認められ，低カリウム血症や低カルシウム血症も特徴的な所見である。またGGT（γ-GTP）の上昇がある。

〔治療薬〕　ゼオライト，ベントナイトなどの吸着剤の経口投与により，マイコトキシンを糞便中に排泄させるとともに，輸液などにより全身症状の改善を図る。

(2) 各治療薬の薬理作用，体内動態，相互作用，副作用

a. 収斂剤，吸着剤

収斂剤：タンニン酸，次硝酸ビスマスなど。腸粘膜表面のタンパク質と結合して不溶性の被膜を形成し，粘膜面および潰瘍面の保護作用，抗炎症作用を示す。

吸着剤：ケイ酸アルミニウムや薬用炭など。前者は非吸収性でアルカローシスを起こさない。後者は消化管内発酵により生成するガスを吸収し，また有害物質を吸着する。

b. アトロピン（○）（63頁も参照）

〔薬理作用〕　ムスカリン受容体拮抗薬。鎮痙薬（腸運動抑制薬）。消化管の異常収縮による腹痛と下痢を抑制する。抗ムスカリン作用によって消化管平滑筋を弛緩させ，腸液の分泌を抑制する。

〔体内動態〕　静脈内注射により速やかに作用が発現し，心拍への最大反応は投与後わずか3〜4分で発現する。組織分布にも偏りはなく中枢神経へも速やかに分布する。一部は肝臓で代謝を受け尿中に排泄されるが，投与量の30〜50％は代謝されずにそのまま排泄される[3]。

　用法・用量　ウシでは1頭あたり1gを初回1回投与し，その後0.5gを2〜3日間投与。

〔薬物併用の相互作用〕　⇒ 63頁。ウシへの使用が承認されている薬物との相互作用はない。

〔有害反応〕　抗コリン作用により，排尿困難，交感神経興奮様症状（頻脈，体温上昇など）が生じることがある。

c. アクリノール acrinol

〔薬理作用〕　殺菌消毒薬。グラム陽性および陰性菌に有効で，特にレンサ球菌，ウェルシュ菌，ブドウ球菌に静菌および殺菌作用を示す。

d. グリセリン glycetin（○）

〔薬理作用〕　潤滑性下剤。直腸内への注入によって腸管壁の水分を吸収し，刺激を与えて腸管の蠕動を亢進させる。また，浸透作用により糞便を軟化，膨潤化させて糞便を排泄させる。

e. イベルメクチン（○） （用法・用量 ⇒180頁）

〔薬理作用〕　マクロライド系駆虫薬。腸管線虫や毛包虫に有効。⇒64頁

〔体内動態〕　ブタなどの単胃動物では経口投与量の95％以上が吸収されるが，ウシなどの複胃動物では第一胃で不活性化され1/4 ～ 1/3程度しか吸収されない。血液脳関門は通過しないため，中枢神経系への移行はほとんどない。

ウシおよびブタ[3]　　V_d 0.4 ～ 2.4 L/kg（ウシ），4 L/kg（ブタ）

$t_{1/2}$ 動物種を超えて長い（ウシ 2 ～ 3 日，ブタ 0.5 日，ヒツジ 2 ～ 7 日）

CL_{tot} 0.79 L/d/kg（ウシ）

排泄はほとんどが糞便中へ，残りが尿中に行われ，最小残留濃度が筋肉と腎臓で，最大残留濃度が肝臓と脂肪組織で検出される。他の物質との結合や代謝はほとんどない。乳汁中にも排泄される。イベルメクチンの体内動態の特色として，腸や糞便中濃度が高いとともに，皮膚，耳介，耳垢に高濃度に分布する。さらに$t_{1/2}$が長いことから，外部寄生虫，特に耳介ダニの治療に効果を示す。

〔有害反応〕　注射の場合，注射部位に疼痛と腫脹がみられることがある。糞便中への残留が多いため，糞便分解昆虫への影響があり，糞便の分解の遅れが認められている。

f. エプリノメクチン （用法・用量 ⇒180頁）

〔薬理作用〕　マクロライド系駆虫薬。アベルメクチンの化学誘導体で，薬理作用はイベルメクチンと同じ。腸管線虫などの広域スペクトル抗寄生虫薬。

〔体内動態〕　ウシ（0.5 mg/kg，ポアオン）[4]

$t_{1/2}$ 5.2 d，C_{max} 9.7 ng/mL，AUC 124 ng·d/mL。$t_{1/2}$が長いのが特徴。

イベルメクチンと類似の体内動態の特性をもつが，乳汁中にはほとんど排泄されない。

〔有害反応〕　食道または脊柱周辺の組織中にウシバエ幼虫が寄生しているウシに投薬した場合，幼虫の死が原因となり鼓脹症，よろめき，運動麻痺のみられる可能性がある。悪心や下痢を起こすことがある。

g. トラネキサム酸（○） （用法・用量 ⇒180頁）

〔薬理作用〕　抗線溶薬（抗プラスミン薬）⇒124頁

5）子牛の下痢症

（1）病態生理

a. 細菌性下痢症

〔病態生理〕　毒素原性大腸菌が，移行抗体を十分に獲得する前の新生子牛に感染した場合に発症し，急性経過をたどって死に至る場合が多い。子牛の第四胃機能が活性化して胃酸の分泌が正常に行われるようになると，感染はほとんどみられなくなるため，本症の多くは生後1 ～ 3日に限定して発症する。

b．ウイルス性下痢症

〔病態生理〕　子牛のロタウイルス性下痢はおおむね1週齢以降に発症する。ロタウイルスは下痢症子ウシと同居する健康子牛からも検出されており，ウイルスの存在が下痢に直結するとは限らない。子牛はA群による下痢が主流である。突然の水溶性白痢，発熱，食欲廃絶となり，急激に脱水する。ウシコロナウイルス性下痢は145頁を参照。

c．原虫性下痢症

〔病態生理〕　クリプトスポリジウム症：*Cryptosporidium parvum*，*C. hominis* 感染による下痢であり，出生直後に感染した場合は，生後5日頃に発熱と激しい白痢を発症し急速に衰弱し，死に至る場合もある。移行抗体獲得後の感染の場合は生後1週齢以降に発症し，多くは軽症で推移する。1カ月齢を過ぎると発症はまれになる。人獣共通感染症であり，初感作を受けたヒトは重篤な下痢症を発症する。

　コクシジウム症：*Eimeria zuernii*，*E. bovis*，*E. ellipsoidalis*，*E. auburnensis*，*E. wyomingensis* などによる出血性下痢症である。コクシジウムオーシストの経口感染によって発症する線維素性出血性盲結腸炎であり，生後3～4週齢以降に発症する。成肥育牛での発症もある。不顕性感染牛が糞便中にオーシストを排泄して感染源となることも多い。

〔治療薬〕　生体内のクリプトスポリジウム原虫を駆除する薬物はない。枯草菌と薬用炭の経口投与によりメロゾイトの糞便中への排泄を促進するとともに，脱水に対する対症療法を行う。糞便中に排泄されたオーシストは感染力をもち，これに対してほとんどの消毒薬は無効であり，熱消毒しか手段はない。

　コクシジウム症の治療にはサルファ薬が用いられてきたが，これは無性生殖期（シゾゴニー）のみに有効であることから，反復投与が必要であった。近年，無性生殖期と有性生殖期（ガメトゴニー）の両方に効果があるトルトラズリルが認可され，1回の投与で治癒することから，利用が急速に広まっている。

d．寄生虫性下痢症（乳頭糞線虫症）

〔病態生理〕　乳頭糞線虫症は，オガクズを敷料とした牛舎で飼育された生後2～3カ月の子牛において夏～秋に多発する突然死を伴う疾患であり，適切に診断できなかった場合は集団発生につながる。罹患子牛は急性の場合は不整脈を示して突然転倒し，呼吸促迫，数回の奇声と四肢痙攣を発し，数分で死亡する。慢性の場合は持続性下痢症になる。病理所見に大きな異常はみられず，診断は虫卵検出による。

〔治療薬〕　様々な薬物があるが，近年はイベルメクチンが主流となっている。

e．母乳性下痢症

〔病態生理〕　和牛の場合は分娩後の母牛への無意味な飼料給与制限および母牛の飼料急変による第一胃発酵の低下，乳牛の場合は泌乳開始による負のエネルギーバランス[注]（NEB）が原因となる。これらにより母牛の体脂肪動員が活性化するが，体脂肪から血漿中に遊離した脂肪酸（FFA）は炭素数16以上の高級飽和脂肪酸が主体となり，これが乳脂肪の原料となる。子牛の消化管における高級飽和脂肪酸の消化

注　負のエネルギーバランス **negative energy balance（NEB）**：胎子の発育と泌乳のための栄養要求が著しく増加するのに対して，分娩前後の食餌摂取量が急激に不足する状態となること。分娩後の高泌乳牛では，蓄積された体脂肪を一気に肝臓へと運び糖への変換を行うが，この変換能力に限界をきたし肝臓内に脂肪が蓄積することで肝機能が低下する。結果として，第一胃で産生される揮発性脂肪酸利用率が低下しケトーシスを発症しやすくなる。長期にわたるNEBは，脂肪肝やアシドーシス，第四胃変位，乳房炎などの発症のきっかけとなる。　（堀　正敏）

率は50％に満たず，体脂肪動員時の母乳は消化不良の原因となり，子牛は脂肪消化不良便である白痢を発症する。

　発症は原因となる乳汁が給与され始めてから数日であり，前駆症状として，便色調の灰色〜白色化や，糞便中に脂肪の白色顆粒を認める場合がある。乳牛の場合，何らかの疾病で食欲が低下している搾乳牛の廃棄乳を子牛に与えると，本症が集団発症する。

　発症時には消化管の障害はほとんどないが，放置すると二次感染を起こして重症化する。

〔治療薬〕　和牛の場合は，半日〜1日程度の断乳と併せて，母牛に飼料を増給する。子牛に対する治療薬としては，利胆作用のあるウルソデオキシコール酸，利胆・利膵作用のあるメンブトンが効果的である。また母牛の消化管における消化率を上げてエネルギー充足を図る意味で，母牛にも同じ薬物を投与することも効果的である。

（2）各治療薬の薬理作用，体内動態，相互作用，副作用

　　　a.　イベルメクチン　⇒147頁。（用法・用量⇒180頁）

　　　b.　ウルソデオキシコール酸　⇒45頁。（用法・用量⇒180頁）

　c.　メンブトン（用法・用量⇒180頁）

〔薬理作用〕　⇒144頁

　d.　酪酸菌（宮入菌） butyric acid bacterium（*Clostridium butyricum*）

〔薬理作用〕　生菌製剤であり整腸作用をもつ。乳酸菌の共存下で腸管病原菌の増殖を抑制して腸内細菌叢を正常化させる。*C. butyricum*は偏性嫌気性の芽胞形成性酪酸菌であり，腐敗菌をはじめとした種々の腸管病原菌に対して拮抗作用を有し，*Bifidobacterium*属や*Lactobacillus*属などのいわゆる腸内有益菌と共生することにより，整腸効果を発揮する。

〔体内動態〕　経口投与後，胃酸で死滅することなく小腸に達し，胃から大腸にかけて広範に分布して発芽・増殖し，3日以内に糞便中に排泄される。排泄率は100％。

　e.　乳酸菌 lactic acid bacterium

〔薬理作用〕　生菌製剤であり整腸作用をもつ。酪酸菌との共存下で腸管病原菌の増殖を抑制して腸内細菌叢を正常化させる。乳酸菌製剤に多用されるのは*Lactobacillus*属，*Bifidobacterium*属，*Enterococcus*属である。乳酸菌にとって乳酸は発酵の最終産物であると同時に，腸内環境を酸性に変えることで他の微生物の繁殖を抑え，自分自身の増殖を有利に導く。*Lactobacillus*属，*Bifidobacterium*属，*Enterococcus*属の糞便中への排泄率は100％。

〔2.4)〜5）岡田啓司〕

3. 代謝性疾患の薬物治療

> 到達目標：代謝性疾患治療薬を列挙し，作用機序，臨床応用を説明できる。（△）
>
> キーワード：ケトーシス，糖原性物質，グルココルチコイド，強肝薬，パントテン酸，脂肪壊死症，脂肪肝，脂肪排出促進薬，急性肝炎，レチノールパルミチン酸，産褥麻痺（乳熱），カルシウム製剤，ダウナー牛症候群，低マグネシウム血症，グラステタニー

1）ケトーシス

（1）病態生理

〔病態生理〕　ケトーシスとは，糖質ならびに脂質の代謝異常により生体内でケトン体（アセトン，アセト酢酸，β-ヒドロキシ酪酸）が増量し，食欲不振，活力低下，体重減少，生産能力低下などの臨床症状が発現したものをいう。要因は様々であるが，多くは負のエネルギーバランス（NEB）によって，糖質に代わって体脂肪がエネルギー源として動員されることによる。体脂肪は脂肪細胞内に存在するホルモン感受性リパーゼにより分解され，脂肪酸となり，主に肝臓に輸送される。肝臓では脂肪酸をβ酸化し，ケトン体を生合成する。ケトン体は一部の組織ではエネルギー源として利用されるが，それ自体が酸であることから多くの組織に対して毒性をもち，過剰に産生された場合，前述の臨床症状を示す。

　I型ケトーシス：糖新生が不十分な状態にもかかわらず過度のグルコースの要求があった場合に発症する。インスリン抵抗性を認めず，低血糖および低インスリン血症となる。分娩後3〜6週目に発症することが多い。

　II型ケトーシス：インスリン抵抗性からグルコース利用率が低下することによって，ケトン体が多量に生合成されて発症する。高血糖，高インスリン血症になることが多い。

〔治療薬〕　エネルギー状態の向上，さらには直接または間接的に脂肪細胞からの脂肪動員を低下させることに主眼がおかれる。糖質の補充を目的としたグルコースまたは糖原性物質（キシリトール，プロピオン酸ナトリウム，プロピレングリコール，フルクトース，グリセリンなど）の投与，糖新生の活性化を目的としたグルココルチコイド（デキサメタゾン，プレドニゾロン）の投与，細胞内へのグルコース取り込みの増加を目的としたインスリンの投与などが行われる。さらに強肝薬として，パントテン酸，ウルソデオキシコール酸，チオプロニンなどが使われる。

（2）各治療薬の薬理作用，体内動態，相互作用，副作用

a．グルコース glucose　（用法・用量 ⇒180頁）

〔薬理作用〕　グルコースは生体の基本的なエネルギー源であり，NEBの状態で異化作用が生じているときに，グルコースの補給により異化作用を減少させる。

〔体内動態〕　健康なウシに25％グルコース液を0.1 g/kg投与した場合の血糖半減期は54.6分[5]。

b．キシリトール xylitol

〔薬理作用〕　インスリン非依存性に細胞内に取り込まれ，ペントースリン酸経路や解糖系を経て代謝され，主にエネルギー源として利用される。主な代謝部位は肝臓で，代謝速度は速く，グルコースと違い

インスリンによる代謝速度の調整を受けない。イヌと同様に，ウシでも強いインスリン分泌作用を示す。

〔体内動態〕　ウシ$(0.1 \text{ g/kg } i.v.)$[5]　　$t_{1/2}$ 8.5 min

　　用法・用量　ウシ：（25％溶液の場合）500 〜 1 000 mL/head $i.v.$，SID 〜 BID $i.v.$を 2 〜 3 日間

〔有害反応〕　大量かつ急速に静脈内注射した場合，電解質の喪失を起こすことがある。また，インスリンによる解糖系の制御を受けないため，過剰な投与により乳酸アシドーシスを引き起こす可能性がある。

　　c. プロピオン酸 propionic acid　（用法・用量 ⇒180頁）

　　d. プロピレングリコール propylene glycol（1,2-プロパンジオール 1,2-propanediol）（用法・用量 ⇒180頁）

〔薬理作用〕　両薬物ともにウシのケトーシスの治療薬として認可を受けている他，脂肪肝の治療薬としても用いられる糖原性物質。

　　プロピオン酸は第一胃発酵で得られる揮発性脂肪酸（VFA）の一つであり，ウシにおいては糖新生の基質としてきわめて重要な物質である。経口投与または静脈内注射されたプロピオン酸は肝臓において，プロピオニルCoA，スクシニルCoAなどを経てクエン酸回路に入り，さらにオキサロ酢酸を経て糖新生に入る。この結果として十分な糖質エネルギーを得て抗ケトン作用を示すようになる。

　　プロピレングリコールはプロピオン酸の前駆物質であり，経口投与で使われる。

　　プロピオン酸とプロピレングリコールの経口合剤も使われる。

〔有害反応〕　プロピオン酸ナトリウムは静脈内注射で一過性のアルカローシスになることがある。

　　e. フルクトース fructose　（用法・用量 ⇒180頁）

〔薬理作用〕　糖原性物質。グルコースとの合剤がケトーシスの治療薬（栄養補給，利尿とも）として認可されている。経口あるいは静脈内注射され肝細胞内に入ると，グルコースよりも速やかに解糖系に入り，ピルビン酸を生成する。

〔有害反応〕　グルコースと異なり，フルクトース単独でのインスリン分泌刺激は弱い。また，代謝速度の調整機構がないため，大量投与されると過剰にピルビン酸が合成され，嫌気的に乳酸を生合成し，有害反応として乳酸アシドーシスを引き起こす可能性がある。

　　f. デキサメタゾン（○）（76頁も参照）（用法・用量 ⇒180頁）

〔薬理作用〕　グルココルチコイド。ケトーシスの治療に用いる際の主な作用は，肝臓における糖新生の亢進およびそれに伴う血糖値の上昇である。

〔体内動態〕　デキサメタゾンアルコールを投与した際の体内動態データとして次の報告がある[6]。

　　　　ウシ$(0.1 \text{ mg/kg } i.m.)$　　$t_{1/2}$ 6.6 h，T_{max} 約 4 h，BA 67%

　　　　ウシ$(0.1 \text{ mg/kg } i.v.)$　　$t_{1/2}(\beta)$ 5.6 h，V_d 1.2 L/kg

〔有害反応〕　ウシに投与したときの有害反応として，泌乳量の減少，流死産および後産停滞，感染症の悪化，易感染症などがあげられる。

　　g. プレドニゾロン（○）（75頁も参照）（用法・用量 ⇒180頁）

〔薬理作用〕　グルココルチコイド。肝臓における糖新生を亢進させて血糖値を上昇させる。産業動物では，ケトーシス（ウシ），関節炎（ウマ，ブタ），筋炎（ウシ）などの治療薬として認可を受けている。

〔体内動態〕　ウシ$(0.6 \text{ mg/kg, } i.v.)$[7]　　$t_{1/2}$ 3.6 h

〔有害反応〕　f. デキサメタゾン参照

h. インスリン（○）（86頁も参照）

〔薬理作用〕　末梢組織中のリポタンパク質リパーゼの活性を増強し，血漿中の中性脂肪の分解を促進させる。また，末梢脂肪細胞中のホルモン感受性リパーゼの活性を抑制し，蓄積脂肪の分解を制御する。この作用によって血漿中の遊離脂肪酸濃度が低下し，ケトン体の生合成も低下するため，抗ケトン作用を発揮する。

〔薬物併用の相互作用〕　グルココルチコイド（プレドニゾロン，デキサメタゾンなど）は，インスリンによる血糖降下作用を減弱させる。アドレナリン，グルカゴン，甲状腺ホルモン，成長ホルモン，卵胞ホルモン，黄体ホルモンなどもインスリンの作用を減弱させる。

〔有害反応〕　最も重大な有害反応は低血糖である。ウシのケトーシス治療において，中間型インスリンを用いた場合，投与後6～8時間でインスリンの最大作用時間となるため，この間に低血糖症状を引き起こすことが多い。

i. パントテン酸 pantothenic acid　（用法・用量 ⇒180頁）

〔薬理作用〕　強肝薬。パントテン酸はビタミンB_5とも呼ばれるビタミン類で，コエンザイムA（CoA）の構成成分として，エネルギー産生，糖質およびタンパク質代謝の他，脂質代謝に重要な役割を果たす。

〔体内動態〕　大部分が未変化体のまま尿中に排泄される。

j. ウルソデオキシコール酸（UDCA）⇒45頁　（用法・用量 ⇒180頁）

〔薬理作用〕　肝機能改善薬。

k. チオプロニン tiopronin　（用法・用量 ⇒180頁）

〔薬理作用〕　合成チオール（SH）化合物。肝機能改善薬。

〔体内動態〕　乳牛にチオプロニン製剤を1日1回10 000 mg，7日間連続静脈内注射したとき，最終投与後15日には血清中からチオプロニンが検出されなくなる。また，乳汁中には36時間後に検出されなくなる[8]。

2）脂肪壊死症

（1）病態生理

〔病態生理〕　脂肪壊死症は腹腔や骨盤腔内の脂肪が変性壊死し，硬固な結節となり，消化管や生殖器などを圧迫し，これらの器官に障害をきたす疾病である。わが国では黒毛和種牛での発生が多い。原因はまだ明確にされていないが，ある種のカビ毒，膵臓の機能障害，末梢循環障害，脂肪酸代謝異常，過酸化反応などが関与していると考えられている。壊死した脂肪組織の圧迫による消化管の通過障害が主な臨床症状になることが多く，食欲減退，腹部疼痛，便秘または下痢などの症状がみられる。

〔治療薬〕　病態生理が明確でないため，確定的な治療法はない。強肝薬イソプロチオランの長期的な投与で脂肪塊の縮小・消失をみる例もある。また，不飽和脂肪酸含量の多いハトムギおよびヨクイニン（ハトムギの脱穀種子）などや抗酸化剤（ビタミンE）の投与も行われている。

（2）各治療薬の薬理作用，体内動態，相互作用，副作用

a. イソプロチオラン isoprothiolane （用法・用量⇒180頁）

〔薬理作用〕 ウシにおいて肝機能障害および脂肪壊死症の治療薬として用いられる。タンパク質生合成の促進により，脂質代謝を含めた肝機能を改善する強肝薬。

〔体内動態〕 経口投与により速やかに消化管から吸収され，主に肝臓に分布する。生体内で加水分解された後，速やかに低分子の化合物に代謝され，尿中や呼気中に排泄される。

3）脂肪肝

（1）病態生理

〔病態生理〕 ウシにおける脂肪肝は通常，低エネルギー状態で発症する飢餓性の脂肪肝である。脂質や糖質の過剰摂取が原因となるヒトやブタあるいはガチョウなどの高栄養性脂肪肝とは病態が異なる。NEB（148頁 参照）では，体脂肪から肝臓に供給される脂肪酸が肝細胞のミトコンドリアでβ酸化されてケトン体に変換され，このケトン体がエネルギー源として利用される。しかし，ミトコンドリアへの脂肪酸の移行はカルニチンを媒介した輸送系によるため，移行には限界がある。このため過剰に脂肪酸が肝細胞に運ばれた場合，脂肪酸は中性脂肪に再合成され，肝細胞に沈着する。この状態がウシの脂肪肝である。沈着脂肪が増加するに従い，肝機能を低下させ，脂質，糖質およびタンパク質の代謝に大きな影響を与え，繁殖，産乳，増体などの生産性を著しく低下させる。

〔治療薬〕 末梢脂肪組織からの脂肪動員の減少，肝臓からの蓄積脂肪排出促進と肝機能の改善を主眼とし，肝機能改善薬（ウルソデオキシコール酸，チオプロニン，イソプロチオランなど）の投与，あるいはビタミン類や補酵素（ビタミンB群，カルニチン，パントテン酸など）を補充する。肝細胞内でのエネルギー代謝および脂質代謝の改善は，肝細胞内の蓄積脂肪の減少につながる。また，脂肪排出促進薬のDL-メチオニンおよびコリンの補充は超低比重リポタンパク質（VLDL）の生合成に寄与し，肝臓からの中性脂肪排出を促進する。

（2）各治療薬の薬理作用，体内動態，相互作用，副作用

　　a. ウルソデオキシコール酸 ⇒45頁　　**b. チオプロニン** ⇒152頁　　**c. イソプロチオラン** ⇒153頁
　　d. グルコース ⇒150頁　　**e. インスリン**（○）⇒152頁　　**f. パントテン酸** ⇒152頁

g. DL-メチオニン DL-methionine （用法・用量⇒181頁）

〔薬理作用〕 脂肪排出促進薬。メチオニンはそれ自体が必須アミノ酸であり，メチル基の供与体として各種アミノ酸の生合成にも関与することから，タンパク質生合成を促進する。脂肪肝においては，肝細胞から蓄積脂肪を排出させるために必要なVLDLの生合成量を増やし，蓄積脂肪の排出を促進する。メチオニンの欠乏による肝機能障害に対してウシへの使用が認可されている。

〔体内動態〕 反芻動物では，メチオニン単独を経口摂取すると第一胃微生物により分解されるため，脂肪酸カルシウムなどで表面処理した製品が使用されている（ルーメンバイパスメチオニン）。D-メチオニンは体内でL-メチオニンに変換されてから作用する。

　　　　ウシ[9]　（L-メチオニン）$t_{1/2}$ 8 min　（D-メチオニン）$t_{1/2}$ 52 min

〔有害反応〕 重度な有害反応は認められない。

　　h．コリン choline

〔薬理作用〕　脂肪排出促進薬。VLDLの構成要素であるリン脂質の供給源となる。メチオニン同様，単体のコリンを反芻動物が摂取すると第一胃微生物により分解されるため，コリン単体を給与する際には，バイパス処置を施した製剤を用いる。

4）和牛の急性肝炎

（1）病態生理

〔病態生理〕　若齢和牛に発症する急性肝炎は，門脈から流入する第一胃内分解産物に対する肝組織の過敏反応に起因すると考えられているが，その詳細な病態生理は解明されていない。また，肉質向上のために行われる低ビタミンA飼育の時期と発症の時期が一致することから，ビタミンAの欠乏状態が発症に関与しているとも考えられている。

〔治療薬〕　デキサメタゾンの投与（5 ～ 10 mg/body）が奏功する。併せて，レチノールパルミチン酸などでビタミンAの補給を行うとともに，各種肝機能改善薬（強肝薬）を投与する。

（2）各治療薬の薬理作用，体内動態，相互作用，副作用

　　a．デキサメタゾン　（○）⇒151頁

　　b．レチノールパルミチン酸 retinol palmitate（レチニルパルミテート）

〔薬理作用〕　ビタミンAの補充。ビタミン類に分類され，レチノール（ビタミンAアルコール）にパルミチン酸がエステル結合した貯蔵型のビタミンAである。

〔3.1）～ 4）水谷　尚〕

5）産褥麻痺（乳熱）

（1）病態生理

〔病態生理〕　分娩後の乳牛では，乳汁中への急激なCa^{2+}移行により血漿中のCa^{2+}濃度が低下しやすく，その程度が著しい場合，意識低下や骨格筋の弛緩麻痺などを主徴とする無熱性の起立不能症を発症する。このような分娩後の低カルシウム血症に起因する起立不能症は，産褥麻痺，乳熱，あるいは分娩性低カルシウム血症と呼ばれる。

　本症は高齢牛，高産次牛，高泌乳能力の乳牛ほど発症しやすい。これは加齢に伴い消化管からのCa^{2+}吸収および骨からのCa^{2+}動員量が減少し，乳量（乳汁中へのCa^{2+}排泄）が増加するためである。特に，分娩前後の乳牛では骨のCa^{2+}吸収が10日間程度，一過性に抑制されて骨からのCa^{2+}の動員ができない。また，分娩前後のストレスや子宮による消化管圧迫などにより消化管運動も低下し，消化管からのCa^{2+}吸収能も低下する。

　　軽度（血漿中Ca^{2+}濃度5.5 ～ 7.5 mg/dL）：歯ぎしり，食欲不振，興奮，四肢筋肉の振戦，後肢のふらつきなどの症状がみられる。

　　中等度（血漿中Ca^{2+}濃度3.5 ～ 6.5 mg/dL）：体温の低下，消化管運動の停止，呼吸数低下，四肢筋肉の弛緩麻痺を示し，伏臥または横臥して起立不能となる。

重度(血漿中Ca^{2+}濃度3.5 mg/dL以下)：脱力，元気沈衰して昏睡状態となり，心拍動の微弱化，呼吸促迫やチアノーゼを呈し，治療しなければ瞳孔散大と対光反射の消失がみられ，数時間以内に死亡する。

罹患牛の70〜80%はカルシウム投与により起立するが，残り20〜30%は治療後も症状が改善せず，ダウナー牛症候群(156頁 参照)へと移行する。

〔治療薬〕　血漿中Ca^{2+}濃度を増加させる目的で，カルシウム製剤(ボログルコン酸カルシウム)を補充する。カルシウム製剤の投与には少なくとも15分以上かける。起立しない場合は12時間ごとに合計3回を限度として追加する。低リン血症や低マグネシウム血症に対してはリン製剤(リン酸ナトリウム)やマグネシウム製剤(硫酸マグネシウム)を補充する。カルシウム塩にリン酸塩を混合する注射薬も普及している。低カルシウム血症の発生予防のためビタミンD_3が使用される。

(2) 各治療薬の薬理作用，体内動態，相互作用，副作用

a. ボログルコン酸カルシウム calcium borogluconate　(用法・用量⇒181頁)

〔薬理作用〕　カルシウムの補充。

〔体内動態〕　体内を循環するカルシウムの約半分が血清タンパク質か陰イオンと結合し，残りがイオン化している。イオン化したカルシウムは細胞間質液を介して骨組織に速やかに取り込まれる。Ca^{2+}は妊娠牛では胎盤を通過し，泌乳牛では乳汁中へも移行する。糸球体濾過されたCa^{2+}の多くは尿細管およびヘンレ係蹄上行脚で再吸収されるので，投与後直ちに尿中に排泄されるのは一部と考えられる。

〔薬物併用の相互作用〕　ジギタリス療法を受けている動物にカルシウムの静脈内注射を行うと不整脈が生じやすいことが知られている。また，ベラパミルなどのCa^{2+}チャネル遮断薬の作用に拮抗することがある。カリウムの補充を受けている動物にカルシウムの静脈内注射を行うと不整脈が起こることがある。ビタミンD_3やその類似体を併用すると高カルシウム血症を起こすことがある。炭酸水素ナトリウムと混合すると沈殿する。

〔有害反応〕　高カルシウム血症。

b. リン酸ナトリウム sodium phosphate

〔薬理作用〕　リン酸の補充。リン酸塩は体内でカルシウム代謝，酸-塩基平衡，ビタミンB群の利用，骨沈着ならびに各種酵素系の作用に関与している。

〔体内動態〕　リン酸塩は静脈内注射後，尿中に排泄されて体内から消失する。糸球体で濾過された量の80%が尿細管から再吸収される。

用法・用量　ウシ：15%リン酸ナトリウム液200 mL/body *i.v.*(リンゲル液やブドウ糖液とともに)

c. 硫酸マグネシウム magnesium sulfate(○)　(用法・用量⇒181頁)

〔薬理作用〕　低マグネシウム血症時におけるマグネシウムの補充。マグネシウムは種々の酵素系の補助因子であり，筋肉興奮および神経化学伝達にも影響する。

〔体内動態〕　マグネシウムは約30〜35%が血漿タンパク質と結合し，残りは遊離イオンとして存在する。静脈内注射後，血清濃度および糸球体濾過量に比例した速度で尿中に排泄される。

〔薬物併用の相互作用〕〔有害反応〕　⇒ 157頁

d.　ビタミンD_3 vitamin D_3 （用法・用量 ⇒180頁）

〔薬理作用〕　血漿中Ca^{2+}濃度の上昇作用。主にビタミンD_3の代謝物の一つである活性型ビタミンD_3（1,25-dihydroxyvitamin D_3）は，消化管におけるカルシウム吸収，腎尿細管におけるカルシウム再吸収，骨の代謝回転を活性化する。産褥麻痺の予防に使用される。

6）ダウナー牛症候群（代謝性）

（1）病態生理

〔病態生理〕　ダウナー牛症候群は広義には起立不能に陥った乳用牛の病的状態をいうが，狭義には乳熱罹患牛がカルシウム製剤による治療後も起立しない病態として定義される。

　乳熱罹患牛では，伏臥状態において体の下敷きになった側の後躯の骨，筋膜，骨格筋および神経が自らの体重で圧迫され虚血状態になる。この状態が長時間持続すると，後躯に虚血性の変性壊死性変化が現れ，後肢の自発的可動が困難になる。このような一部の筋区画における内圧上昇とこれに伴う循環障害ならびに筋や神経の機能障害は，コンパートメント（筋区画）症候群compartment syndromeと呼ばれる。骨格筋の変性や壊死性変化が広範囲かつ重篤であれば，筋肉の構成成分が大量に放出され，挫滅症候群と呼ばれる全身性障害に移行する。多くの症例で低カルシウム血症，低リン血症あるいは低マグネシウム血症がみられる。また，起立不能に伴う骨格筋の損傷程度に応じて，血清中のASTやCK活性値は上昇する。血漿中ならびに尿中ミオグロビン濃度も，骨格筋の損傷程度に伴って増加する。

AST：アスパラギン酸アミノトランスフェラーゼ。グルタミン酸オキサロ酢酸トランスフェラーゼ（GOT）ともいう。
CK：クレアチニンキナーゼ

〔治療薬〕　病初の乳熱の治療にはカルシウム製剤が使用される。その後も起立不能が継続し低リン血症，低マグネシウム血症あるいは低カリウム血症が認められる場合は，リン製剤，マグネシウム製剤あるいはカリウム製剤が使用される。

（2）各治療薬の薬理作用，体内動態，相互作用，副作用

　　　　a.　ボログルコン酸カルシウム，b.　リン酸ナトリウム，c.　硫酸マグネシウム（○）　　　〔a.〜c.⇒155頁〕

〔3.5）〜6）山岸則夫〕

7）グラステタニー

（1）病態生理

〔病態生理〕　グラステタニーは興奮および痙攣などの神経症状を主徴とする。人工牧草地でのマグネシウム含有量の多いマメ科植物の不足，低温多湿の気候による植物のマグネシウム吸収阻害，高タンパク質飼料多給による第一胃内でのアンモニア濃度上昇に基づくマグネシウム吸収阻害，下痢などによる腸管からのマグネシウム吸収阻害などの原因による低マグネシウム血症に由来する。マグネシウムは，Na^+，K^+-ATPase（Na^+ポンプ）などATPを含むすべての酵素反応の補因子であるので，マグネシウムが欠乏すると全身性にカリウムが消耗してしまい様々な病状を発症する。

〔治療薬〕　欠乏したマグネシウムを補うために，硫酸マグネシウムを投与する。多くの場合，低カルシウム血症や，ときに低リン血症を併発していることがあるため，カルシウム製剤（ボログルコン酸カル

シウム)やリン製剤(リン酸ナトリウム)などの治療薬も同時に投与することで効果は向上する。

(2) 各治療薬の薬理作用，体内動態，相互作用，副作用

硫酸マグネシウム（○）（用法・用量 ⇒181頁）

〔薬理作用〕　マグネシウムの補充。

〔体内動態〕　子牛では小腸，成牛では第一胃，第二胃および小腸で吸収されるが，小腸からの吸収はよくないため，低マグネシウム血症の治療で使用する際は静脈内もしくは皮下注射する。血漿中のほとんどのマグネシウムは糸球体で濾過され，糸球体を通過したマグネシウムの大部分がヘンレループ上行脚で再吸収される。

〔薬物併用の相互作用〕　アミノグリコシド系抗生物質と併用すると，神経筋接合部の遮断作用が増強される。

〔有害反応〕　Ca^{2+}拮抗作用により徐脈や血圧低下，神経筋接合部の伝達遮断により心停止に至ることもある。

〔3.7〕佐藤礼一郎

4. 内分泌疾患・繁殖障害の薬物治療

到達目標：内分泌疾患・繁殖障害治療薬を列挙し，作用機序，臨床応用を説明できる。（△）
キーワード：乳房炎，乳房注入剤，発情同期化，排卵同期化，ジノプロスト($PGF_{2\alpha}$)，黄体ホルモン，黄体遺残，卵巣静止，卵胞嚢腫，黄体嚢腫，排卵誘起，鈍性発情，分娩誘起，子宮収縮薬，β_2アドレナリン受容体作動薬

1) 乳房炎

(1) 病態生理

〔病態生理〕　乳房炎は乳腺組織や乳管で起こる炎症性疾患で，主に細菌感染が原因で起こる。症状の有無により臨床型乳房炎と潜在性乳房炎に分類される。さらに，臨床型乳房炎は炎症の程度と経過によって甚急性乳房炎，急性乳房炎，慢性乳房炎に分類される。乳房炎でみられる乳汁の変化としては，乳量の減少，乳質の悪化，乳汁への細菌混入，体細胞数の増加，炎症産物の出現があり，臨床型乳房炎では乳房の腫脹，硬結，発赤，疼痛が認められる。全身症状としては，発熱，食欲低下，反芻の減退，心拍数の増加が認められ，経過が進行すると起立不能から死に至る。

原因菌としてはブドウ球菌群，レンサ球菌群，大腸菌群，マイコプラズマ，真菌があり，これらは感染の様式により，ウシからウシへの感染が主体となる伝染性病原体と，環境に常在して汚染源が乳頭へ接触することで感染が起こる環境性病原体に分けられる。

〔治療薬〕　病勢の判定に基づいて全身性あるいは乳房局所の治療を行う。全身性の治療は，原因菌に合わせて抗菌薬，抗真菌薬，抗炎症薬を使用し，臨床症状に合わせて輸液あるいは，補助療法として脂質および糖質代謝機能改善薬(チオプロニン，ウルソデオキシコール酸など)を選択する。乳房局所に対する治療としては，原因菌に対して有効な抗生物質(ペニシリン，ストレプトマイシン，セファゾリン，

セフロキシム，エリスロマイシン，オキシテトラサイクリン，ジクロキサシリン，リンコマイシンなど)の乳房注入剤が使用される。また，抗炎症作用をもつグリチルリチン酸を主成分とした乳房注入剤も抗生物質と併用されることがある。酵母様真菌による乳房炎では，希釈したポビドンヨードを乳房内に注入する。搾乳前にオキシトシンを投与することで，泌乳の促進とともに乳房内の凝固物や病原微生物，毒素の排出を促すこともある。

(2) 各治療薬の薬理作用，体内動態，相互作用，副作用

a. グリチルリチン酸 glycyrrhizin　（用法・用量 ⇒181頁）

〔薬理作用〕　抗炎症作用。グリチルレチン酸に2個のグルクロン酸がついたトリテルペン配糖体で，炎症の発現部位に作用してヒスタミンやロイコトリエンなどの炎症誘起因子の産生を抑制する。

〔体内動態〕　乳房内に注入後，大部分は24時間以内に乳汁中に排泄される。72時間後には残留基準値以下まで減少する。体内に吸収されたグリチルリチン酸は，尿中に排泄される[10]。

b. ポビドンヨード povidone-iodine（○）

〔薬理作用〕　感染粘膜の消毒。ヨウ素にポリビニルピロリドンを結合させた水溶性の複合体。殺菌作用は，遊離ヨウ素の酸化作用により発揮され，グラム陰性菌，芽胞形成菌，酵母様真菌，ウイルスに対しても有効。塗布後30〜60秒程度で最も高い効果を示す[11]。搾乳後，乳頭に塗布または噴霧する。

〔体内動態〕　ポビドンヨードから遊離したヨウ素は消化管内の食物により酸化されてヨウ化物となり，吸収されたのちに主に尿中に排泄される。一方，ポリビニルピロリドンは吸収されずに排泄される[12]。

〔有害反応〕　ヨード過敏症，皮膚の掻痒感，甲状腺機能異常。

c. オキシトシン　（○）⇒163頁

2) 発情同期化

(1) 病態生理

〔病態生理〕　発情同期化とは，人為的な処置によって雌動物の発情を数日の間に集中させて発現させることで，広義には発情だけでなく排卵時間の同期化を含めることもあるが，狭義には処置の目的により発情同期化と排卵同期化に分類される。繁殖業務の省力化，発情発現率の向上，計画的生産，胚移植への応用などを目的として行われる。また，近年では家畜の発情発現率が低下傾向にあることから，無発情あるいは鈍性発情に対する治療として用いられる。

〔治療薬〕　発情同期化処置としては，ジノプロスト（$PGF_{2\alpha}$）あるいはその類縁化合物（クロプロステノール，エチプロストン）を用いた黄体退行法（図3-3）と，黄体ホルモン（プロゲステロン）を用いた卵胞成熟と排卵抑制による方法（図3-4）がある。黄体退行法は卵巣内に機能的黄体が存在する場合にのみ有効である。プロゲステロンはシリコン製ゴムに含ませて腟内徐放型として用いる。腟内徐放（留置）型プロゲステロンを用いた発情同期化処置では，7〜14日間のプロゲステロン処置後にこれを抜去し，続けてジノプロストを投与することで，発情が短期間かつ高率に発現する。

　排卵の同期化処置には，性腺刺激ホルモン放出ホルモン（GnRH）類縁化合物（酢酸フェルチレリン，酢酸ブセレリン）とジノプロストまたはその類縁化合物を用いたOvsynch法（図3-5），プロゲステロンに加え，GnRH類縁化合物またはエストラジオール，あるいはジノプロストまたはその類縁化合物を組み

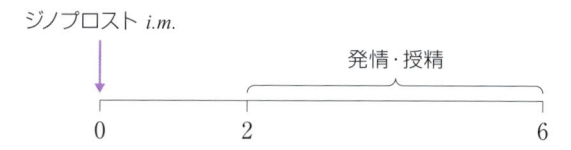

図3−3　ジノプロストあるいはその類縁化合物を用いた発情同期化（黄体退行法）

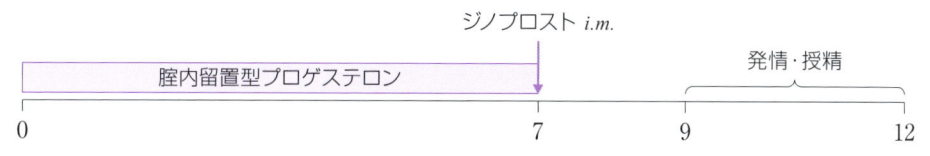

図3−4　腟内留置型プロゲステロン製剤を用いた発情同期化

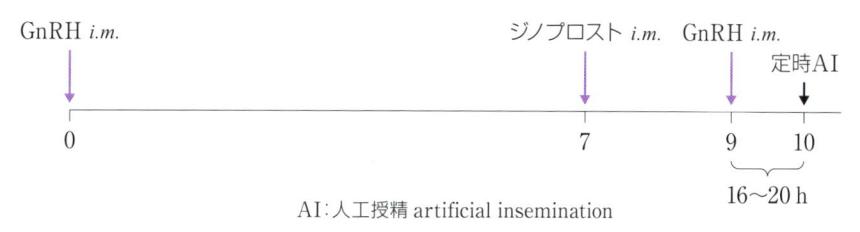

AI：人工授精 artificial insemination

図3−5　GnRH類縁化合物とジノプロストあるいはその類縁化合物を用いた排卵同期化（Ovsynch法）

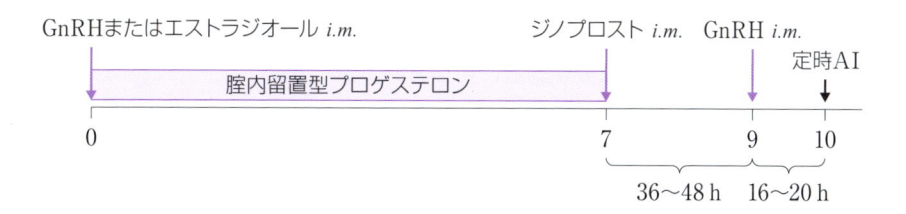

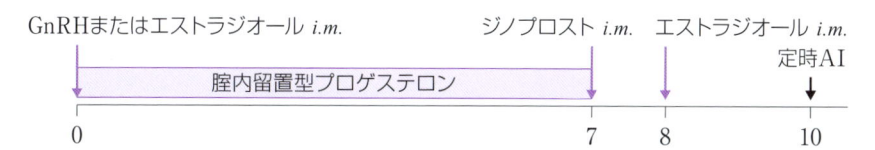

ジノプロスト（$PGF_{2\alpha}$）：ウシでは15〜25 mg/body *i.m.*，ブタでは 5〜10 mg/bodyを *i.m.*
GnRH（性腺刺激ホルモン放出ホルモン）：ウシでは酢酸フェルチレリン200 μg/bodyを *i.m.*
エストラジオール：安息香酸エストラジオール0.5〜2 mg/bodyで *i.m.*

図3−6　腟内留置型プロゲステロン製剤と他の薬物を組み合わせた排卵同期化

合わせた方法（図3−6）が考案されており，これらの薬物を組み合わせることで排卵時間を同期化させ，発情発現を確認することなく定時に人工授精を行うことが可能である。

（2）各治療薬の薬理作用，体内動態，相互作用，副作用

a. ジノプロスト（$PGF_{2\alpha}$）dinoprost（○） （用法・用量 ⇒181頁）

〔薬理作用〕　黄体退行作用，子宮収縮作用。排卵後 5 日以降の黄体期にあるウシに投与すると，卵巣に

存在する黄体が退行しプロゲステロンの分泌を低下させ，卵胞の発育を促進して発情および排卵を誘起する。また，子宮の平滑筋に作用して顕著な子宮収縮を起こす。ウシでは発情同期化処置の他，分娩誘起，黄体遺残や子宮蓄膿症などの繁殖障害の治療に，ブタでは分娩誘起に用いられる。

〔体内動態〕　卵巣静脈にコイル状に巻きついている卵巣動脈へ対向流機構によって卵巣に運ばれる。このため，子宮内注入では全身循環を経由せずに直接的に卵巣に到達して黄体を退行させると考えられている。生体内では速やかに代謝される[13]。

〔薬物併用の相互作用〕　オキシトシンは子宮収縮作用をもつため，分娩誘起処置に併用すると過剰な陣痛を起こすことがある。

〔有害反応〕　流涎，呼吸促迫，発汗，血圧上昇。妊娠中の使用により流産を起こす。

b．クロプロステノール cloprostenol （用法・用量⇒181頁）

〔薬理作用〕　ジノプロストの類縁化合物。黄体退行作用。通常はラセミ体として合成され，$PGF_{2\alpha}$様の子宮収縮作用および黄体退行作用などの生理活性を有する。ラセミ体の他，d−クロプロステノールの製剤がある。ウシでは発情同期化や黄体退行遅延の治療に，ブタでは分娩誘起に用いられる。

〔体内動態〕　速やかに代謝され，糞便あるいは尿中に排泄される。乳汁中への排泄は1％未満であり，すべての臓器で投与後24時間以内には検出限界以下まで低下する[13, 14]。

〔有害反応〕　流涎，呼吸促迫，発汗。妊娠中の使用で流産を起こす。

c．エチプロストン etiproston （用法・用量⇒181頁）

〔薬理作用〕　ジノプロストの類縁化合物。黄体退行作用。筋肉内注射により投与され，ウシでは発情同期化や黄体退行遅延の治療に，ブタでは分娩誘起に用いられる。

〔体内動態〕　速やかに代謝され，6時間以内に50％が尿中に排泄される。48時間以内に尿中へ65％，糞便中に35％が排泄される[13, 15]。

　　　ウシ（単回5 mg/body *i.m.*）[15]　　　T_{max} 2.0 h，$t_{1/2}$ 2.5 h，24 hで検出限界以下。
　　　ブタ（単回1.7 mg/body *i.m.*）[15]　　T_{max} 0.5 h，$t_{1/2}$ 1.6 h，12 hで検出限界以下。

〔有害反応〕　目立った報告はない[15]。

d．プロゲステロン progesterone（○） （用法・用量⇒181頁）

〔薬理作用〕　黄体ホルモン製剤。発情抑制作用。卵巣内の黄体から分泌されて子宮および卵管の弛緩や，視床下部に作用して黄体形成ホルモン（LH）や卵胞刺激ホルモン（FSH）の分泌を抑制して卵胞の成熟および排卵を抑制する。産業動物では主に腟内徐放型として用いることにより，プロゲステロンの有効血漿中濃度を長時間維持する。発情同期化，卵巣静止および鈍性発情の治療に用いられる。

〔体内動態〕　経口投与で腸管から吸収され，肝臓で大部分が急速に代謝される。筋肉内注射では，投与後4～8時間にC_{max}に達し，以後は漸減して72時間以内には血漿中から消失する。一方，腟内徐放型として用いた場合には6～12時間でC_{max}を示し，その後は緩徐な低下を示すが高濃度を維持し，徐放型抜去12時間以内には生理的濃度まで低下する[13]。

〔薬物併用の相互作用〕　発情同期化処置では，腟内徐放型プロゲステロン挿入時のエストラジオールあるいはGnRH類縁化合物の投与は，挿入時に存在する卵胞の閉鎖退行を起こすことで卵胞波のコントロールが可能となる。腟内徐放型プロゲステロン抜去時にジノプロストまたはその類縁化合物を投与する

と，抜去時に存在する黄体が退行し血漿中プロゲステロン濃度がより急速に低下する。また，腟内徐放型プロゲステロン抜去後のエストラジオールの投与は，エストラジオール濃度の上昇により発情発現率を増加させ，GnRH類縁化合物の投与はLHサージの誘起により排卵時期を短縮させる。

〔有害反応〕　発熱や一過性の乳量低下がみられることがある。腟内徐放型では腟炎がみられることがある。

e. フェルチレリン fertirelin　(用法・用量 ⇒181頁)

〔薬理作用〕　排卵促進作用。GnRHの類縁化合物で，フェルチレリン酢酸塩として投与され，GnRHと同様に下垂体前葉からFSHとLHを分泌させる。ヒト絨毛性ゴナドトロピン(hCG)やウマ絨毛性ゴナドトロピン(eCG)と比較して分子量が小さいことから，抗体が形成される可能性が低い。排卵促進作用の他，卵胞嚢腫などの排卵障害や卵巣静止の治療に用いられる。主に排卵同期化処置として，プロゲステロンやジノプロストまたはその類縁化合物と併用して定時人工授精に用いられる。

〔体内動態〕　投与後は速やかに吸収され，尿中に排泄される。$t_{1/2}$は短く，血漿中からは24時間以内に1％未満まで消失する[13, 14]。

〔有害反応〕　投与後に全身の皮膚あるいは粘膜に発疹がみられることがある。

f. ブセレリン buserelin　(用法・用量 ⇒181頁)

〔薬理作用〕　排卵促進作用。GnRHの類縁化合物。フェルチレリンと同様に，排卵障害や卵胞発育障害の治療にも用いられる。

〔体内動態〕　投与後は速やかに吸収され，尿中に排泄される。$t_{1/2}$は短く，24時間以内に血漿中から消失する[13, 16]。

〔薬物併用の相互作用〕　他剤との併用は禁忌や有害反応が不明なため避ける。

g. エストラジオール estradiol(○)　(用法・用量 ⇒181頁)

〔薬理作用〕　卵胞ホルモン(エストロゲン estrogen)の一つで，最も強い生理活性をもつ。安息香酸塩が使用される。雌動物の発情を誘起し，副生殖器の発育と機能を促進する。正のフィードバック機構により下垂体からのLHサージを促す。発情誘起，子宮頚管拡張，子宮内異物の除去などの治療にも用いられる。

〔体内動態〕　安息香酸エストラジオールは生体内で速やかにエストラジオールに変換されると考えられる[13]。

〔薬物併用の相互作用〕　グルココルチコイドの作用を増強することがある。

〔有害反応〕　過剰量または長期投与で卵巣嚢腫，思牝狂，流産，卵巣萎縮，発情周期の停止および子宮蓄膿症が起きる場合がある。

〔(4.1)〜2)　安藤貴朗〕

3) 卵巣嚢腫

(1) 病態生理

a. 卵胞嚢腫

〔病態生理〕　卵胞嚢腫は，卵胞が排卵することなく成熟卵胞の大きさを超えて大きくなり，卵胞壁は黄体化することなく長く存続する(数週間から数カ月間)状態をいう。持続性または頻発性あるいは不定期

の発情や発情徴候を示すものと，反対に無発情になるものがあり，最近は無発情のものが多い。ウシの卵胞嚢腫は，下垂体前葉のFSH分泌機能の亢進，またはLH分泌機能の低下による両ホルモンの分泌機能の不均衡が直接の原因で生じる。また，ストレスにより下垂体前葉における副腎皮質刺激ホルモン（ACTH）の過剰放出が起こり，その結果起こる性腺刺激ホルモン（GTH）の分泌異常も原因となる。

〔治療薬〕　排卵を誘起して黄体形成を図る，あるいは排卵を誘起できなくても黄体化を促進する目的でhCG，FSH，GnRH製剤が用いられ，さらに，外因的に黄体期を作出するためにプロゲステロンが用いられる。

b. 黄体嚢腫

〔病態生理〕　黄体嚢腫は，卵胞が排卵することなく正常範囲を超えて異常に大きくなり，卵胞壁が黄体化し，長く存続する状態をいう。通常，無発情あるいは不定期の発情や発情徴候を示す。ウシの黄体嚢腫は，卵胞嚢腫と同様に下垂体前葉のFSH分泌過剰あるいはLH分泌機能の低下が直接の原因で生じる。

〔治療薬〕　卵胞嚢腫と同様にhCG，GnRH類縁化合物またはプロゲステロンが用いられる。また，ジノプロストまたはその類縁化合物の投与も有効である。

（2）各治療薬の薬理作用，体内動態，相互作用，副作用

a. ヒト絨毛性ゴナドトロピン human chorionic gonadotropin（hCG）　（用法・用量 ⇒181頁）

〔薬理作用〕　黄体形成ホルモン（LH）とほぼ同様な生物学的作用を示す。したがって，妊娠初期における胚着床時において黄体のLHレセプターに結合してプロゲステロン分泌を刺激する。また，LH様作用を有することから，雌家畜における黄体機能刺激や排卵誘起などに利用される。

〔薬物併用の相互作用〕　血清性性腺刺激ホルモンと併用すると過剰排卵を起こし，多胎妊娠することがある。

〔有害反応〕　反復投与により，抗ホルモン抗体が産生され効果が減弱することがある。また，過敏症反応を起こすおそれがある。

b. 卵胞刺激ホルモン follicle-stimulating hormone（FSH）　（用法・用量 ⇒181頁）

〔薬理作用〕　卵胞の発育を促進し，LHと共同で成熟卵胞への発育，エストロゲン分泌を促進する。卵胞嚢腫，排卵障害および卵胞発育障害の治療，ならびに過剰排卵誘起にも利用される。

〔薬物併用の相互作用〕　FSHを処方した後，さらにhCG製剤を投与した場合，血栓塞栓症などを伴う重篤な卵巣過剰刺激症候群が現れることがある。

〔有害反応〕　血栓塞栓症，多胎妊娠を起こすことがある。

4）鈍性発情

〔病態生理〕　鈍性発情とは，卵胞の発育・成熟，排卵およびその後の黄体形成・退行の卵巣周期は正常に進行するが，卵胞が発育・成熟して排卵する時期に発情が発現しない状態をいう。発情徴候は弱いものから認められないものまで様々である。性腺刺激ホルモン分泌の異常，エストロゲンやプロゲステロン分泌の異常，あるいはエストロゲンとプロゲステロンの量的不均衡，発情発現に関与する神経のエストロゲンに対する感受性閾値の上昇（一定濃度以上のプロゲステロンが一定期間感作することが必要），

心理的要因などの感作が原因で生じる。

〔治療薬〕　ウシでは排卵後5日以降の黄体期にジノプロストまたはその類縁化合物を投与して黄体を急激に退行させると明瞭な発情が発現する。その他，ウシでは腟内除放型プロゲステロンまたはその類縁体を一定期間留置することにより，抜去後数日のうちに発情が発現する。

5）分娩誘起

（1）病態生理

〔病態生理〕　分娩誘起とは，胎膜水腫，長期在胎の場合や管理の省力などの目的で，分娩時期を人為的にコントロールすることである。

〔治療薬〕　ウシではデキサメタゾンやフルメタゾンなどのグルココルチコイドを筋肉内注射する。分娩予定の2週前以降なら24～72時間で娩出される。ジノプロストまたはその類縁化合物では投与後24～72時間で分娩が誘起される。ジノプロストは有害反応が強いが，有害反応の比較的弱い誘導体であるフルプロステノールを投与すると約4時間で分娩するが，難産が起こる可能性も高い。

　ブタの場合，デキサメタゾンは投与後分娩開始までの時間にバラツキが大きいことから，ジノプロストまたはその類縁化合物がもっぱら使用される。

　ヒツジおよびヤギはウシと同様にデキサメタゾンとジノプロストまたはその類縁化合物との併用により分娩誘起が可能であるが，新生子の死亡率はやや高い。

　子宮収縮薬オキシトシンは陣痛微弱，分娩誘起，分娩後の弛緩性出血の治療，子宮腔内貯留物の排出などに用いる。

（2）各治療薬の薬理作用，体内動態，相互作用，副作用

a. デキサメタゾン（○）（76頁も参照）

〔薬理作用〕　グルココルチコイド。末梢血中のプロゲステロンの低下とエストロゲンの増加を起こし，分娩を発来させる。

〔体内動態〕〔有害反応〕　⇒ 151頁

b. オキシトシン oxytocin（○）　（用法・用量⇒181頁）

〔薬理作用〕　子宮収縮薬。子宮平滑筋のオキシトシン受容体に結合して収縮力と収縮頻度を増加させる。子宮筋のオキシトシン感受性はエストロゲンにより増大し，プロゲステロンにより低下する。妊娠末期や分娩直前・直後は黄体の退行と胎盤機能の低下により血中プロゲステロン濃度が減少し，子宮筋のオキシトシン感受性は最大となる。

〔体内動態〕　ペプチドであるため$t_{1/2}$は短い（ウシ　約4 min）

〔薬物併用の相互作用〕　子宮に収縮を起こすスパルテインとの併用を避ける。

〔有害反応〕　子宮に律動性収縮を起こすことがあるので，妊娠などにより子宮頚管が緊縮している場合には投与しない。また，血圧降下に伴うショックや胎盤循環不全が起こることがある。

6) 難　産

(1) 病理生理

〔病態生理〕　難産とは自力では自然分娩できず，助産を必要とするものをいう。

〔治療薬〕　胎子が生存している場合は，30分間で整復困難な場合は，速やかに帝王切開術により摘出する。子宮が収縮していると手術が困難となるため，手術の開始に先立って子宮弛緩薬を投与する。子宮弛緩薬としてβ_2アドレナリン受容体作動薬であるクレンブテロールおよびリトドリンがある。

(2) 各治療薬の薬理作用，体内動態，相互作用，副作用

クレンブテロール clenbuterol （用法・用量⇒181頁）

〔薬理作用〕　子宮平滑筋上に存在するβ_2アドレナリン受容体に作用し，cAMP-プロテインキナーゼA系の活性化を介して，子宮筋を弛緩させる。弛緩作用の程度はβ_2アドレナリン受容体に依存するが，妊娠期にこの受容体の量が増加する。難産の原因となる胎子失位，子宮捻転，帝王切開，子宮脱の治療に用いる。

〔体内動態〕　大部分が未変化体として尿中および胆汁中に排泄される。

〔薬物併用の相互作用〕　他のβ_2アドレナリン受容体作動薬および血管拡張薬との併用で薬効や有害反応が強まるおそれがある。オキシトシンの効果に拮抗する。

〔有害反応〕　子宮出血が認められる場合がある。また，頻脈を起こすことがある。

〔4.3)～6) 大滝忠利〕

5. 運動器疾患の薬物治療

到達目標：運動器疾患治療薬を列挙し，作用機序，臨床応用を説明できる。(△)

キーワード：後肢の麻痺，挫滅症候群，NSAIDs，趾間フレグモーネ，ロイコトキシン，セフェム系抗生物質，白筋症，活性酸素，過酸化脂質，ビタミンE，セレン，グルタチオンペルオキシダーゼ

1) ダウナー牛症候群(外傷性)

(1) 病態生理

〔病態生理〕　主に乳用牛が分娩直後の乳熱によらない起立不能または起立困難を呈したもので，分娩の数日前から分娩後1週間以内で発症する。乳熱とは異なり，グルコン酸カルシウム製剤の静脈内注射では改善が認められない。分娩直後の低カルシウム血症に対する治療の遅れや，大腸菌性乳房炎によるエンドトキシンショック，過大子娩出などの難産による閉鎖神経麻痺が関与することもある。また，滑走や転倒による骨折，股関節脱臼，内転筋損傷により起立困難な状態の持続が原因となることもある。主に後肢の麻痺によるものであり，前肢には異常がみられない。起立不能時の自らの体重負荷によって後躯領域が圧迫を受け，神経や骨格筋が虚血に陥る挫滅症候群も要因になる。通常，後躯領域の虚血性障害に起因して起立不能が持続するが，起立不能以外の臨床症状は特に深刻ではなく，意識明瞭で横臥し

たまま頭を持ち上げ肩にのせる特異な姿勢(乳熱姿勢)をとる。起立しようとして後肢のもがきや急激な開張によって倒れ込みが生じ，より病状を悪化する危険性が高いために脚幅を固定するカウホップル(足枷)を装着することが望ましい。

〔治療薬〕　乳熱や大腸菌性乳房炎に継発した場合にはそれぞれの原因に対する治療を行う(154, 157頁参照)。また，閉鎖神経麻痺などの運動器系疾患に基づく場合には，抗炎症治療としてアントラニル酸系**NSAIDs**(フルニキシンメグルミン)やグルココルチコイド(デキサメタゾンなど)を連用する。

(2) 各治療薬の薬理作用，体内動態，相互作用，副作用

- **a. デキサメタゾン**（○）⇒76, 151頁　　**b. プレドニゾロン**（○）⇒75, 108, 151頁
- **c. ボログルコン酸カルシウム，d. リン酸ナトリウム，e. 硫酸マグネシウム**（○）（c.～e.⇒155頁）
- **f. フルニキシンメグルミン**（○）（用法・用量⇒182頁）

〔薬理作用〕　⇒78頁

〔体内動態〕　ウシ　　$t_{1/2}$　8 h

〔薬物併用の相互作用〕　高いタンパク質結合率を有する物質と併用すると，血漿タンパク質との結合で拮抗するため，毒性作用がみられることがある。他の抗炎症薬との併用で消化器系の有害反応が発現，あるいは増強することがある。ステロイド系，非ステロイド系にかかわらず，他の解熱・鎮痛・抗炎症薬との併用は禁忌。

〔有害反応〕　出血，消化管潰瘍，ショック，アナフィラキシー様症状，沈うつ。

2) 趾間フレグモーネ

(1) 病態生理

〔病態生理〕　趾間フレグモーネは趾間壊死桿菌症，趾間腐爛または股腐れとも呼ばれる*Fusobacterium necrophorum*を病原菌とするウシの蹄皮膚感染症である。牛床環境が湿潤，不衛生，固い床面など，劣悪な環境下において，趾間隙皮膚の外傷から*F. necrophorum*が侵入してロイコトキシンを産生し，蹄間部に壊死とフレグモーネを引き起こす。また，*Porphyromonas asaccharolytica*(*Bacteroides melaninogenicus*)が膿瘍形成や白血球の貪食能低下をもたらし，趾間フレグモーネの発症に関与する。

〔治療薬〕　初期では罹患部の洗浄，ヨード系薬による消毒，木タール，蹄病軟膏やブロメライン軟膏を塗布する。蹄冠部の腫脹が著しい重症例では，治療的削蹄を行って排膿を促し，抗菌薬の全身または局所投与を行う。特にセフェム系抗生物質(セフチオフルなど)の全身投与が有効である。

(2) 各治療薬の薬理作用，体内動態，相互作用，副作用

a. ブロメライン bromelain

〔薬理作用〕　システインプロテアーゼ。アルギニンとアラニン，アラニンとグルタミンのアミノ酸結合を加水分解することによりタンパク質を分解し，創傷面の壊死組織を分解，除去，清浄化する。

〔薬物併用の相互作用〕　ロイペプチンなどのセリン，システインおよびスレオニンプロテアーゼ阻害薬，水銀化合物などのシステイン残基修飾試薬によって薬効が阻害される。

〔有害反応〕　まれに出血，搔痒，蕁麻疹，発赤，腫脹などの皮膚症状。

b. セフチオフル ceftiofur （用法・用量 ⇒182頁）

〔薬理作用〕　セフェム系抗生物質。β-ラクタマーゼ産生菌を含むグラム陽性菌，グラム陰性菌に有効な広域スペクトラムを有し，その殺菌作用は他のセフェム系抗生物質と同様に細菌の細胞壁生合成阻害による。

〔体内動態〕　セフチオフルをブタに筋肉内注射した際の$t_{1/2}$は14.5 h[17]であり，ウシに静脈内注射した場合の$t_{1/2}(\beta)$は15.3 h[18]。吸入薬として使用した際の体内動態などは不明。

〔有害反応〕　まれに過敏症を起こすことがある。

〔5.1)〜2) 鈴木一由〕

3）白筋症

（1）病態生理

〔病態生理〕　白筋症はビタミンEとセレンの欠乏により筋組織の生体膜に過酸化障害が生じ，結果として心筋や骨格筋の変性をきたす疾患である。細胞は代謝過程において活性酸素を産生する。この活性酸素は生体膜を構成している脂質内の多価不飽和脂肪酸に作用して過酸化脂質を産生し，この過酸化脂質により生体膜が変性する。日本の土壌の特性や飼養環境では，ビタミンEおよびセレンが要求量に対して欠乏する傾向にあるため，白筋症を発症しやすい。

〔治療薬〕　活性酸素除去を目的として不足しているビタミンEおよびセレンを補給する。H_2O_2をH_2Oに代謝し過酸化脂質を還元するグルタチオンペルオキシダーゼ(GSH-Px)はセレン含有酵素であり，その抗酸化能はセレンに強く依存する。ビタミンEとセレンは協調して抗酸化作用を発揮して細胞を保護する。

（2）各治療薬の薬理作用，体内動態，相互作用，副作用

a. ビタミンE vitamin E（トコフェロール tocopherol）（用法・用量 ⇒182頁）

〔薬理作用〕　抗酸化作用。細胞膜において，活性酸素を除去することにより抗酸化作用を示す。

〔体内動態〕　経口的に摂取した際は，腸管において吸収される。血漿中ではリポタンパク質と結合し輸送される。

〔薬物併用の相互作用〕　ビタミンEの抗酸化作用は，セレンが共存することで増強される。

〔有害反応〕　全身的なアナフィラキシー様症状，注射部位に痒覚，硬結，発赤，腫脹などが起こることがある。

b. ビタミンE・セレン合剤 vitamin E/selenium medical compound　（用法・用量 ⇒182頁）

〔薬理作用〕　抗酸化作用。ビタミンEの抗酸化作用と，セレンのH_2O_2をH_2Oに代謝し過酸化脂質を還元する作用により，相乗的に抗酸化作用を示す。

〔体内動態〕　ビタミンEは上記のとおり。セレンを含むGSH-Pxは赤血球内に取り込まれ，H_2O_2を除去した後，血漿中に放出されセレンタンパク質に取り込まれる。

　用法・用量　乾乳牛(予防)：1〜2 mL/50 kg，分娩2カ月前と1カ月前の2回

　　　　　　　新生子牛 ⇒182頁

〔有害反応〕　アナフィラキシー様症状，元気減退，食欲不振，疝痛，発汗，注射部位の疼痛，腫脹，硬結。

〔5.3) 佐藤礼一郎〕

6. 呼吸器疾患の薬物治療

> 到達目標：呼吸器疾患治療薬を列記し，作用機序，臨床応用を説明できる。（△）
>
> キーワード：咽頭炎，喉頭炎，子牛の壊死性喉頭炎，グルココルチコイド，NSAIDs，フルニキシンメグルミン，気管炎，気管支炎，気管狭窄症，気管支狭窄症，鎮咳薬，気管支拡張薬，気管虚脱，牛呼吸器病症候群，β-ラクタム系抗生物質，ペニシリン系抗生物質，セフェム系抗生物質，アミノグリコシド系抗生物質，マクロライド系抗生物質，リンコサミド系抗生物質，テトラサイクリン系抗生物質，サルファ薬系抗菌薬，チアンフェニコール系抗菌薬，キノロン系抗菌薬，フルオロキノロン系（ニューキノロン系）抗菌薬，第一選択薬，第二選択薬，濃度依存型抗菌薬，PAE，PK/PDパラメータ，時間依存型抗菌薬

1）ウシの上部気道感染症

（1）病態生理

〔病態生理〕　咽頭炎と喉頭炎に分類され，ウイルス性と細菌性がある。ウシでの臨床徴候は非特異的であり，牛伝染性鼻気管炎（IBR）の角膜炎や眼結膜充血などの特異的所見を除いて，臨床徴候から病因を診断することはほとんど不可能である。上部気道感染症は結果として肺の防御機構を障害し，下部気道の二次的な細菌感染を罹患するリスクがあり，これらを念頭に治療や予防にあたる必要がある。臨床症状は，急性上部気道炎症の症状に加えて嗄声，声帯周囲の炎症が特徴的である。咽喉頭疼痛，鼻汁漏出，流涎，下顎と咽頭後リンパ節の腫脹，吸気性雑音，気管狭窄による笛音，発咳を呈し，重度では呼吸困難を呈する。上部気道感染症の原因としてウシヘルペスウイルス1，ウシアデノウイルス，ウシパラインフルエンザウイルス3，ウシRSウイルスおよびウシ悪性カタル熱ウイルスなどのウイルス，*Fusobacterium necrophorum*, *Corynebacterium pyogenes*, *Histophilus somni*, *Pasteurella*属菌などが起因微生物として報告されている。また，*Arcanobacterium pyogenes*, *Actinobacillus*属，*Fusiformis necrophous*もしばしば検出される。

　子牛の壊死性喉頭炎は，飼料中の*F. necrophorum*が粘膜損傷部から侵襲して喉頭潰瘍が形成されたものであり，子牛のジフテリア症ともいう。急性経過を特徴とし，疼痛を伴う湿性の咳嗽としばしば重篤な呼吸困難を呈する。数日かけて状態が増悪した子牛では，呼気および吸気時，あるいはどちらか一方で呼吸困難症状が明確になる。

〔治療薬〕　栄養状態の改善と抗菌薬療法が中心になる。牛伝染性鼻気管炎（IBR）ウイルス感染動物においてグルココルチコイドは防御機構を弱めるために禁忌であるが，サリチル酸系NSAIDsのアスピリンやオキシカム系NSAIDsのメロキシカムなどは解熱および食欲の改善に有効である。食欲不振や嚥下困難，過度の疼痛があるときにはフルニキシンメグルミンなどのアントラニル酸系NSAIDsの投与が望ましい。グルココルチコイドとリンコマイシンを併用した治療を行う場合，グルココルチコイドは漸減投与法を取る。呼吸器系疾患の罹患群を隔離し，健常動物への感染の予防，特に呼吸器系の5種混合ワクチンなどによる予防が肝要である。壊死性喉頭炎の治療にはサルファ薬，ベンジルペニシリン（プロカイン塩）がよく用いられるが，ストレプトマイシン，オキシテトラサイクリンも有効である。非経口

抗菌薬療法ではベンジルペニシリン（プロカイン塩）またはスルファジミジンを投与する。

（2）治療薬の薬理作用，体内動態，相互作用，副作用

a. アスピリン（○）⇒77頁　　**b.** メロキシカム（○）⇒79頁

c. フルニキシンメグルミン（○）⇒78，165頁，197頁　　**d.** プレドニゾロン（○）⇒75頁

e. ベンジルペニシリン benzylpenicillin（プロカイン塩procaine）（用法・用量⇒182頁）

〔薬理作用〕　ペニシリン系抗生物質。細菌の細胞壁生合成阻害により殺菌的に作用する。水に難溶なプロカイン塩の懸濁剤として筋肉内注射されるが，注射部位の残留が長くなるため休薬期間は長くなる。

f. スルファジミジン sulfadimidine

単剤はなく，ブタのマイコプラズマ肺炎，萎縮性鼻炎用にクロルテトラサイクリンとの合剤があるのみ。単剤での詳細な体内動態は検討されていない。

2）ウシの下部気道感染症

（1）病態生理

a．気管炎および気管支炎

〔病態生理〕　気管炎および気管支炎は，気管および気管支，喉頭粘膜の炎症にとどまらず，鼻粘膜に及ぶことがしばしばある。気管炎および気管支炎は肺疾患から波及し，細菌およびウイルス感染性のものが多い。急性から慢性へ移行すると気管支の形態変化を伴う。気管支炎は明確な診断基準がなく，呼吸器症状と肺炎の否定によって行われる。したがって，微生物の感染により気管支粘膜に炎症が生じ，喀痰を伴う咳がみられる状態を気管支炎という。

〔治療薬〕　ウイルス性であることが多いために，必ずしも抗菌薬が奏功するわけではない。しかし，動物を安静にし，栄養状態の改善に努めると同時に，細菌の二次感染予防を目的とした広域スペクトルの抗菌薬を投与する。

b．気管狭窄症，気管支狭窄症

〔病態生理〕　気管狭窄症または気管支狭窄症は，気管または気管支の一部の内腔が通常に比べて狭く細くなった病態である。寒冷感作，アレルギー性または喘息などで一過性に気管内腔が狭くなることもあるが，これは気管支平滑筋が一時的に収縮するものであり，狭窄は可逆的である。一方，気管支狭窄症は恒久的なものであり，慢性炎症による気管腔内の肥厚と，外部からの気管の圧迫などが原因となる。

〔治療薬〕　狭窄の程度が軽く呼吸器症状が軽度な場合，末梢性鎮咳薬，気管支拡張薬，広域スペクトルの抗菌薬を投与する。気管内腔の炎症性閉塞（または狭窄）に対する治療は末梢性鎮咳薬であるアセチルシステイン，吸入用セフチオフル，および適切な気管支拡張薬を噴霧する。気管支拡張薬はイプラトロピウムの吸入，およびアミノフィリンまたはアトロピンを全身投与する。

c．気管支拡張症

〔病態生理〕　気管支拡張症は種々の原因によって気管支構造が異常になる疾患である。炎症の繰り返し

によって拡張し，粘度の高い喀痰を生成する。そのため，容易に虚脱して閉塞性換気障害を惹起するが，肺実質ではなく気管支を中心とした病変が特徴である。

〔治療薬〕 気管支拡張の程度が軽度で限局している場合は，対症療法のみで制御が可能である。しかし，持続的な喀痰や咳嗽のある症例では，排痰促進のための末梢性鎮咳薬，気管支拡張薬を投与する。喀痰量が多い場合にはムスカリン受容体拮抗薬の吸入が有効である。気管支拡張症では細菌やウイルス感染による急性の呼吸器感染症を契機に症状が急激に増悪することがあるので，マクロライド系抗生物質の投与を継続しながら，急性増悪時の起因菌に抗菌活性のある抗生物質の適正投与が必須となる。

d. ウシの気管虚脱

〔病態生理〕 ウシでしばしばみられる気管虚脱は，気管の本来の弾力性が喪失し，気管が異常に拡張・扁平化することにより生じる呼吸器障害である。発熱，頻脈，頻呼吸，チアノーゼ，粘膜充血がみられるが，特にgoose honkingというガチョウの鳴き声に似た喘鳴音が特徴的である。

〔治療薬〕 気管支拡張薬，鎮静薬，強心薬を投与する。細菌の二次的な気道感染を予防するために抗菌薬療法を行う。

e. ウシの感染性肺炎

〔病態生理〕 多くは気管支炎から波及した気管支肺炎（小葉性肺炎）である。一次病原体だけでなく，症状を増悪させる二次病原体を含む複数種の病原体が関与する混合感染症である。症状の増悪因子として移動，暑熱，密飼いによるストレス，低栄養など種々の環境要因がある。このように，肺炎発症の直接的原因は複数の病原体感染によるところが大きいが，宿主や環境因子が複合的に関与しているために，牛呼吸器病症候群という。

ウシRSウイルス，ウシヘルペスウイルス1，ウシパラインフルエンザウイルス3などの各種ウイルスが初期の感染成立に大きく関与している。また，*Mannheimia haemolytica*，*Pasteurella multocida*および*Histophilus somni*などの細菌，*Mycoplasma bovis*や*Ureaplasma diversum*などの*Mycoplasma*属菌の他，真菌や寄生虫などが感染性肺炎の病原体である。

〔治療薬〕 肺炎治療にはβ-ラクタム系のペニシリン系とセフェム系，アミノグリコシド系，マクロライド系，テトラサイクリン系などの抗生物質，フルオロキノロン系（ニューキノロン系）やチアンフェニコール系などの抗菌薬が汎用されている。抗菌薬の選択において重要なことは，薬剤の抗菌スペクトルもさることながら，病原体の種類や耐性菌出現状況，過去の治療歴と効果など農場や地域の特性を十分に考慮することである。薬物の効果は臨床症状の改善度合いを総合的に評価する。グルココルチコイドやNSAIDsなどの抗炎症薬は，発症初期に投与した方が有効である。

f. ウシの胸膜肺炎

〔病態生理〕 胸膜における炎症の総称を胸膜炎というが，その特徴的な臨床所見は胸痛である。胸膜炎を発症した子牛では，胸膜の肥厚により肺音が小さくなり，聴診が困難になる。本疾患の主な原因は肺炎起因菌など病原性微生物の感染による。

〔治療薬〕 抗菌薬と抗炎症薬を投与する。胸腔内の滲出液を吸引・排出することで一時的に症状が緩和することもあるが原因治療には至らない。

(2) 各治療薬の薬理作用，体内動態，相互作用，副作用

各種抗菌薬 ⇒次項3）抗菌薬療法

a．アセチルシスティン（○）⇒51頁　　b．セフチオフル ⇒166頁

c．イプラトロピウム（○）⇒52, 189頁　　d．アミノフィリン（○）⇒50頁

e．アトロピン（○）⇒63, 146頁　　f．プレドニゾロン（○）⇒75, 151頁

g．フルニキシンメグルミン（○）⇒78, 165, 197頁

〔6.1)～2）鈴木一由〕

3）抗菌薬療法

(1) 呼吸器疾患に使用される動物用抗菌薬の系統的特徴

　産業動物で呼吸器疾患への適用承認を取得している抗菌薬を表3−2(173 ～ 174頁)に示した。通常，各製剤は*Mycoplasma*属，*Pasteurella*属などの「有効菌種」が定められ，それに基づく動物種ごとの「適応症」が決められている。ウシ，ブタ，鶏の細菌性およびマイコプラズマ性呼吸器疾患に対し多様な抗菌薬が注射剤，経口投与剤(飲水添加，飼料添加)として，さらには複合剤として用いられている。以下に「系統」ごとに記述する。

a．β-ラクタム系抗生物質

　β−ラクタム系の作用機序は細菌細胞壁生合成の阻害であるので，細胞壁を有していない*Mycoplasma*属に対しては抗菌活性を示さない。

　β−ラクタム系のうちペニシリン系では，グラム陽性菌に対する抗菌力に優れるベンジルペニシリンがウシの肺炎の治療に単剤または複合剤で使用されている。ペニシリナーゼ（β−ラクタマーゼ）産生菌に対してはそれに対し抗菌力を示すクロキサシリン，ジクロキサシリンおよびナフシリンが使用される。

　ペニシリンの基本骨格であるペニシリン環の6位に塩基性の置換基を有するアンピシリンとアモキシシリンはグラム陽性菌に加えて，グラム陰性桿菌である*Pasteurella*属などに抗菌力を有しており，ウシやブタの肺炎の治療に用いられている。アスポキシシリンは*Pasteurella*属や*Actinobacillus*属に対する抗菌力に優れており，ウシとブタの肺炎の治療に用いられている。メシリナムはペニシリンの6位側鎖の結合が通常のアシル基ではなくアミジノ基であり，グラム陽性球菌に対する抗菌力は弱いが*Haemophilus*属，*Pasteurella*属などのグラム陰性桿菌に対する抗菌力が強く肺炎の治療に用いられている。

　セフェム系は，抗菌スペクトルの広さ，開発年次などによる世代分類がなされている。第1世代のセファゾリンは主にウシの乳房炎の起因菌であるブドウ球菌，レンサ球菌，*Corynebacterium*属に対する抗菌力に優れているとともに，多くのグラム陰性菌にも抗菌力を有し，*Pasteurella*属を有効菌種とし，ウシの肺炎に使用されている。第3世代のセフキノムは*Pasteurella*属や*Mannheimia haemolytica*によるウシの肺炎に対する効果に優れており，セフチオフルはさらに豚胸膜肺炎の起因菌である*Actinobacillus pleuropneumoniae*を有効菌種とし，その他*Bacteroides*属，*Fusobacterium*属，*Porphyromonas*属などの嫌気性菌に対しても優れた抗菌力を有しており，ウシやブタの肺炎に優れた効果を示す。

b．アミノグリコシド系抗生物質

　アミノグリコシド系は，*Pasteurella*属や*Haemophilus*属に対して優れた抗菌力を示すことから，ウシやブタの肺炎や鶏の伝染性コリーザに対して注射による治療に用いられている。また，ペニシリン系な

ど他の抗生物質と併用すると協力作用を示すことから，ベンジルペニシリンやオキシテトラサイクリンとの複合製剤がウシおよびブタの肺炎に使用されている。

c. マクロライド系抗生物質，リンコサミド系抗生物質

マクロライド系はグラム陽性菌と*Pasteurella*属，*Actinobacillus*属および*Mycoplasma*属に対する抗菌力に優れている。ウシ，ブタおよび鶏に発症するマイコプラズマ肺炎などのマイコプラズマ感染症は罹患率が高く，単独感染では死亡率は低いが，発育が遅延し飼料効率が低下したり，受精率や孵化率が低下するなど経済的損失が大きい。β-ラクタム系やアミノグリコシド系は*Mycoplasma*属に対して抗菌活性を示さないので，マイコプラズマ感染症に対し，マクロライド系による治療が重要な意味をもつ。

タイロシンとその誘導体である酢酸イソ吉草酸タイロシンとチルミコシンおよびミロサマイシンは動物用医薬品として開発され，ウシ，ブタおよび鶏の肺炎などの呼吸器感染症に関与する*Pasteurella*科病原菌（*Haemophilus*属，*Pasteurella*属，*Actinobacillus*属）と*Mycoplasma*属に対する優れた抗菌力と肺への良好な移行性（血中濃度の数十倍に達する）があいまって，使用されている。

リンコサミド系ではリンコマイシンがブタの呼吸器疾患に使用される。

d. テトラサイクリン系抗生物質

テトラサイクリン系に共通する適応症はマイコプラズマ感染症である。鶏の呼吸器性マイコプラズマ病では大腸菌の混合感染による重症化が知られており，大腸菌に対する抗菌力にも優れるテトラサイクリン系による治療は有効性が高い。テトラサイクリン系は同系統の他の抗菌薬と交差耐性を示すので，原因菌が耐性と判断された場合は他の系統の感受性を示す抗菌薬に切り替える必要がある。

e. ジテルペン系抗生物質およびその他の抗生物質

ジテルペン抗生物質であるプリューロムチリン誘導体のチアムリンとバルネムリンはグラム陽性菌からグラム陰性菌，さらにマイコプラズマに対しても強い抗菌力を示す。モネンシンなどポリエーテル系との併用で有害反応が出現するという報告があり，適応はブタに限定されている。両抗生物質ともブタのマイコプラズマ肺炎に用いられるが，チアムリンはさらに胸膜肺炎の治療にも用いられる。

ホスホマイシンはグラム陽性菌から緑膿菌を含むグラム陰性桿菌まで広い抗菌スペクトルを示す。呼吸器疾患ではウシのパスツレラ症の治療に用いられる。

f. サルファ薬系抗菌薬

産業動物に単剤で用いられているサルファ薬系としては，スルファジメトキシンとスルファモノメトキシンがあげられる。呼吸器疾患に対する適応として，前者は鶏の伝染性コリーザ，後者はウシやブタの肺炎と鶏の伝染性コリーザに適用される。

g. チアンフェニコール系合成抗菌薬

チアンフェニコール系では，ウシの細菌性肺炎と豚胸膜肺炎に対してチアンフェニコールとフロルフェニコール，ブタの肺炎と鶏の伝染性コリーザおよび呼吸器性マイコプラズマ症に対してチアンフェニコールが用いられている。

h. キノロン系抗菌薬

　キノロン系のオキソリン酸はグラム陽性球菌には無効であるが，大腸菌，サルモネラなどの腸内細菌群やビブリオ科のグラム陰性菌に対して優れた効果を示す。オキソリン酸の産業動物の呼吸器疾患への応用は狭域の抗菌スペクトルを反映して，ブタのパスツレラ症に限られているが，予防目的での使用が承認されている。

i. フルオロキノロン系(ニューキノロン系)抗菌薬

　ノルフロキサシンはキノリン環の6位にフッ素を導入した誘導体であり，グラム陽性球菌に対する抗菌力が付与されるとともに，グラム陰性桿菌に対する抗菌力はキノロン系の最初の化合物であるナリジクス酸の100倍以上に上昇しており，さらにマイコプラズマに対しても抗菌力を有することから，キノロン系の有用性は飛躍的に高められた。ノルフロキサシンに続きフッ素を導入した一連の化合物をフルオロキノロン系抗菌薬と総称している。ノルフロキサシン以降，オフロキサシンや，動物専用に開発されたグラム陰性桿菌に対する抗菌活性に優れるエンロフロキサシン，グラム陽性球菌への活性に優れるオルビフロキサシンが使用されはじめた。その後，動物専用のダノフロキサシンおよびマルボフロキサシンが開発・実用化された。いずれも*Pasteurella*属や*Actinobacillus*属に対する抗菌力が強い。

(2) 抗菌薬の選択

　初診の段階では経験的治療に頼ることが多いが，早期治療の観点から，また群飼育の場合は呼吸器疾患の蔓延を抑制するためにも原因菌の推定とそれに対応した抗菌薬の選択が重要である。

　抗菌スペクトルの広い抗菌薬は原因菌以外の細菌にも抗菌活性を示すため，有害反応や耐性菌発現も考慮し，推定される原因菌が感受性を示す狭域抗菌薬を第一選択薬とする。さらに，その後薬剤感受性試験の結果が得られるなら，感受性(S)に区分される抗菌薬を選択する。

　薬剤耐性機構の一つに交差耐性があり，薬剤感受性試験の結果，耐性(R)または中間(I)と判定された同系統の抗菌薬は使用すべきではない。交差耐性を考慮すべき系統としてペニシリン系，セフェム系，テトラサイクリン系，マクロライド系およびフルオロキノロン系が知られている。

　第3世代以降のセフェム系とフルオロキノロン系は，ヒトの医療においても重要な抗菌薬である。これらの抗菌薬を獣医療において第一選択薬とした場合，使用量の増加につながり，耐性菌出現のリスクが高まることから，その使用には十分な注意が必要である。獣医療においては薬剤感受性試験の結果に基づき，他に使用する抗菌薬がない場合のみ第二選択薬として使用するよう規制されている。

　急性の呼吸器感染症における抗菌薬治療では通常，治療開始から3日目あたりの臨床症状を有効性の目安とする。症状の悪化や改善がほとんど認められない場合は，抗菌薬の切り替えを考えるべきである。

(3) PK/PDパラメータと抗菌薬の効率的使用

(第2章 9.感染症の抗菌薬による治療 93頁も参照)

　抗菌薬は濃度依存型と時間依存型に分類されている。濃度依存型抗菌薬は一般的にPAEが長く，高濃度の曝露が重要であり，適合するPK/PDパラメータはC_{max}/MICまたはAUC/MICで，アミノグリコシド系抗生物質およびフルオロキノロン系抗菌薬が該当する。PAEが長いため投与期間中にMICを下回る時間がある程度長くても十分な効果が得られる。時間依存型抗菌薬はPAEの短いものと長いものがある。

　PAEの短いものはMIC以上の濃度を投与期間中に長く維持（%T＞MIC）することが重要であり，対象となる抗菌薬はβ-ラクタム系である。PAEの長い抗菌薬はAUCとMICの比が適合するPK/PDパラメータとなり，マクロライド系やテトラサイクリン系が該当する。

　産業動物の場合には，食肉，乳，卵などの畜産食品に抗菌薬が残留する可能性があり，それを防止し安全な畜産物を消費者に提供するため，抗菌薬をはじめとする動物用医薬品には各薬物を使用後出荷してはならない期間（使用禁止期間）が定められている（180頁 参照）。獣医師の裁量で規定された用量以上に処方することも可能であるが，用量外の使用に対する使用禁止期間に関しては十分なデータはない。実際の呼吸器疾患に個々の抗菌薬を使用する場合は使用禁止期間を考慮し，用法・用量で規定された最大量を下記の考えで使用することが勧められる。

濃度依存型抗菌薬：承認を受けた1日量の最大量を1日1回投与する。

時間依存型抗菌薬：承認を受けた1日量の最大量を分割して複数回投与する。PAEの長さも考慮する。

表3-2　呼吸器疾患を適応症とするウシ・ブタ・鶏用抗菌薬

系　統		物　質	略　号	剤　型	対象動物		
					ウシ	ブタ	鶏
β-ラクタム系	ペニシリン系	アスポキシシリン	ASPC	注射剤	○	○	
		アモキシシリン	AMPC	注射剤（持続型）	○	○	
				散剤（可溶，飼料）	○	○	
		アンピシリン	ABPC	注射剤（水性懸濁）	○	○	
				注射剤（油性懸濁）	○	○	
				注射剤（Na塩）	○		
		クロキサシリン	MCIPC ABPC	注射剤（複合製剤）	○		
		ベンジルペニシリン	PCG	注射剤（水性懸濁）	○	○	
				注射剤（K塩）	○	○	
			PCG DSM	注射剤（複合製剤）	○	○	
		メシリナム	MPC	注射剤（純末）	○	○	
	セフェム系	セファゾリン	CEZ	注射剤	○		
	セフェム系（第3世代以降）	セフキノム	CQN	注射剤	○		
		セフチオフル	CTF	注射剤	○	○	
アミノグリコシド系		カナマイシン	KM	注射剤	○	○	
				液剤		○	
		ジヒドロストレプトマイシン	DSM	注射剤		○	○
マクロライド系		エリスロマイシン	EM	注射剤	○	○	○
		タイロシン	TS	注射剤	○	○	
				純末（可溶）		○	○
		酢酸イソ吉草酸タイロシン（チルバロシン）	AIV-TS	散剤（可溶）		○	○
		チルミコシン	TMS	注射剤	○		
				液剤	○		
				散剤（飼料）		○	
		ツラスロマイシン	TLTM	注射剤	○	○	
		ミロサマイシン	MRM	注射剤		○	○
				散剤（飼料）		○	○

（表3−2 続き）

系	一般名	略号	剤型			
リンコサミド系　リンコマイシン系	リンコマイシン	LCM	注射剤			○
			散剤（飼料）			○
テトラサイクリン系	オキシテトラサイクリン	OTC	注射剤	○	○	○
			注射剤（持続型）	○	○	
			散剤（可溶，飼料）	○	○	○
		OTC FRM注1	散剤（飼料，複合製剤）		○	
	クロルテトラサイクリン	CTC	散剤（可溶）	○		○
			散剤（飼料）	○	○	○
		CTC SDD注2	散剤（飼料，複合製剤）		○	
	ドキシサイクリン	DOXY	散剤（可溶）			○
			散剤（飼料）		○	○
ジテルペン系，その他	チアムリン	TML	散剤（飼料）		○	
	バルネムリン	VML	粒剤（飼料）		○	
	ホスホマイシン	FOM	注射剤	○		
サルファ薬系	スルファジメトキシン	SDMX	散剤（可溶）			○
			散剤（飼料）			○
	スルファモノメトキシン	SMMX	注射剤	○	○	
			散剤（可溶）	○	○	
			散剤（飼料）	○	○	
サルファ薬と他の抗菌薬との複合製剤	スルファドキシン トリメトプリム	SDOX TMP	注射剤（複合製剤）		○	
	スルファメトキサゾール トリメトプリム	SMX TMP	散剤（飼料，複合製剤）		○	
			液剤（複合製剤）		○	
	スルファモノメトキシン オルメトプリム	SMMX OMP	散剤（飼料，複合製剤）		○	○
			液剤（複合製剤）	○	○	
チアンフェニコール系	チアンフェニコール	TP	注射剤	○	○	
			散剤（飼料）		○	○
			液剤		○	○
	フロルフェニコール	FFC	注射剤	○	○	
			散剤（飼料）		○	
			液剤		○	
キノロン系	オキソリン酸	OXA	散剤（飼料）		○	
フルオロキノロン系（ニューキノロン系）	エンロフロキサシン	ERFX	注射剤	○	○	
			注射剤（短回投与型）	○		
			液剤	○		○
	オフロキサシン	OFLX	液剤			○
	オルビフロキサシン	OBFX	注射剤	○	○	
	ダノフロキサシン	DNFX	注射剤	○	○	
	ノルフロキサシン	NFLX	散剤（飼料）		○	
	マルボフロキサシン	MBFX	注射剤	○	○	

注1　FRM：フラジオマイシン　　注2　SDD：スルファジミジン

〔6.3〕大橋秀一〕

7. その他の代表的な反芻動物疾患の薬物治療

> 到達目標：その他の代表的な反芻動物疾患治療薬を列挙し，作用機序，臨床応用を説明できる。(△)
> キーワード：尿石症，ワラビ中毒，輸液療法，生理食塩水，リンゲル液，乳酸リンゲル液，酢酸
> 　　　　　　リンゲル液，開始液，維持液

1) 尿石症

(1) 病態生理

〔病態生理〕　尿石症は去勢肉用種に多発するため，牛肥育農場において重要な生産阻害要因である。発生要因は様々であるが，特にビタミンA欠乏症および濃厚飼料の多給との関連性が高い。ビタミンA欠乏症は上皮粘膜の抵抗性を減弱させるために易感染性となり，その際に急性期反応物質であるムコタンパク質が血漿中で増加する。ムコタンパク質は粘着物質であるため，尿中に排泄される際に尿結石の基質となりやすい。また，濃厚飼料の多給と粗飼料の不足によりリンとマグネシウムの過剰摂取が生じる。特に育成期では米糠やふすまが多給されるが，これらはリン酸とマグネシウム含量が高いため血漿中濃度の恒常性維持のために尿中への排泄量が増加する。このとき，尿pHが上昇してアルカリ化することにより，リン酸マグネシウムが結晶化して尿石症に至る。

　結石の多くはS状曲近位または遠位，陰茎の遠位30 cmの部分，または坐骨弓上である。部分的または完全尿路閉塞により努責が最初に起こるが，24時間後には消失する。倦怠と採食量の減少が臨床症状として現れ，結石による尿道粘膜の圧迫壊死によって最終的に尿道が破裂し，腹側皮下組織に尿が漏出する。尿道閉塞に伴う膀胱破裂は膀胱底前上方が好発部位であり，腹腔内へ徐々に尿が貯留する (water belly)。

〔治療薬〕　アルカリ化した尿を酸性化させる尿酸化剤としてウラジロガシエキスまたは塩化アンモニウム製剤を経口投与する。

(2) 各治療薬の薬理作用，体内動態，相互作用，副作用

a. ウラジロガシエキス quercus salicina extract　(用法・用量 ⇒182頁)

〔薬理作用〕　尿pH低下，抗炎症および利尿作用により尿結石形成を抑制する。

〔有害反応〕　ケイ酸塩などの結石は溶解しないので使用しない。本剤の投与により，ときに食欲不振が現れることがある。

b. 塩化アンモニウム ammonium chloride(○)

〔薬理作用〕　塩化アンモニウム(NH_4Cl)は陰イオン製剤(Cl^-供与)として有効であり，アニオン-カチオン較差cation-anion difference(CAD)値を低くすることによって，ウシを穏やかな代謝性アシドーシスにシフトさせ，尿中pHを酸性化させる。このとき，尿酸性化剤として直接に酸(HCl^-)を用いず，生体内で酸を発生するNH_4Clを投与する。NH_4^+は主として肝臓で尿素およびアミノ酸合成の原料として用いられ，このときにH^+を発生して酸性化が生じる($NH_4Cl \rightarrow H^+ + Cl^- + NH_3$)。

〔体内動態〕　血液中のアンモニアは，肝臓で尿素に変換された後に尿中に排泄される。

　　　用法・用量　固形塩として10％または20％塩化アンモニウム製剤があり，自由舐食させて給与する。
　　　　　　　　　散剤(40％製剤)は，予防として40〜80 mgを毎日，治療として125〜150 mg/kgを3〜
　　　　　　　　　7日間を餌に混ぜて給与する。
〔有害反応〕　食欲不振。肝機能および腎機能障害があると症状が増悪する危険性がある。

2）ワラビ中毒

〔病態生理〕　ウシを含む反芻動物のワラビ中毒は，ワラビに含まれる発がん物質であるプタキロサイド
ptaquilosideによって生じる。反芻動物のワラビ中毒では骨髄の造血機能を障害し，再生不良性貧血な
らびに血液凝固不全が生じる。血液凝固不全によって，全身性出血，点状出血，メレナ(タール様血便)
が特徴的であり，貧血により可視粘膜は蒼白となる。特徴的な臨床症状はワラビを大量に摂取して数週
間後にみられる。ウマではウシとは異なり，ワラビに含まれるチアミナーゼにより体内のビタミンB_1
(チアミン)が破壊され，ビタミンB_1欠乏症を生じる。症状は腰ふら，運動失調で重症例では間代性痙
攣や後弓反射を起こす。
〔治療薬〕　ウシでの治療はきわめて難しく，貧血に対する輸血，増血薬，および二次感染予防に抗菌薬
を用いるなど，対症療法による。

3）電解質輸液

　産業動物の薬物治療には，休薬期間の拘束があるため，薬物を用いない輸液療法はきわめて重要であ
る。臨床獣医師は輸液剤の種類や用途について分類整理し，その特徴を熟知しなければならない。輸液
剤の分類には種々の方法があるが，輸液剤の目的によって分類する方法[19〜23]が一般的で，その使用目
的により，表3−3〜4のように分類される[19〜21]。単一組成電解質輸液剤のほとんどの製剤が高張であ
るが，これは複合電解質輸液剤や糖質輸液剤に配合して用いるためである。

表3−3　輸液剤の使用目的による分類

グループ	種　類	目　的	適　応
Ⅰ	電解質輸液剤		
	①複合電解質輸液剤	体液補充，電解質補正	脱水改善
	等張性複合電解質輸液剤	細胞外液補充	脱水，低酸素血症
	低張性複合電解質輸液剤	バランス輸液	輸液開始液，維持液
	②単一組成電解質輸液剤	単一電解質欠乏の是正	アシドーシス，アルカローシス，低カリウム血症など血清電解質や酸塩基平衡の補正
Ⅱ	糖質輸液剤	水分補給・カロリー補給	経口摂取ができないとき，水分欠乏性脱水症
	脂肪輸液剤	カロリー補給	経口摂取ができないとき，消耗性疾患
	アミノ酸輸液剤	アミノ酸補給	経口摂取ができないとき，消耗性疾患
	高カロリー輸液剤	生体に必要な成分の補給	経口摂取ができないとき
	ビタミン剤および微量元素製剤	ビタミン，微量元素補給	経口摂取ができないとき，消耗性疾患
Ⅲ	浸透圧利尿剤	脳圧低下，浸透圧利尿	頭蓋内圧亢進，急性希釈性低ナトリウム血症，急性腎不全初期
	血漿増量剤	循環血漿量の増加	二次性ショック，低タンパク血症，低酸素血症

表3-4　電解質輸液剤の分類

①複合電解質輸液剤	等張性複合電解質輸液剤（細胞外液補充液）		生理食塩水，リンゲル液，糖加リンゲル液 乳酸リンゲル液（ハルトマン氏液） 糖加乳酸リンゲル液（糖加ハルトマン氏液） 酢酸リンゲル液，糖加酢酸リンゲル液
	低張性複合電解質輸液剤		
		1号液（開始液）	ソリタT1，ソルデム1，リプラス-1s，デノサリン1
		2号液（細胞内補充液）	ソリタT2，ソルデム2
		3号液（維持液）	ソリタT3，ソルデム3A，ソルデム4
		4号液（術後回復液）	ソリタT4，ソルデム5
②単一組成電解質輸液剤	電解質補正用	Na^+輸液剤	10%(1.71 M)，1 M，2.5 M
		K^+輸液剤	1 M塩化カリウム液，1 Mアスパラギン酸カリウム液
		Ca^{2+}輸液剤	0.5%塩化カルシウム液，8.5%グルコン酸カルシウム液
		Mg^{2+}輸液剤	10%硫酸マグネシウム液
		P輸液剤	0.5%リン酸第二カリウム液
	pH補正用	アルカリ化剤	7%および8.4%炭酸水素ナトリウム液，1 M乳酸化ナトリウム
		酸性化剤	5 M塩化アンモニウム

M：mol/L

ソリタT1，ソルデム1，リプラス-1s〔1本（200 mL）中〕
　塩化ナトリウム（NaCl）　0.828 g
　ブドウ糖（$C_6H_{12}O_6$）　5.2 g
　L-乳酸ナトリウム（$C_3H_5NaO_3$）　0.448 g
デノサリン1
　塩化ナトリウム（NaCl）　0.90 g
　ブドウ糖（$C_6H_{12}O_6$）　5.0 g
ソリタT2
　塩化ナトリウム（NaCl）　0.54 g
　塩化カリウム（KCl）　0.298 g
　リン酸二水素ナトリウム（NaH_2PO_4）　0.062 g
　リン酸水素ナトリウム水和物（H_6NaO_6P）　0.574 g
　ブドウ糖（$C_6H_{12}O_6$）　6.4g
　L-乳酸ナトリウム（$C_3H_5NaO_3$）　0.448 g
ソルデム2
　塩化ナトリウム（NaCl）　0.34 g
　塩化カリウム（KCl）　0.448 g
　ブドウ糖（$C_6H_{12}O_6$）　2.90 g
　L-乳酸ナトリウム液（$C_3H_5NaO_3$）　2.176 g
　　（L-乳酸ナトリウムとして　1.088 g）
ソリタT3
　塩化ナトリウム（NaCl）　0.18 g
　塩化カリウム（KCl）　0.298 g
　ブドウ糖（$C_6H_{12}O_6$）　8.6 g
　L-乳酸ナトリウム（$C_3H_5NaO_3$）　0.448 g

ソルデム3A
　塩化ナトリウム（NaCl）　0.18 g
　塩化カリウム（KCl）　0.298 g
　ブドウ糖（$C_6H_{12}O_6$）　8.6 g
　L-乳酸ナトリウム液（$C_3H_5NaO_3$）　0.896 g
　　（L-乳酸ナトリウムとして　0.448 g）
ソルデム4
　塩化ナトリウム（NaCl）　0.468 g
　塩化カリウム（KCl）　0.150 g
　ブドウ糖（$C_6H_{12}O_6$）　5.4 g
　L-乳酸ナトリウム液（$C_3H_5NaO_3$）　0.896 g
　　（L-乳酸ナトリウムとして　0.448 g）
ソリタT4
　塩化ナトリウム（NaCl）　0.234 g
　ブドウ糖（$C_6H_{12}O_6$）　8.6 g
　L-乳酸ナトリウム（$C_3H_5NaO_3$）　0.224 g
ソルデム5
　塩化ナトリウム（NaCl）　0.585 g
　塩化カリウム（KCl）　0.30 g
　ブドウ糖（$C_6H_{12}O_6$）　18.75 g
　L-乳酸ナトリウム液（$C_3H_5NaO_3$）　1.120 g
　　（L-乳酸ナトリウムとして　0.565 g）

a. 等張性複合電解質輸液剤

　使用目的は“細胞外液の補充”であるため，“血漿類似液”または“細胞外液補充液”とも呼ばれている。塩化ナトリウムを主成分とし，血漿とほぼ同等の晶質浸透圧にするために，総電解質濃度（陽イオンと陰イオンを合わせて）を約300 mEq/Lに調整した輸液剤である。

　生理食塩水は製剤の浸透圧が生理的であるに過ぎず，ウシの血漿中Na^+およびCl^-濃度がそれぞれ約140および100 mEq/Lであるのに対して，生理食塩水中のNa^+およびCl^-濃度はともに154 mEq/Lと

非常に高値である。したがって，使用に際しては注意が必要である[22]。

　リンゲル液は，生理食塩水の塩化ナトリウムの一部を塩化カリウムと塩化カルシウムに置換した液である。リンゲル液の陽イオン組成は血漿における陽イオン組成ときわめて類似する一方，陰イオン組成については変更がなく，それどころかCl^-濃度は156 mEq/Lと高値である。乳酸リンゲル液(ハルトマン氏液)または酢酸リンゲル液はリンゲル液のCl^-の一部を乳酸または酢酸イオンに置換した液である。乳酸ナトリウムや酢酸ナトリウムは体内で代謝されて等量のHCO_3^-を生じるため，乳酸リンゲル液や酢酸リンゲル液の陰イオン組成は血漿のそれとほとんど同じである。したがって，血漿に最も近い組成の輸液剤であるといえる。

b. 低張性複合電解質輸液剤

　低張性複合電解質輸液剤はその安全域が広いことから[19]，最も汎用されている。低張性複合電解質輸液剤は，総電解質濃度を正常血漿電解質濃度の1/2あるいはそれ以下に調整し，アルカリ化剤(多くの場合は乳酸ナトリウム)を配合した輸液剤である。この輸液剤は，静脈内注射する際に浸透圧が低張であると溶血などの問題が生じるため，糖質(多くの場合はブドウ糖)を添加して血漿浸透圧比を1もしくはそれ以上に調整している[23]。

　ヒトの医療分野において，低張性複合電解質輸液剤はその目的によって表3-5で示すように1～4号液に分類される。

c. 単一組成電解質輸液剤

　単一組成電解質輸液剤には，Na^+，K^+，Ca^{2+}，Mg^{2+}や無機リン(IP)などの電解質欠乏を補給する目的と，pH補正の目的で用いられる輸液剤が含まれる。Na^+欠乏とともにアルカローシスがあるときには高濃度の塩化ナトリウム液を，アシドーシスがあるときは炭酸水素ナトリウム液(重曹水)や乳酸ナトリウム液を選択する。カリウム輸液剤についても，アルカローシスを伴うときには塩化カリウム液を，アシドーシスを伴うときには有機酸カリウム液(アスパラギン酸カリウム)を用いる。

　pH補正液にはアルカリ化剤と酸性化剤がある。アルカリ化剤には炭酸水素ナトリウム液，乳酸ナト

表3-5　低張性複合電解質輸液剤の使用目的による分類

区　分	機能的名称	組　成	適　応
1号液	開始液	A：B＝1：1または1：2	①Na^+，Cl^-濃度が血漿濃度の約1/2。適応範囲が広い ②病態が明らかでない場合に使用 ③電解質異常の程度，病態が明らかになり次第適当な輸液剤に変更
2号液	細胞内補充液	1号液＋K^+(20 mEq/L)	①水分欠乏性脱水症(高張性脱水症)，混合性脱水症(等張性脱水症)時の細胞外および細胞内液の補充に使用 ②アシドーシスを伴う下痢，熱傷に有効
3号液	維持液	A：B＝2：1または3：1	①経口摂取不能であるが体液バランスが維持され，腎機能も正常な場合に使用 ②タルボット液
4号液	術後回復液	3号液－K^+	①電解質濃度が最も低いために自由水補給に有効。腎機能低下時および機能が未熟な新生子。水分欠乏性脱水症時 ②十分な利尿が認められた時点で，他の輸液剤に変更

　A："水分"補充液(5%ブドウ糖液)　　B："細胞外液"補充液(乳酸リンゲル液)

表3-6　糖液の特徴と問題点

種　類	特　徴	問題点
ブドウ糖	①５％ブドウ糖液は水分補給に使用 ②10％ブドウ糖液はカロリー補給目的で使用 ③0.5 g/kg/h以下の投与速度が望ましい	①10％以上のものでは静脈炎を起こしやすい ②乏尿時や消化管液の喪失時にブドウ糖液のみを投与すると水分貯留をきたす ③インスリン依存性のため，術後や侵襲期および糖尿病では糖の利用率が低下する
フルクトース	①インスリン非依存性であり，肝臓で解糖系に入る ②糖尿病，肝機能障害時の糖質補給に適する ③リン酸化速度はブドウ糖の約10倍であり，肝臓におけるグリコーゲン生成も大きい	①血漿中乳酸値が上昇しやすい。0.5 g/kg/h以上の投与速度では乳酸アシドーシスを引き起こす危険性がある ②尿中へ排泄されやすい ③高尿酸血症を引き起こす可能性が高い
ソルビトール	①デキストロースの還元により生じる６価の糖アルコール ②肝臓でフルクトース，さらにフルクトース1-リン酸に変換されて解糖系に入る ③インスリン非依存性である ④脱水素酵素によりフルクトースとマンニトールに変換されて利尿作用を示す	①尿中への排泄量がフルクトースより多い ②乳酸アシドーシスを引き起こす危険性がある ③糖としての利用率が低い
キシリトール	①D-キシロースの還元により生じる５価の糖アルコールで，生理的に存在する ②核酸，還元型補酵素の生成に関与する ③臨床的に血糖値の上昇がない ④インスリン非依存性で抗ケトン作用がある	ウロン酸回路とWarburg-Dickens回路に入るが，ウロン酸回路ではブドウ糖変換までに時間を要し，肝機能障害の危険性があるので，大量投与を避ける
マルトース	①加水分解により２分子のブドウ糖を生じる ②インスリン非依存性 ③血糖値への影響はない	代謝速度が遅く，尿中への排泄量が多い

リウム液，トリス（THAM）緩衝液があり，酸性化剤には塩化アンモニウム液がある。

d. 栄養輸液剤

　糖質輸液剤，脂肪輸液剤，アミノ酸輸液剤，高カロリー輸液剤，ビタミン剤および微量元素製剤がある。糖質輸液剤は，水分およびカロリーの補給を目的として，あるいは各栄養輸液剤のベース液として広範囲に利用されている[21]。糖質の種類としてはブドウ糖，フルクトース，マルトース，キシリトールおよびソルビトールがある[20]。

　５～10％糖液（例：５％ブドウ糖，５％キシリトール）は主として水分の補給が目的である。等張性複合電解質輸液剤が「細胞外液補充液ECF-replacer」と呼ばれているように，５～10％糖液は「細胞内液補充液ICF-replacer」とも呼ばれており，水分欠乏性脱水症に有効である。

　一方，20～50％糖液はカロリー補給の目的で他の輸液剤と併用して用いられる。高濃度糖液を用いる場合，投与速度が速すぎると静脈炎，浸透圧利尿（脱水症増悪，低ナトリウム血症），糖の利用率が低下（糖尿）するので，ブドウ糖では0.5 g/kg/h，キシリトールでは0.3 g/kg/hの至適投与速度を厳守することが重要である[20, 21, 24]。また，侵襲時にはブドウ糖の利用率が低下するため，ブドウ糖の至適投与速度は0.25または0.30 g/kg/hと健常時の約半分なので，注意が必要である。

　糖液の特徴と問題点を表3-6にまとめた。

（7.鈴木一由）

動物用医薬品の用法・用量，休薬期間／使用禁止期間

　　休薬期間／使用禁止期間：休薬期間は最後の投与から出荷を待たなければならない期間で，使用禁止期間は食用に供するためにと殺あるいは搾乳するまでの投薬が禁止されている期間で，内容的には変わりはない。ただし，使用禁止期間はいわゆる「使用基準」で定められ，これを遵守しない場合の罰則が定められている。

1．消化器疾患治療薬

成分名	用法・用量	休薬期間／使用禁止期間
イベルメクチン	ウシ[注1]：0.2 mg/kg(*s.c.*) ブタ：0.3 mg/kg(*s.c.*)	ウシ(搾乳牛除く)：40日間 ブタ：35日間
エプリノメクチン	ウシ：0.5 mg/kg(ポアオン)	20日間
トラネキサム酸	ウシ：2.5〜12.5 mg/kg/d(*s.c.*, *i.m.*, *i.v.*)，SID〜BID 子牛：5 mg/kg/d(*s.c.*, *i.m.*, *i.v.*)，SID〜BID 子豚：5〜25 mg/kg/d(*s.c.*, *i.m.*, *i.v.*, *i.p.*)，SID〜BID	ウシ：5 日間　牛乳：24時間 ブタ：5 日間
プリフィニウム臭化物	ウシ：0.1〜0.2 mg/kg(*i.v.*)	21日間
ベタネコール	ウシ：0.05〜0.2 mg/kg(*s.c.*)，SID〜BID ブタ：0.05〜0.2 mg/kg(*s.c.*)，SID〜BID	ウシ：10日間 ブタ：10日間
メトクロプラミド	ウシ：0.1〜0.4 mg/kg(*i.v.*, *i.m.*, *s.c.*)，SID〜BID ウシ：0.1〜0.4 mg/kg(*p.o.*)，SID〜BID ブタ：0.1〜0.5 mg/kg(*i.v.*, *i.m.*, *s.c.*)，SID〜BID	ウシ：1 日間　牛乳：48時間 ウシ：3 日間　牛乳：72時間 ブタ：1 日間
メンブトン	ブタ[注2]：10〜30 mg/kg(*p.o.*)，SID，1 〜5 日間 ブタ[注3]：10〜20 mg/kg(*i.m.*)，SID，2 〜3 日間 ウシ：5〜10 mg/kg(*i.m.*)，SID，2 〜3 日間	ブタ：5 日間 ブタ：6 日間 ウシ：25日間　牛乳：72時間

　注1　搾乳牛および分娩予定28日前の乳用牛を除く。
　注2　10日齢以下の子豚および120日齢を超えるブタには使用しない。
　注3　10日齢以下の子豚および60日齢を超えるブタには使用しない。

2．代謝性疾患治療薬

成分名	用法・用量	休薬期間／使用禁止期間
イソプロチオラン	ウシ：50 mg/kg/d 　　（飼料添加用と懸濁強制経口投与用の 2 種類あり） 　　肝疾患 1 〜2 週間，脂肪壊死症 4 週間	14日間　牛乳：24時間
ウルソデオキシコール酸	ウシ：500〜1 000 mg/body(*i.v.*)，SID，2 〜3 日間 　　［ケトーシスおよび肝機能減退症の治療］ ウシ：2 〜3 g/body(*p.o.*)，SID 　　［ケトーシスおよび肝機能減退症の治療］	なし なし
グルコース(ブドウ糖)	ウシ：25%液1.5〜5 mL/kg/d(*i.v.*)， 　　40％および50%液0.5〜2 mL/kg/d(*i.v.*)	なし
チオプロニン	ウシ：2 500〜5 000 mg/body(*i.v.*)，SID〜BID	15日間　牛乳：36時間
デキサメタゾン	ウシ：5 〜10 mg/body(*i.v.*, *s.c.*)，SID	4 日間　牛乳：12時間
パントテン酸(カルシウム)	ウシ：0.5〜2 mg/kg/d(*i.v.*, *i.m.*, *s.c.*)	なし
ビタミンD₃ （コレカルシフェロール）	ウシ：1 000万U/body(*i.m.*, *s.c.*) 　　分娩前 8 〜2 日に 1 回投与 　　〔乳熱，産前産後起立不能の予防〕 ウシ：50〜300万U/body(*i.m.*, *s.c.*) 　　必要に応じ 7 〜10日間隔で反復投与〔ビタミンD欠乏〕 ブタ：100万U/body(*i.m.*, *s.c.*) 　　必要に応じ 7 〜10日間隔で反復投与〔ビタミンD欠乏〕	ウシ，ブタ：7 日間(*i.m.*)， 　　　　　　2 日間(*s.c.*)
フルクトース(果糖)	ウシ：ブドウ糖との合剤(ブドウ糖20%＋果糖 5 %液)を 　　1.5〜5 mL/kg/d(*i.v.*)	なし
プレドニゾロン	ウシ：50〜200 mg/body(*s.c.*)，SID	51日間　牛乳：72時間
プロピオン酸(ナトリウム)[注1]	ウシ：6〜60 mg/kg(*i.v.*, *s.c.*, *i.m.*)，SID〜BID	なし
プロピレングリコール[注2]	ウシ：70〜80%の製剤で200〜250 mL/body(*p.o.*)，SID〜BID	なし

ボログルコン酸カルシウム	ウシ：グルコン酸カルシウムとして52.5～105 g/body（*i.v.*） 　　　　〔乳熱，産後起立不能〕	3 日間
DL−メチオニン 　（チアミンなどとの合剤）	ウシ：DL−メチオニンとして 4～10 mg/kg（*i.v.*, *i.m.*, *s.c.*）， 　　　　SID～BID	なし
硫酸マグネシウム	ウシ：20%硫酸マグネシウム液50～100 mL/body（*s.c.*）	なし

注1　クエン酸ナトリウムとの合剤。他にプロピオン酸（カルシウム）およびプロピオン酸（マグネシウム）の経口製剤がある。
注2　プロピオン酸（ナトリウム）との合剤

3．内分泌疾患・繁殖障害治療薬

成分名	用法・用量	休薬期間／使用禁止期間
エストラジオール	ウシ：2～5 mg/body（*i.m.*），SID ブタ：1～2 mg/body（*i.m.*），SID	ウシ：7 日間 ブタ：7 日間
エチプロストン	ウシ：エチプロストントロメタミンとして，5 mg/body（*i.m.*）， 　　　11日間隔で 2 回 　　　〔性周期の同調，黄体退行遅延に基づく卵巣疾患の治療〕 ブタ：エチプロストントロメタミンとして，1.7 mg/body（*i.m.*） 　　　〔分娩誘起〕	ウシ：4 日間 ブタ：3 日間
オキシトシン	ウシ：20～150 U（*i.v.*, *i.m.*, *s.c.*），SID ブタ：20～50 U（*i.v.*, *i.m.*, *s.c.*），SID	ウシ：なし ブタ：なし
グリチルリチン酸	ウシ：グリチルリチン酸として，600 mg/分房を泌乳期の 　　　乳房炎発症乳房内に注入	3 日間　牛乳：72時間
クレンブテロール	ウシ：0.3 mg/body（*i.v.*）	9 日間　牛乳：5 日間
クロプロステノール	ウシ：0.5 mg/body（*i.m.*），11日間隔で 2 回 　　　〔性周期の同調，黄体退行遅延に基づく卵巣疾患の治療〕 ブタ：0.175 mg/body（*i.m.*）〔分娩誘起〕，妊娠末期に 1 回	ウシ：7 日間　牛乳：12時間 ブタ：7 日間
d−クロプロステノール 　（ダルマジン）	ウシ：0.15 mg/body（*i.m.*） 　　　〔性周期の同調，黄体退行遅延に基づく卵巣疾患の治療， 　　　　長期在胎および胎盤停滞の治療〕 ブタ：0.075 mg/body（*i.m.*）〔分娩誘起〕，妊娠末期に 1 回	ウシ：3 日間 ブタ：1 日間
ジノプロスト	ウシ：2～4 mg/body（子宮内注射）〔性周期の同調〕 ウシ：6 mg/body（子宮内注射）〔卵巣疾患〕 ウシ：12～30 mg/body（*i.m.*） 　　　〔性周期の同調，黄体退行作用による卵巣疾患の治療〕 ウシ：30 mg/body（*i.m.*）〔黄体退行作用による子宮疾患の治療， 　　　　胎盤停滞，悪露停滞症の治療〕 ウシ：20～30 mg/body（*i.m.*） 　　　〔黄体退行作用による妊娠期疾患の治療〕 ブタ：6 mg/body（*i.m.*）〔無発情の治療〕 ブタ：5～10 mg/body（*i.m.*）〔分娩誘起〕	ウシ：投与後最初乳は出荷 　　　しない
ジノプロストトロメタミン	ウシ：ジノプロストとして15～25 mg/body（*i.m.*） 　　　〔性周期の同調および黄体期の短縮，黄体退行遅延に基づく 　　　　卵巣疾患の治療ならびに黄体の退行作用による子宮疾患 　　　　の治療（子宮内膜炎）〕 ブタ：ジノプロストとして 5～10 mg/body（*i.m.*）〔分娩誘起〕	ウシ：1 日間 ブタ：1 日間
ヒト絨毛性ゴナドトロピン 　（hCG）	ウシ：1 500～10 000 U（*i.v.*, *i.m.*, *s.c.*）[注] 　　　〔卵胞嚢腫，排卵障害，卵胞発育障害〕	なし
フェルチレリン	ウシ：100～200 μg/body（*i.m.*）	なし
ブセレリン	ウシ：10～20 μg/body（*i.m.*）	なし
プロゲステロン	ウシ：1.9 g/body（腟内徐放型として用いる）	なし
卵胞刺激ホルモン 　（FSH）	ウシ：20～40 AU（*i.v.*）〔卵胞嚢腫〕 ウシ：40～60 AU（*i.m.*, *s.c.*）〔卵胞嚢腫〕 ウシ：10～50 AU（*i.v.*）〔卵胞発育障害〕 ウシ：総量20～48 AU（*i.m.*），BID，3～5 日間〔過剰排卵の誘起〕	なし

注　ただし，卵胞嚢腫の場合は嚢腫腔内，卵胞発育障害の場合は卵巣実質内に1 500～3 000 U注射

4. 運動器疾患治療薬

成分名	用法・用量	休薬期間／使用禁止期間
セフチオフル	ウシ：1〜2 mg/kg(*i.m.*)，SID，3 日間	7 日間　牛乳：24時間
ビタミンE・セレン合剤[注]	新生子牛：1 あるいは 2 mL/body(*i.m.*)，SID，出生当日から 2 日まで	34日間
ビタミンE(トコフェロール)	ウシ：2〜10 U/kg(*i.m.*)，SID	なし
フルニキシンメグルミン	ウシ：2 mg/kg(*i.v.*)，SID，1〜3 日間	ウシ：10日間　牛乳：60時間
	ブタ：2 mg/kg(*i.m.*)，SID，1〜3 日間	ブタ：21日間

　注　1 mL中にセレンとして2.5 mg，酢酸d-α-トコフェロール50 mg含む

5. 呼吸器およびその他の疾患治療薬

成分名	用法・用量	休薬期間／使用禁止期間
ウラジロガシエキス	ウシ：5〜10 g/100 kg(*p.o.*)，1〜3 日間	なし
セフチオフル	ウシ：1〜2 mg/kg(*i.m.*)，SID，3〜5 日間	ウシ：7 日間　牛乳：24時間
	ブタ：1〜3 mg/kg(*i.m.*)，SID，3 日間	ブタ：3 日間
ベンジルペニシリン（プロカイン塩）	ウシ：4 000〜5 000 U/kg(*i.m.*)，SID	ウシ：14日間　牛乳：96時間
	ブタ：4 000〜5 000 U/kg(*i.m.*)，SID	ブタ：14日間

（佐々木一昭）

演|習|問|題

（1. 産業動物の薬物治療における特殊性）

1. 産業動物への薬物使用に関して誤っている記述はどれか。

　　　a. ADIとは1日許容摂取量である。

　　　b. MRLは最大残留基準値である。

　　　c. ADIはそれぞれの食品ごとに設定される。

　　　d. MRL設定のない薬物の食品中残留基準は一律0.01 ppmである。

　　　e. 休薬期間とは最後の投与から出荷を待たなければならない期間をいう。

（2. 消化器疾患の薬物治療）

2. 牛の第一胃鼓脹症の治療薬はどれか。

　　　a. アクリノール

　　　b. メンブトン

　　　c. ベタネコール

　　　d. イベルメクチン

　　　e. トラネキサム酸

3. 牛の第一胃アトニー（前胃弛緩症）の治療薬はどれか。

　　　a. 乳酸菌

　　　b. エペリノメクチン

　　　c. ネオスチグミン

　　　d. ウルソデオキシコール酸

　　　e. アトロピン

4. 牛の第四胃変位の治療薬としてメトクロプラミドと併用されるのはどれか。

　　　a. タンニン酸

　　　b. グリセリン

　　　c. プリフィニウム

　　　d. 酪酸菌

　　　e. ケイ酸アルミニウム

（3. 代謝性疾患の薬物治療）

5. ウシの脂肪肝の治療薬として正しいのはどれか。

　　　a. リン酸ナトリウム

　　　b. ウルソデオキシコール酸

　　　c. 硫酸マグネシウム

　　　d. デキサメタゾン

　　　e. ビタミンD_3

6. 産褥麻痺(乳熱)の治療薬として正しいのはどれか。

  a. バリウム製剤

  b. 鉄剤

  c. ナトリウム製剤

  d. カルシウム製剤

  e. 亜鉛製剤

7. グラステタニーの治療時に，硫酸マグネシウムとよく併用される薬物はどれか。

  a. カルシウム製剤

  b. セフェム系抗生物質

  c. ビタミンB_1

  d. ヘパリン

  e. NSAIDs

 (4. 内分泌疾患・繁殖障害の薬物治療)

8. 次のホルモン製剤のうち，発情同期化処置に使用されないのはどれか。

  a. プロゲステロン(腟内徐放型)

  b. ジノプロスト$(PGF_{2\alpha})$

  c. 酢酸フェルチレリン(GnRH類縁化合物)

  d. 卵胞刺激ホルモン(FSH)

  e. 安息香酸エストラジオール(エストラジオール)

9. ウシの帝王切開や難産の整復時に子宮の弛緩を目的として使用される薬物はどれか。

  a. オキシトシン

  b. ジノプロスト$(PGF_{2\alpha})$

  c. ボログルコン酸カルシウム

  d. プロゲステロン

  e. クレンブテロール

10. 酵母様真菌による乳房炎の治療で乳房内に注入する薬物はどれか。

  a. グリチルリチン酸

  b. エリスロマイシン

  c. リンコマイシン

  d. ペニシリン

  e. ポビドンヨード

 (5. 運動器疾患の薬物治療)

11. 運動器系疾患に基づくダウナー牛症候群の治療薬として適切な薬物はどれか。

  a. ボログルコン酸カルシウム

  b. リン酸ナトリウム

  c. 硫酸マグネシウム

d. 硫酸ナトリウム

e. フルニキシンメグルミン

12. 趾間フレグモーネの原因となる毒素はどれか。

    a. テトロドトキシン

    b. ボツリヌストキシン

    c. エンドトキシン

    d. ロイコトキシン

    e. ベロトキシン

13. 白筋症の治療でビタミンEとの合剤で用いられる薬物はどれか。

    a. ビタミンA

    b. ビタミンB_1

    c. ビタミンB_{12}

    d. ビタミンC

    e. セレン

（6. 呼吸器疾患の薬物治療）

14. ウシの上部気道感染症について誤っている記述はどれか。

    a. 呼吸器系の5種混合ワクチンなどの予防が有効である。

    b. ステロイド製剤による治療を行う際は漸減療法を行う。

    c. 壊死性喉頭炎の治療にはサルファ薬は無効である。

    d. 食欲不振や嚥下困難があるときにはNSAIDsの投与が望ましい。

    e. 牛伝染性鼻気管炎ウイルス感染動物にはステロイド製剤は禁忌である。

15. 産業動物の呼吸器疾患における抗菌薬療法について正しい記述はどれか。

    a. 第一選択薬としては，推定される原因菌を含むなるべく広域の抗菌薬を使用する。

    b. 抗菌薬療法を開始したら，臨床症状にかかわらず1週間は同じものを使用する。

    c. ペニシリン系とテトラサイクリン系抗生物質は同系統の抗菌薬間で交差耐性がない。

    d. マクロライド系抗生物質は濃度依存型である。

    e. 濃度依存型抗菌薬は，承認を受けた1日量の最大量を1日1回投与する。

（7. その他の代表的な反芻動物疾患の薬物治療）

16. 尿石症で使用する塩化アンモニウムの作用として正しいのはどれか。

    a. マグネシウムの排泄抑制

    b. ムコタンパク質の分解

    c. 尿中pHの酸性化

    d. ビタミンA補充

    e. リン酸の排泄阻害

17. ウシのワラビ中毒の治療に使用する製剤はどれか。
    a. 増血剤
    b. ビタミンB₁(チアミン)製剤
    c. ステロイド剤
    d. アミノ酸製剤
    e. カルシウム製剤

18. 血漿に最も近い組成の輸液剤はどれか。
    a. 生理食塩水
    b. リンゲル液
    c. 乳酸リンゲル液
    d. 糖加リンゲル液
    e. アミノ酸輸液

解 答

1. **正解　c**
   解説　ADIとは薬物のヒトに対する1日許容摂取量であり，動物実験による毒性試験の成績に安全係数を加味し薬物ごとに算出される。MRLは食品に残留してもヒトの安全性に問題がないとの観点で設定される残留基準値であり，動物の筋肉や臓器，卵，牛乳，野菜などのそれぞれの食品ごとに設定されるものである。

2. **正解　c**
   解説　ベタネコールはコリン作動薬で，第一胃運動を促進しガスを排除する目的で使用される。

3. **正解　c**
   解説　ネオスチグミンはChE阻害薬で，コリン作動性効果によって第一胃運動を促進し内容物を排出する目的で使用される。

4. **正解　c**
   解説　鎮痙薬のプリフィニウムで第四胃平滑筋(幽門輪)を弛緩させた後に，消化管運動機能改善薬のメトクロプラミドを投与することで，胃内容物の排出を促進する。

5. **正解　b**
   解説　ウルソデオキシコール酸は肝機能改善薬である。沈着脂肪が増加するに従い，肝機能が低下する。末梢脂肪組織からの脂肪動員を減少させるための治療法はケトーシスと同様の手技が用いられるが，糖新生を促進する必要がないためステロイドは使用しない。

6. **正解　d**
   解説　産褥麻痺(乳熱)は，分娩後の乳牛の急激な乳汁中へのCa^{2+}流出により，血漿中Ca^{2+}濃度が低下することで発症する。血漿中Ca^{2+}濃度を増加させる目的で，カルシウム製剤(ボログルコン酸カルシウム)を使用する。

7. **正解　a**
   解説　グラステタニーは低マグネシウム血症に由来するが，多くの場合低カルシウム血症を併発している。このためカルシウム製剤を併用する。

8.　**正解**　d
解説　卵胞刺激ホルモン(FSH)は卵胞の発育を促進させるための薬剤であるが，発情同期化処置には用いられずに過剰排卵誘起処置に用いられる。

9.　**正解**　e
解説　帝王切開時には子宮を弛緩させる必要がある。クレンブテロールはβ_2アドレナリン受容体作動薬であり，子宮平滑筋を弛緩させる。オキシトシン，ジノプロストは子宮収縮薬であり，カルシウム製剤も子宮を収縮させる方向に作用する。プロゲステロンは子宮平滑筋の運動性に直接影響しない。

10.　**正解**　e
解説　酵母様真菌による乳房炎の治療では，希釈したポビドンヨードを乳房内に注入する。グリチルリチン酸は抗炎症作用をもち，乳房の炎症を抑える。エリスロマイシン，リンコマイシン，ペニシリンはいずれも抗生物質である。

11.　**正解**　e
解説　抗炎症治療を目的として，フルニキシンメグルミンなどの抗炎症薬が用いられる。

12.　**正解**　d
解説　*Fusobacterium necrophorum*が侵入してロイコトキシンを産生し，蹄間部に壊死とフレグモーネを引き起こす。

13.　**正解**　e
解説　白筋症はビタミンEとセレンの欠乏によって引き起こされる生体膜脂質の過酸化障害が原因の疾患であることから，治療にはビタミンEとセレンの合剤が使用される。

14.　**正解**　c
解説　壊死性喉頭炎の治療にはサルファ薬およびベンジルペニシリン(プロカイン塩)が効果的であり，ストレプトマイシンやオキシテトラサイクリンも有効である。

15.　**正解**　e
解説　a.推定される原因菌が感受性を示す狭域抗菌薬を第一選択薬とする。b.通常，治療開始から３日目あたりの臨床症状を有効性の目安とする。症状の悪化や，改善がほとんど認められない場合は，抗菌薬の切り替えを考えるべきである。c.ペニシリン系，セフェム系，テトラサイクリン系およびマクロライド系抗生物質，フルオロキノロン系抗菌薬には同系統間の交差耐性が知られている。d.マクロライド系抗生物質はPAEの長いタイプの時間依存型抗菌薬である。

16.　**正解**　c
解説　塩化アンモニウム(NH_4Cl)は，肝臓で$NH_4Cl \rightarrow H^+ + Cl^- + NH_3$により緩やかな代謝性アシドーシスをもたらし，尿中pHを酸性化させる。それによりマグネシウムやリンの排泄を促す。

17.　**正解**　a
解説　ウシなど反芻動物のワラビ中毒では骨髄の造血機能が障害され，再生不良性貧血ならびに血液凝固不全が生じる。貧血に対する増血薬，輸血などの対症療法を行う。

18.　**正解**　c
解説　乳酸は体内で代謝されてHCO_3^-を生じるため，他の等張性複合電解質輸液剤に比べ陰イオン組成は血漿のそれとほとんど同じである。

第4章　ウマの薬物治療法

> 一般目標：ウマの主な疾患の病態生理を理解するとともに，薬物治療法について，主要な薬物の特徴，目的に合わせた選び方と使い方，治療に伴う有害反応と対処法を理解する。

本章では主に伴侶動物（競走馬）という立場からウマの薬物治療法を理解する。競走馬の疾患は他の動物種の疾患と比べ，呼吸器・循環器，消化器ならびに運動器疾患が多い。各疾患の病態生理の概要と適用する薬物の薬理作用を理解し，各薬物の体内動態，薬物間相互作用および有害反応の特徴を学び，有効かつ安全な薬物治療法の知識を身につける。また，競走馬のドーピングに関して，諸外国との相違点や関連する法律および規制について理解し，禁止薬物についての知識も習得する。

1. 呼吸器・循環器疾患の薬物治療

> 到達目標：呼吸器・循環器疾患治療薬を列挙し，作用機序，臨床応用を説明できる。（△）
> キーワード：再発性気道閉塞，気管支拡張薬，炎症性気道疾患，肺虫症，細菌性肺炎，胸膜炎，運動誘発性肺出血（EIPH）

1）再発性気道閉塞

（1）病態生理

〔病態生理〕　息労。以前は慢性閉塞性肺疾患と呼ばれていたが，現在は再発性気道閉塞と呼ばれる。わらや乾草内の埃に含まれる様々なアレルゲンに曝露されることによって，アレルギー性気管支炎や細気管支炎を呈し，気管支痙縮により気道閉塞を繰り返す。様々な糸状菌（*Aspergillus*属，*Micropolyspora*属や*Faenia*属），敷料や飼料に付着するエンドトキシンなどが原因で発症すると考えられており，主に換気の悪い馬房に長期間繋留されるウマに認められる疾病である。

症状は，努力性呼吸の増加と強調教後の呼吸困難，特に採食時と運動時に認められる軽度な発咳である。臨床検査で二相性呼気努力が明らかになることがあり，経過の長い症例では，腹側肋骨郭に沿った息労溝 heave line[注1]が認められる。ときに，運動耐性の低下に加えて運動中の呼吸困難と発咳を示す。

呼吸気道の内視鏡検査では，気管と大気管支における膿性粘液量の増加が認められ，気管支肺胞洗浄 bronchoalveolar lavage（BAL）により気道の病態の細胞像をより正確に得られる。BAL洗浄液は著しい好中球性炎症を示し，進行した症例では，好中球は全細胞数中の50〜70%以上に達する。

〔治療薬〕　本疾患は飼育管理が関係するため，治療は原因の除去に主眼をおき，可能であればウマを厩舎から出して放牧する。多くのウマでは野外に放牧すると，比較的速やかに回復するが，厩舎に戻すと再発する。飼養管理の変更とともに，気管支拡張薬やグルココルチコイドを投与して症状を軽減させる。

注1　腹部の筋肉の分かれめが体表にくっきりとした1本の筋となってみえる。

(2) 各治療薬の薬理作用，体内動態，相互作用，副作用

a. クレンブテロール clenbuterol

〔薬理作用〕　選択的β_2アドレナリン受容体作動薬。アデニル酸シクラーゼの活性化を介したcAMPの産生による気管支拡張作用。β_2アドレナリン受容体への選択性はオルシプレナリン，サルブタモールに比べて高く，作用持続時間も長い。タンパク質同化作用をもつことから，競走馬では指定禁止薬物[注2]に指定されている。

注2　わが国の競走馬における薬物規制については，212頁 2）日本の競走馬にお薬物規制 参照。

〔体内動態〕[1]　ウマにおいては，経口投与後2時間でC_{max}に達し，$t_{1/2}$は約10時間。作用持続は6～8時間と長い。

　　用法・用量　最初，0.8 μg/kg BIDを3日間。改善しなければ1.6 μg/kgに増量BIDを3日間。改善しなければ2.4 μg/kgに増量 BIDを3日間。改善しなければ3.2 μg/kgに増量 BIDを3日間。改善しなければ治療を中止する。推奨されている治療期間は30日。その後治療を止め，再評価する。回復の徴候があれば上記の治療を再開する。

〔有害反応〕　ジノプロスト（$PGF_{2\alpha}$）およびオキシトシンの作用に拮抗し，正常な子宮収縮が減弱するので，臨月近い妊娠馬には用いない。循環器に障害の疑いがあるウマは頻脈を起こすことがあるので禁忌。繁殖用種馬および雌馬における安全性の保証はされていない。

b. イプラトロピウム（○）

〔薬理作用〕　ムスカリン受容体拮抗薬 ⇒52頁。競走馬では指定禁止薬物に指定されている。

〔体内動態〕　ウマにおいてその効果は4～6時間持続するとされているが，ウマでの体内動態の報告はない。

　　用法・用量　再発性気道閉塞は180～2 400 μgを吸入させる[2～4]。

〔有害反応〕　有害反応は少ないが，口渇などを示すことがある。

c. サルブタモール（アルブテロール）（○）

〔薬理作用〕　気管支拡張薬。選択的β_2アドレナリン受容体作動薬。⇒52頁

〔体内動態〕　一般に速やかに体内に吸収される。血液脳関門を通過しないが胎盤を通過する。肝臓で大部分が代謝され不活化される。

　　　　ウマ（2 mg吸入投与）[5]　　C_{max}（尿中）4.6～8.1 ng/mL，T_{max}（尿中）1～3 h

　　用法・用量[1]　8 μg/kg $p.o.$ q12 h

〔有害反応〕　常用量で心機能亢進作用（β_1アドレナリン受容体活性化）が認められる。

d. テオフィリン（○）

〔薬理作用〕　気管支拡張薬。⇒50頁

〔体内動態〕　ウマにおける経口投与後のBAはほぼ100％である。胎盤を通過し，また乳汁にも移行する（血清中濃度の70％）。

　　　　ウマ（10 mg/kg $i.v.$）[6]　　$t_{1/2}(\beta)$ 16.91 h，V_d 1.35 L/kg，CL_{tot} 0.061 L/kg
　　　　ウマ（10 mg/kg $p.o.$）[6]　　$t_{1/2}(\beta)$ 18.51 h，吸収半減期 1.24 h

用法・用量[1]　10 〜 15 mg/kg *p.o.* BID。または15 mg/kgまでの量を徐々に*i.v.*。血清中の濃度を測定し，15μg/mLを上回らないようにする。

〔有害反応〕　神経過敏，興奮振戦，発汗，頻脈，運動失調

e．プレドニゾロン（○）

〔薬理作用〕　⇒ 75頁。デキサメタゾンとともに気管支拡張薬として用いることが多い。

〔体内動態〕　ウマ（450 mg *i.v.*）[7]　　$t_{1/2}$ 1.150 h，V_d 607 mL/kg，CL_{tot} 374 mL/h/kg

用法・用量[1]　初期，体重450 kgのウマに600 〜 800 mg *i.m.* または*p.o.*。投与量を減らすか，2日に1回の投与に切り替えることが可能。200 mg 2日に1回という低用量でも有効なことがある。

2）炎症性気道疾患

（1）病態生理

〔病態生理〕　炎症性気道疾患は下気道または小気道に炎症が認められる疾患であり，サラブレッド種やスタンダードブレッド種の競走馬の50％以上がこの状態である。症状は穏やかで無症状であることが多く，強い調教によって出現する。

　BAL洗浄液中にリンパ球増加，単球増加や若干の好中球増加など，炎症を示す細胞像が観察される。内視鏡検査で，鼻道，咽頭や気管における粘液膿性滲出物が明らかになることがある。持続的なウイルス性呼吸器感染，粒子状物質や刺激物質（例：オゾン）の吸入，持続的な*Streptococcus pneumoniae*感染，運動による肺のストレス，運動誘発性肺出血，厩舎の換気不良や過敏性反応が病因として可能性がある。

〔治療薬〕　BALにおいて複数の所見が観察される症例では，天然ヒト型IFN−αを投与する。BAL洗浄液中に好酸球や肥満細胞が確認され，アレルギー因子の関与が示唆された症例ではグルココルチコイドを投与する。この他に慣習的に気管支拡張薬が使用される〔188頁 1）再発性気道閉塞の項 参照〕。一般的に6〜8週間の投薬と運動を中止することで良好な結果が得られる。

（2）各治療薬の薬理作用，体内動態，相互作用，副作用

a．インターフェロン interferon（IFN）（○）

〔薬理作用〕　抗腫瘍作用。抗ウイルス作用。作用機序は免疫調節による。

用法・用量（通常使用例）　0.1μg/kg *p.o.* を5日間。（IFN−αでの投与量）

3）肺虫症

（1）病態生理

〔病態生理〕　ロバまたはロバ雑種（ラバとロバの仲間）がウマ肺虫（*Dictyocaulus arnfieldi*）の自然宿主であり通常無症状であるが，まれに慢性発咳（肺虫症）を発症することがある。慢性の発咳は，ときに数週間に及ぶことがあり，下気道閉塞を呈することもある。気管洗浄液の塗抹標本で多くの好酸球が観察される。ときおり，経気道洗浄液中に肺虫の成虫，幼虫，虫卵が含まれることがある。

〔治療薬〕　イベルメクチン，モキシデクチン。

（2）各治療薬の薬理作用，体内動態，相互作用，副作用

a. イベルメクチン（○）

〔薬理作用〕　⇒64頁

〔体内動態〕　単胃動物において，経口投与後に最大で95％が吸収される。

ウマ（200 μg/kg *p.o.*）[8]

$t_{1/2}(\beta)$ 2.93 d，C_{max} 51.3 ng/mL，T_{max} 0.15 d，*AUC* 137.1 ng·d/mL

ウマ（200 μg/kg *i.m.*）[8]　$t_{1/2}(\beta)$ 4.52 d，C_{max} 31.4 ng/mL，T_{max} 3.5 d，*AUC* 301.9 ng·d/mL

用法・用量[1]　0.2 mg/kg *p.o.*

〔有害反応〕　ウマにおいて，投与約24時間後に腹部正中線での腫脹と痒みがみられることがある。これは死んだ糸状虫のミクロフィラリアに対する過敏性反応による。この反応はイベルメクチン投与直前および投与後1～2日の間にグルココルチコイドを投与することで予防できる。予防処置をしない場合，腫脹は通常，7～10日間以内に治まり，痒みは3週間以内に解消する。

b. モキシデクチン moxidectin（○）

〔薬理作用〕　マクロライド系抗蠕虫薬であり，イベルメクチンと同じ薬理作用をもつ。

〔体内動態〕

ウマ（200 μg/kg *p.o.*）[9]　　C_{max} 30.1 ng/mL，T_{max} 7.9 h，*AUC* 92.8 ng·d/mL

ウマ（400 μg/kg *p.o.*）[10]　$t_{1/2}(\beta)$ 23.11 d，C_{max} 70.4 ng/mL，T_{max} 0.372 d，*AUC* 363.6 ng·d/mL

用法・用量[1]　0.4 mg/kg *p.o.*

4）肺感染症

（1）病態生理

a. 細菌性肺炎

〔病態生理〕　細菌性肺炎の原因の多くは咽喉頭部の常在細菌であるが，空気とともに吸い込んだ環境中の病原体の場合もある。*Rhodococcus equi*，*Streptococcus equi*，大腸菌群などが主な原因菌である。インフルエンザなどのウイルス感染に続発して起こることもある。

〔治療薬〕　感受性のある抗菌薬。

b. 真菌性肺炎

〔病態生理〕　原因となる真菌が口腔または何らかの理由により肺に感染することで発症する。多くは日和見感染であり，胃腸炎，腹膜炎，肝不全，敗血症などの一次感染に対する二次感染として発症する。

〔治療薬〕　感受性のある抗真菌薬（ケトコナゾールなど）。

c. ウイルス性肺炎

〔病態生理〕　ウマインフルエンザウイルスやウマヘルペスウイルスなどの感染による呼吸器感染症。

〔治療薬〕　抗ウイルス薬の投与，あるいは症状を緩和する対症療法。

(2) 各治療薬の薬理作用，体内動態，相互作用，副作用

a. サルファ薬 sulfonamide，トリメトプリム trimethoprim（○）

〔薬理作用〕　抗菌薬。両薬を合剤（ST合剤）で用いる。サルファ薬はパラアミノ安息香酸（PABA）からジヒドロ葉酸（DFA）への変換を遮断する。トリメトプリムはジヒドロ葉酸レダクターゼを阻害することによってDFAからテトラヒドロ葉酸への変換を遮断する葉酸拮抗薬。配合に用いるサルファ薬には，スルファジアジン（SD），スルファメトキサゾール（SMX）やスルファドキシン（SDX）などがある。一般に感受性を示すグラム陽性菌として，大部分のレンサ球菌，ブドウ球菌の多くの菌株および*Nocardia*属がある。

〔体内動態〕[1]　一般にトリメトプリムとサルファ薬は経口投与後よく吸収され，約$1 \sim 4$時間後にC_{max}に達する。しかし，皮下注射における吸収は経口投与より緩徐である。トリメトプリムは，糸球体濾過および尿細管分泌によって未変化体として尿中に排泄され，また肝臓で代謝（酸化）される。サルファ薬は主にアセチル化およびグルクロン酸抱合される。

$\qquad$ ウマ（30 mg/kg *i.v.*）[11]　$\qquad$ $t_{1/2}(\beta)$ 4.65 h（SD），2.74 h（T）
$\qquad$ ウマ（30 mg/kg *p.o.*）[11]　$\qquad$ $t_{1/2}$ 8.15 h（SD），2.58 h（T）
$\qquad$ ウマ（15 mg/kg *i.v.*）[12]　$\qquad$ $t_{1/2}$ 3.5 h（SMX），1.9 h（T）

用法・用量[1]　$15 \sim 22$ mg/kg *i.v.* q $8 \sim 12$ h，30 mg/kg *p.o.* SID（ST合計量として）

〔有害反応〕　嘔吐，流涎（イヌ）。

b. ゲンタマイシン（○）

〔薬理作用〕　アミノグリコシド系抗生物質。⇒116頁

〔体内動態〕　経口または子宮内投与での吸収効率は低いが，手術処置中に洗浄液に入れて用いた場合には投与局所（皮膚または膀胱を除く）から吸収される。吸収後は主として細胞外液中に分布し，腹水，胸水，腹膜液，関節液および膿瘍液中に認められ，喀痰，気管支分泌物および胆汁中に高濃度に分布する。血漿タンパク質にはわずかしか結合しない（20％以下）。血液脳関門を容易に通過せず，眼組織に浸透することもない。

$\qquad$ ウマ　$t_{1/2}$ $1.82 \sim 3.25$ h，V_d $0.26 \sim 0.58$ L/kg。

用法・用量[13]　6.6 mg/kg *i.v.* SID

〔薬物併用の相互作用〕　⇒116頁

c. オキシテトラサイクリン oxytetracycline（○），テトラサイクリン tetracycline（○）

〔薬理作用〕　テトラサイクリン系抗生物質は，感受性細菌のリボソーム30Sサブユニットに可逆的に結合することにより，アミノアシル–tRNAのリボソームへの結合を妨げてタンパク質生合成を阻害する。

〔体内動態〕　両薬とも，絶食中の動物に経口投与するとよく吸収される。

$\qquad$ ウマ（オキシテトラサイクリン）[1]　$t_{1/2}$ 10.5 h，V_d 1.4 L/kg。

用法・用量（オキシテトラサイクリン）[1]　5 mg/kg *i.v.* q12 h。あまり急速に投与してはならない。

〔有害反応〕　ウマでの報告はない。高濃度では哺乳類の細胞におけるタンパク質の生合成を阻害する。

d. セファロチン cephalothin

〔薬理作用〕　セフェム系抗生物質。セファロスポリン系の誘導体で，細胞壁のペプチドグリカンの生合

成を阻害し，殺菌的に作用する。

〔体内動態〕[1]　主に静脈内注射で用いる。定常状態における見掛けのV_dは145 mL/kg，CL_{tot}は13 mL/min/kg。血漿タンパク質と20％結合する。

　　　　ウマ（11 mg/kg $i.v.$）[14]　　　$t_{1/2}(\beta)$　14.7 min
　　　　ウマ（11 mg/kg $i.m.$）[14]　　　$t_{1/2}(\beta)$　47.0 min，C_{max}　11.3 μg/mL，BA　65.0％

　　用法・用量[15]　22 mg/kg $i.m.$または$i.v.$ QID

〔薬物併用の相互作用〕　*in vitro*試験で，セフェム系抗生物質はアミノグリコシド系，ペニシリン系およびクロラムフェニコールと併用すると，ある種の細菌に対して相乗または相加作用を示す。

〔有害反応〕　ウマでの報告はないが，筋肉内注射により疼痛，血管外漏出により局所炎症や組織壊死を起こす。また，腸内細菌叢の分布を変えるので，下痢を起こすことがある。

e. セフチオフル ceftiofur

〔薬理作用〕　セフェム系抗生物質。⇒166頁

〔体内動態〕　セフチオフルは投与後，速やかに同等の抗菌活性をもつデスフロイルセフチオフル誘導体に変換される。この誘導体の$t_{1/2}$は長いため，抗菌効果が投与後長時間持続する。抗菌活性のある化合物の合計濃度を用いた動態解析で，以下の値が報告されている。

　　　　ウマ（6.6 mg/kg $s.c.$）[16]　　　$t_{1/2}$ 66.2 h，C_{max} 1.41 μg/mL，T_{max} 18 h
　　　　ウマ（6.6 mg/kg $i.m.$）[16]　　　$t_{1/2}$ 63.4 h，C_{max} 2.37 μg/mL，T_{max} 8 h
　　　　ウマ（6.6 mg/kg $i.m.$）[17]　　　$t_{1/2}$ 53.6 h，C_{max} 2.28 μg/mL，T_{max} 8 h

　　用法・用量[1]　2.2〜4.4 mg/kg，24時間間隔で反復投与

f. ケトコナゾール（○），イトラコナゾール itraconazole，フルコナゾール fluconazole

〔薬理作用〕　アゾール系抗真菌薬。ケトコナゾール ⇒112頁

　　イトラコナゾールおよびフルコナゾールも同様の機序によって抗真菌作用を示す。

〔体内動態〕　ケトコナゾールは，ほとんどが肝臓で代謝され，主として胆汁中に排泄されて消失する。ロバへの塩酸溶液による胃内投与でBAは23％という報告[18]があるが，その他の詳細な報告はない。

　　用法・用量[1]　10 mg/kg $p.o.$ SID

　　イトラコナゾールのウマでの体内動態[19]は，5 mg/kg 溶液剤$p.o.$でC_{max} 0.41 μg/mL，5 mg/kg カプセル$p.o.$でC_{max} 0.15 μg/mLである。

　　用法・用量[27]　5 mg/kg $p.o.$ SID

　　フルコナゾールは経口投与後に急速かつほぼ完全に（90％）吸収される。タンパク質結合率は低く全身に広く分布し，また脳脊髄液，眼および腹水中によく浸透する。主として尿として排泄される。

　　用法・用量　初回14 mg/kg $p.o.$，以後5 mg/kg $p.o.$，q24 h

〔薬物併用の相互作用〕　3薬物とも，ヒトでCYP2CおよびCYP3Aを阻害することが知られている（19頁表1−4 参照）。

5）胸膜炎

（1）病態生理

〔病態生理〕　胸膜は肺の表面を覆う臓側胸膜と胸壁にある壁側胸膜からなるが，その間の胸膜腔に著しく液体が貯留し，炎症が起きた状態を胸膜炎という。ウマにおいては，肺炎から続発性に起こることが多く，腫瘍などが原発であることはまれである。

〔治療薬〕　基本的に，肺炎と同じ治療を行う。

（2）各治療薬の薬理作用，体内動態，相互作用，副作用

　感染性の場合は，4)肺感染症(191頁)と同じ。症状が重い場合には，胸膜を穿刺し貯留液を排出後，感受性の高い抗菌薬を投与してもよい。

6）運動誘発性肺出血

（1）病態生理

〔病態生理〕　レース後の競走馬の鼻孔から"鼻出血"が認められることがあるが，この鼻出血は肺出血に起因するものであり，運動誘発性肺出血(EIPH)と呼ばれる。特にサラブレッドとクォーターホースの競走馬で一般的な疾患である。スタンダードブレッドでは低い発生率であり，エンデュランスホースでのEIPHはまれである。特徴は，競馬のような激しい運動後に発生すること，好発部位が肺の後葉背部に限局することなどである。EIPHに認められる主な臨床症状は，内視鏡で観察される気管-気管支樹内の腹側に認められる出血である。鼻出血は，EIPHを発症したウマのわずか約1〜10％しか認められない。EIPHの発症要因は，持続的な高い血管内圧の過負荷に起因する肺毛細血管の傷害によると考えられている。

〔治療薬〕　予防的処置としてフロセミドの投与(0.3〜0.6 mg/kg *i.v.*，出走の3〜4時間前)が米国において広く処方されてきたが，最近の研究において科学的根拠は疑問視されている。日本では，出走予定馬に対して禁止薬物に指定されている(216頁 囲み 運動誘発性肺出血とフロセミド 参照)。

（2）各治療薬の薬理作用，体内動態，相互作用，副作用

　a．フロセミド（○）

〔薬理作用〕　ループ利尿薬。⇒67頁

〔体内動態〕[20]　ウマ(0.5 mg/kg *i.v.*)　　$t_{1/2}(\beta)$　158.5 min

　用法・用量　ウマ(通常使用例)　0.3〜0.6 mg/kg/h *i.v.*

（1.大村　一）

2. 消化器疾患の薬物治療

> 到達目標：消化器疾患治療薬を列挙し，作用機序，臨床応用を説明できる。（△）
> キーワード：疝痛，急性腹症，胃十二指腸潰瘍，鼓脹，胃破裂，単純閉塞，絞扼性閉塞，腸捻転，
> 　　　　　　腸重積，ヘルニア，非絞扼性梗塞，普通円虫，X大腸炎，腹膜炎，癒着，輸液，
> 　　　　　　NSAIDs，κオピオイド受容体作動薬，α_2アドレナリン受容体作動薬，プロトン
> 　　　　　　ポンプ阻害薬，H_2ヒスタミン受容体拮抗薬，潤滑性下剤，浸潤性下剤，膨張性下剤，
> 　　　　　　浸透圧性下剤，D_2ドパミン受容体拮抗薬

1）疝　痛

　疝痛は腹腔または骨盤腔の臓器に生じる激しい疼痛である。ウマにおける疝痛の特定可能な原因は，胃や腸の直接的な損傷，内容物の通過障害，胃の膨張など，胃や腸管に関連するものが大半を占める。急速に進行する激しい疝痛は急性腹症とも呼ばれる。疝痛の原因と病態は多様である。

（1）病態生理

〔病態生理〕　胃十二指腸潰瘍：胃酸による胃あるいは十二指腸粘膜の損傷により，様々な程度の疝痛が生じる。NSAIDsの投与，強い運動や輸送などからのストレスが原因として知られる。また，調教などによる物理的な胃液の撹拌により，胃酸が無腺部に及び胃潰瘍を発症することも知られ，現役競走馬の70 ～ 90％に病変がみられる。

　鼓　脹：炭水化物多給後の腸内細菌叢の異常発酵によって消化管が膨脹する。膨張によって腸管運動が低下するので，胃破裂，膨脹した腸管の静脈への圧迫による静脈還流量の減少および呼吸障害などの原因になる。

　単純閉塞：腸壁の肥厚をはじめとした狭窄，異物や宿糞（便秘）などの消化管内容物，腸管の癒着，腫瘍による腸管への圧迫などによって発生する。主として小腸と結腸や大腸に発生し，腸管が膨張して運動の低下，腸管内への水分漏出が生じる。この状態が長時間継続すると，静脈還流が減少し，粘膜の虚血が起こる。

　絞扼性閉塞：腸捻転，腸重積，ヘルニア（横隔膜，鼠径，網嚢孔）などによる腸管の絞扼により，血管の閉塞が生じる。腸管の虚血と低酸素により粘膜は急速に傷害され，罹患馬はエンドトキシン血症や菌血症を発症することが多い。

　非絞扼性梗塞：ウマでは普通円虫（*Strongylus vulgaris*）が体内移動する際に，前腸間膜動脈が損傷を受けた結果，血栓が形成されて主に回腸～大結腸の組織還流が低下する。長期的には腸管の壊死，内毒素（エンドトキシン）や細菌の漏出に至る症例もある。

　X大腸炎：ストレス，クロストリジウム感染など多くの要因が原因と考えられている急性大腸炎で，重篤な出血性下痢が特徴である（原因不明の意味で，「X」と名付けられている）。腸管内の液体貯留と下痢，腸管の閉塞を生じる。腸管粘膜の損傷が広範囲に及ぶと，内毒素や細菌が急速に全身に循環する。

　腹膜炎，癒着：腹膜炎は，一般的には消化管の虚血部や穿孔部から，腸内容物が腹腔に拡散することに起因する。また，開腹手術をはじめとした腹壁への外的侵襲や，消化管感染症の波及によって生じる

こともある。腹膜炎は，腸壁や腹壁の漿膜面に線維素を析出させて癒着の原因となる。この線維性癒着は時間の経過とともに瘢痕化，萎縮し，腸管や腸間膜の歪みを起こす。

〔治療薬〕　水分と電解質の補正を目的に輸液（経静脈，経鼻）を行う。疼痛管理にはNSAIDs，κオピオイド受容体作動薬またはα₂アドレナリン受容体作動薬，胃十二指腸潰瘍にはプロトンポンプ阻害薬，H₂ヒスタミン受容体拮抗薬，粘膜保護薬を投与する。腸内容物の排出促進には下剤（潤滑性下剤，浸潤性下剤，膨張性下剤，浸透圧性下剤）やD₂ドパミン受容体拮抗薬メトクロプラミドなどを用いる。下痢に対しては消化管運動抑制薬，毒素の吸収抑制に吸着剤，重症例の循環抑制に対してはβ₁アドレナリン受容体作動薬，DICの予防に抗凝固薬が投与されることもある。

　絞扼性閉塞および単純性閉塞や鼓脹の重症例は，薬物療法に加えて外科手術の適応となる。

(2) 各治療薬の薬理作用，体内動態，相互作用，副作用

a. オメプラゾール

〔薬理作用〕　プロトンポンプ阻害薬。胃酸分泌阻害作用。⇒38頁

　胃潰瘍の予防および治療，胃潰瘍の再発率低下および胃潰瘍悪化の軽減に使用される。現在，ウマで最もよく使われている制酸薬である。

〔体内動態〕　ウマ（4 mg/kgを5日間連続して直腸内投与）[21]

$$C_{max}\ 79.6\ ng/mL,\ T_{max}\ 50\ min,\ AUC\ 8{,}479\ ng\cdot min/mL,\ BA\ 1\%$$

$$直腸内投与でのBAは低いが，筋肉内注射では70 \sim 80\%^{[22]}。$$

　用法・用量[23]　　2 ～ 4 mg/kg *p.o.* q24 h

〔薬物併用の相互作用〕　ウマではワルファリンの代謝を遅延させることがある。

b. シメチジン（○）

〔薬理作用〕　H₂ヒスタミン受容体拮抗薬。胃酸分泌阻害作用。⇒37頁

〔体内動態〕[24]　ウマ（3.3 mg/kg *i.v.*）　　$t_{1/2}(\beta)$　2.23 h

　　　　　　　　ウマ（10 mg/kg *p.o.*）　　C_{max}　1.81 μg/mL，T_{max}　1.4 h

　推奨投与量[24]　*i.v.* では11 mg/kg/d，*p.o.* では48 mg/kg/d。

c. ラニチジン

〔薬理作用〕　H₂ヒスタミン受容体拮抗薬。胃酸分泌阻害作用。⇒38頁

〔体内動態〕[25]　ウマ（2.2 mg/kg *i.v.*）　　$t_{1/2}(\beta)$　169 min，AUC　231,000 ng·min/mL

　　　　　　　　ウマ（2.2 mg/kg *p.o.*）　　C_{max}　237 ng/mL，T_{max}　99.2 min，AUC　59,900 ng·min/mL，BA　27%

　用法・用量[26]　6.6 ～ 8.0 mg/kg *p.o.* q 6 ～ 8 h

d. スクラルファート（○）

〔薬理作用〕　粘膜保護薬。⇒35頁

〔体内動態〕⇒35頁。体内にわずかしか吸収されないことからウマでの報告はない。

　用法・用量[1]　ウマ：2 mg/kg *p.o.* TID

e. メトクロプラミド（○）

〔薬理作用〕　D_2ドパミン受容体拮抗薬。消化管運動亢進作用。中枢性制吐薬。術後イレウスに用いられる。

　　用法・用量[26]　0.04 mg/kg/h $i.v.$, 効果がみられるまで。

〔有害反応〕　中枢神経興奮（錐体外路症状）作用。⇒36頁

f. フルニキシンメグルミン（○）

〔薬理作用〕　アントラニル酸系NSAIDs。薬効成分フルニキシンのメグルミン塩。鎮痛作用。抗炎症作用。⇒78頁

　　COXの阻害による鎮痛消炎作用。ウマにおいて最も広く用いられる消炎・鎮痛薬である。また，エンドトキシンショックの予防，治療にも用いられることがある。

〔体内動態〕　経口投与で速やかに吸収され，ウマでのBAは約80%[27]。主に胆汁中に排泄されて消失する。血漿タンパク結合率は高い（87%）。

　　　　　ウマ（1.1 mg/kg $i.v.$）[28]　　$t_{1/2}(\beta)$ 4.8 h, V_d 0.14 L/kg, AUC 24.3 μg·h/mL

　　用法・用量[26]　0.25〜1.1 mg/kg $i.v.$ または $i.m.$ q 8〜24 h

〔有害反応〕　胃腺部のび爛ないし潰瘍

g. ケトプロフェン（○）

〔薬理作用〕　プロピオン酸系NSAIDs。鎮痛作用。抗炎症作用。⇒78頁

〔体内動態〕　ウマ（0.5 mg/kg $i.v.$）[29]　　$t_{1/2}(\beta)$ 2.08 h, AUC 4.53 μg·h/mL

　　用法・用量[26]　2.2 mg/kg $i.v.$ または $i.m.$ q12〜24 h

〔有害反応〕　他のNSAIDsに比較して消化管の有害反応が軽度である。

h. キシラジン（○）

〔薬理作用〕　α_2アドレナリン受容体作動薬。鎮痛薬。⇒31頁

〔体内動態〕　ウマ（ポニー，1.1 mg/kg $i.v.$）[30]　　$t_{1/2}(\beta)$ 75 min

　　　　　　　ウマ（0.6 mg/kg $i.v.$）[31]　　$t_{1/2}(\beta)$ 50 min

　　用法・用量[32]　0.2〜1.1 mg/kg $i.v.$

〔有害反応〕　徐脈性不整脈，腸蠕動の低下。

i. メデトミジン（○）

〔薬理作用〕　α_2アドレナリン受容体作動薬。鎮静・鎮痛作用。⇒31頁

〔体内動態〕　ウマ（10 μg/kg $i.v.$）[33]

　　　　　　　　　$t_{1/2}(\beta)$ 29.1 min, V_d 1.85 L/kg, AUC 304.87 ng·min/mL

　　用法・用量[34]　5〜101 μg/kg $i.v.$

〔有害反応〕　徐脈性不整脈，腸蠕動の低下。

j. デトミジン detomidine

〔薬理作用〕　α_2アドレナリン受容体作動薬。鎮静・鎮痛作用。キシラジンより作用持続時間は長い。

〔体内動態〕 ウマ(0.03 mg/kg $i.v.$)[35] $t_{1/2}(\beta)$ 1.1 h, AUC 50.7 ng·h/mL

ウマ(0.04 mg/kg 舌下投与)[36] $t_{1/2}$ 1.5 h

ウマ(0.03 mg/kg $i.v.$)[37] $t_{1/2}$ 30 min, V_d 0.47 L/kg

ウマ(0.03 mg/kg $i.m.$)[37] C_{max} 6.9 ng/mL, T_{max} 1.5 h

ウマ(0.08 mg/kg $i.v.$)[38] $t_{1/2}$ 1.19 h, V_d 0.74 L/kg

ウマ(0.08 mg/kg $i.m.$)[38] $t_{1/2}$ 1.78 h, C_{max} 51.3 ng/mL, T_{max} 0.5 h, BA 66%

用法・用量[32] 20 ～ 40 μg/kg $i.v.$

〔有害反応〕 他の α_2 アドレナリン作動薬と基本的に同じ。

k. モルヒネ（○）

〔薬理作用〕 麻薬性鎮痛薬。⇒30頁

〔体内動態〕 ウマ(0.05, 0.1, 0.2 または 0.5 mg/kg $i.v.$)[39] $t_{1/2}(\beta)$ 6.7 ～ 18.1 h

ウマ(0.1 mg/kg $i.m.$)[40]

$t_{1/2}$ 1.5 h, C_{max} 21.6 ng/mL, T_{max} 4 min, 7時間後に検出限界以下となる。

用法・用量[26] 1 mg/kg $s.c.$

〔有害反応〕 ウマでは中枢神経興奮がみられるため，多くの場合，α_2 アドレナリン受容体作動薬と併用される。腸蠕動運動が低下して便秘を起こす。

l. メペリジン meperidine（ペチジン pethidine）（○）

〔薬理作用〕 κ オピオイド受容体を活性化する合成麻薬性鎮痛薬。

〔体内動態〕 ウマ(1 mg/kg $i.v.$)[41] $t_{1/2}(\beta)$ 57.7 min。

〔有害反応〕 全身麻酔下のウマで期外収縮を伴う頻脈や多量の発汗，過呼吸。ヒスタミン放出による蕁麻疹。

m. ブトルファノール（○）

〔薬理作用〕 κ オピオイド受容体作動性の非麻薬性鎮痛薬。⇒30頁。

ウマで最も広く用いられる鎮痛薬。

〔体内動態〕 ウマ(0.1 mg/kg $i.v.$)[42] $t_{1/2}(\beta)$ 5.9 h, AUC 151.4 ng·h/mL

用法・用量[32] 0.1 ～ 0.4 mg/kg $i.v.$

〔有害反応〕 腸蠕動を抑制する可能性もあるが，有害反応は出にくい。

n. ブチルスコポラミン（○）

〔薬理作用〕 ムスカリン受容体ならびにN_Nニコチン受容体拮抗薬。鎮痙作用。⇒37頁

〔体内動態〕[27] ウマに静脈内投与後，48時間以内に体内から消失し，尿中と糞便中に同じ程度排泄される。ウマの$t_{1/2}$は約6時間。

用法・用量[43] 0.3 mg/kg $i.v.$

〔薬物併用の相互作用〕[27] キシラジンと併用すると高血圧と頻脈が生じる可能性がある。

〔有害反応〕[27] 他の抗コリン薬と同じ。陥入や腸閉塞のウマには使用すべきではない。

o．ヘパリン（○）

〔薬理作用〕　抗凝固薬。⇒125頁。DICの予防に投与。

〔体内動態〕　ウマ（40，80，120 U/kg *i.v.*）[44]　　$t_{1/2}$ それぞれ53，70，136 min

　　　　　　　ウマ（80，125，150 U/kg *s.c.*）[45]　　$t_{1/2}$ それぞれ3.8，3.3，7.1 h，T_{max} いずれも4 h，

　　　　　　　　　　　　　　　　　　　　　　　　　C_{max} それぞれ0.035，0.034，0.053 U/mL

用法・用量[46]　25 ～ 100 U/kg *i.v.* q 6 ～ 12 h

〔薬理作用〕　ウマで最も一般的なのは貧血。

（2.和田信也）

3.　運動器疾患およびその他の疾患の薬物治療

到達目標：運動器疾患およびその他の疾患の治療薬を列挙し，作用機序，臨床応用を説明できる。（△）

キーワード：筋炎，NSAIDs，横紋筋融解症，ミオグロビン尿症，グルココルチコイド，浅屈腱，コラーゲン熱変性，幹細胞移植，挫跖（ざせき），蹄葉炎，エンドトキシン血症，蹄叉，骨膜炎，疲労性骨折，飛節内腫，飛節後腫，外固定，内固定，軟骨内骨化障害，関節内注射，関節内洗浄，表層性角膜潰瘍，アトロピン，リエントリー，洞調律，ショック，肥満細胞，脱顆粒，皮膚糸状菌，ウマ白癬菌，子宮内貯留液

1）筋疾患

（1）病態生理

a．筋　炎

〔病態生理〕　筋炎は競走馬における強運動や馬場馬術競技馬での複雑な運動によって発症することがある。発症部位は前肢帯筋，最長筋，後肢帯筋などの全域にみられ，その症状は炎症の程度によって異なる。

〔治療薬〕　抗炎症作用および鎮痛を目的として，フェニルブタゾンやフルニキシンメグルミンなどの**NSAIDs**がよく用いられる。また，ビタミンB_1，ビタミンE，セレンなどのビタミン類が使用される。

b．横紋筋融解症

〔病態生理〕　横紋筋融解症は，競走馬や競技馬で一般的にみられ，ミオグロビン尿症とともに，筋の硬直や軽い痙攣から起立困難に至るまで幅広い症状を示す。麻痺性筋色素尿症や月曜病，タイイングアップ症候群，セットファスト，すくみなど様々な病名がある。休養中に多量の穀物を給餌されたウマが運動した際に発症しやすい。筋肉細胞内への過剰なCa^{2+}流入が発症に関与している可能性が考えられているが，発症機序は不明である。血液検査で筋炎症のマーカーとなるCK，AST，LDHの著しい上昇がみられる。ストレスによっても誘発される。

〔治療薬〕　ショック症状の改善とミオグロビン腎機能障害の防止のために，乳酸リンゲルや酢酸リンゲルを点滴する。抗炎症作用および鎮痛を目的としてフェニルブタゾンやフルニキシンメグルミンなどのNSAIDsを投与する。重篤なショック症状がある場合はデキサメタゾンなどのグルココルチコイドが用いられる。その他，ビタミンB_1，ビタミンE，セレンなどのビタミン類や，筋痙攣の緩和を目的として

アセプロマジンを使用する。また，Na$^+$チャネル遮断薬であるフェニトインも利用される。

(2) 各治療薬の薬理作用，体内動態，相互作用，副作用

a. アスピリン（○）

〔薬理作用〕　サリチル酸系 NSAIDs。⇒77頁

〔体内動態〕　経口投与後，消化管から速やかに吸収されて門脈に移行する。肝臓を通過する際に，そのほとんどがサリチル酸に加水分解される。静注した場合でも，アスピリンは肝臓でサリチル酸に加水分解されて速やかに消失する（$t_{1/2}$はおよそ 30 min）。したがって，アスピリン投与後の NSAIDs としての効果のほとんどは，サリチル酸の効果による。

> ウマ（20 mg/kg *i.v.*）[47]　　C_{max}　124.2 μg/mL，T_{max}　1 h（サリチル酸濃度）
> ウマ（20 mg/kg *p.o.*）[47]　　C_{max}　23.4 μg/mL，T_{max}　4 h（サリチル酸濃度）

　用法・用量 [48]　　初回投与は 25 mg/kg *p.o.* q12 h，次回からは 10 mg/kg *p.o.* SID。
　　　　　　　　　　また 15 ～ 100 mg/kg *p.o.* SID

〔有害反応〕　血液凝固時間の延長。

b. ケトプロフェン（○）

〔薬理作用〕　プロピオン酸系 NSAIDs。⇒78頁

〔体内動態〕　静脈内注射と筋肉内注射における *AUC* は等しい[48]。投与後，薬物は滑液に入る。また，血漿タンパク質と高率で結合する（ウマでは約93％）[48]。ウマでは投与後2時間以内に作用が現れ始め，12時間後に最大になる[48]。抱合代謝物および未変化体の両者の形で尿中に排泄される。ウマにおける $t_{1/2}$ は約1.5時間[48]。異性体であるR体とS体の効果は同程度である。ウマではR体はS体に反転しやすい（約50％）。

> ウマ（2.2 g/kg *i.v.*）[49, 50]
> 　$t_{1/2}$　S(+)1.14 h　R(−)1.87 h，*AUC*　S(+)5.54 g·h/mL　R(−)3.13 μg·h/mL，
> 　V_d　S(+)0.2 L/kg　R(−)0.44 L/kg
> ウマ（1 g/kg直腸内投与）[51]
> 　C_{max}　S(+)1.05 g/mL　R(−)0.78 g/mL，T_{max}　S(+) 1 h　R(−)0.9 h，
> 　AUC_{0-12}　S(+)1.8 g·h/mL　R(−)1.2 g·h/mL

　用法・用量 [48]　　2.2 mg/kg *i.v.* SID，最高5日間

〔薬物併用の相互作用〕　血漿タンパク質と高率に結合するので，ワルファリン，フェニルブタゾンなど，他の高タンパク質結合性薬物を置換し，またこれらの薬物によって置換される可能性がある。

c. フルニキシンメグルミン（○）

〔薬理作用〕　アントラニル酸系 NSAIDs。鎮痛作用，抗炎症作用。特に疝痛に有効。⇒78頁

〔体内動態〕　⇒197頁。

　用法・用量　　1 mg/kg *i.v.*，SID，5日間まで。
　　　　　　　　1 mg/kg *p.o.*，SID，5日間まで。

〔有害反応〕　経口投与では消化性潰瘍に加え，血液障害（溶血性貧血，白血球減少，血小板減少），肝障害および腎障害がまれに起こることがある。

d. フェニルブタゾン phenylbutazone

〔薬理作用〕　ピラゾリジン誘導体。鎮痛作用および抗炎症作用。運動器疾患に対して用いられることが多い。

〔体内動態〕　経口投与により胃および小腸から吸収される。体内に広く分布し，肝臓，心臓，肺，腎臓および血液で最高濃度になる。ウマにおける血漿タンパク質結合率は99％を上回る[48]。ウマにおける$t_{1/2}$は3.5〜6時間の範囲で変動する[48]。しかし治療効果は24時間以上持続することがあり，これはCOXへ不可逆的な結合によるものと考えられる[48]。体内でほぼ100％代謝される。主要な代謝物であるオキシフェニルブタゾンは活性をもつ。

ウマ($i.v.$)[52]　　　$t_{1/2}$　4〜6 h，CL_{tot}　16〜26 mL/h/kg

ウマ($p.o.$，飼料混合による自由摂食)[52]

T$_{max}$　4〜6 hの一峰性(投与前後絶食)　　1〜2 hと12〜24 hの二峰性(自由摂食)，

BA　69〜91％

用法・用量[48]　2.2〜4.4 mg/kg $p.o.$，$i.v.$ q12 h，または2〜4 g/454 kg $p.o.$（4 g/dを超えてはならない）

〔有害反応〕　COXの選択性はなく，長期間の使用により胃腸の機能不全を引き起こす可能性がある。腎機能障害，骨髄障害があるため特異的有害反応として再生不良性貧血の危険性がある[53]。

e. メロキシカム（○）

〔薬理作用〕　オキシカム系NSAIDs。鎮痛作用，抗炎症作用。⇒79頁

〔体内動態〕　ウマでもCOX-2阻害効果が強い[54]。

ウマ(0.6 mg/kg $p.o.$)[55]　　　$t_{1/2}$　10.24 h，C$_{max}$　915.1 ng/mL，T$_{max}$　2.62 h，AUC　11,281 ng·h/mL

用法・用量[55]　0.6 mg/kg　$p.o.$，q24 h

〔有害反応〕　推奨投与量(0.6 mg/kg)の3〜5倍では胃腸障害，腎および骨髄の機能障害が生じる[55]。

f. ジクロフェナク

〔薬理作用〕　フェニル酸系NSAIDs。鎮痛作用，抗炎症作用。⇒77頁

〔体内動態〕　ウマ(1.3 mg/kg $i.v.$)[56]　　　$t_{1/2}$　9.9 h，V_d　0.03〜0.06 L/kg，CL_{tot}　164.9 mL/h/kg

用法・用量(通常使用例)　1.0 mg/kg $p.o.$ SID

g. メチルプレドニゾロン（○）

〔薬理作用〕　グルココルチコイド。抗炎症作用。免疫抑制作用。⇒76頁

〔体内動態〕　ウマ(100 mg $i.a.$)[57]　　　$t_{1/2}$　1.09 d，C$_{max}$　6.17 ng/mL，T$_{max}$　0.273 d，AUC　6.52 ng·d/mL

用法・用量[48]　200 mg/body $i.m.$，100 mg $i.a.$

〔有害反応〕　グルココルチコイドの一般的な有害反応(75頁 **表2-7** 参照)。ウマでは関節内注射後3〜10日間で血漿中の内因性グルココルチコイド濃度が減少することがある[58]。

h. デキサメタゾン（○）

〔薬理作用〕　グルココルチコイド。抗炎症作用。免疫抑制作用。⇒76頁

〔体内動態〕　ウマ(0.05 mg/kg $i.v.$)[59]　$t_{1/2}(\beta)$　10.7(6.8〜13.4) h，AUC　113.5(83.0〜131.7) ng·h/mL，

V_d　2.1(1.6〜3.1) L/kg，CL_{tot}　0.44(0.38〜0.60) L/h/kg

　同条件での投与後1時間から血漿中コルチゾンとヒドロコルチゾンは減少し，28時間あたりで最低値となる。その後96時間で正常値に回復する[59]。

　用法・用量[48]　2.5〜5 mg/body *i.v.* または *i.m.*，あるいは，0.05 mg/kg *p.o.* SID

〔有害反応〕　グルココルチコイドの一般的な有害反応(75頁 **表2−7** 参照)。

i.　ビタミン B_1 vitamin B_1(**チアミン** thiamine)（○）

〔薬理作用〕　筋炎を含む骨格筋系の治療薬。

〔体内動態〕　ATPと結合し，炭水化物代謝に関与する化合物を形成する。消化管から吸収される。肝臓で代謝された後に尿中に排泄される。ウマでの体内動態の報告はない。

　用法・用量[48]　ビタミン B_1 欠乏症のウマ：0.5〜5 mg/kg *i.v.*，*i.m.*，*p.o.*

2）腱・靭帯疾患

（1）病態生理

a．屈腱炎

〔病態生理〕　屈腱(特に浅屈腱)に発生する炎症で，競走馬に多い。強運動による物理的な負荷や腱線維伸長の繰り返しが発生させる熱によるコラーゲン熱変性が原因と考えられている。発症馬は疼痛の他，患部の腫脹や熱感を呈する。

〔治療薬〕　発症初期には，抗炎症作用および鎮痛を目的としてNSAIDsが使用される。近年では，自家骨髄由来の間葉系幹細胞を浅屈腱患部に直接注射する幹細胞移植が実施されている。

b．繋靭帯炎

〔病態生理〕　繋靭帯はウマの支持機構の一部として機能しているため，運動時の負荷がかかりやすい。炎症は靭帯の起始部(中手骨または中足骨の近位掌側)，本体および分枝部(球節の近位5〜7.5 cmより遠位)で生じる。

〔治療薬〕　発症初期には，抗炎症作用および鎮痛を目的としてNSAIDsが使用される。

（2）各治療薬の薬理作用，体内動態，相互作用，副作用

　　a．フルニキシンメグルミン ⇒197，200頁　　b．アスピリン，c．ケトプロフェン　〔b.〜c.⇒200頁〕
　　d．フェニルブタゾン，e．メロキシカム，f．ジクロフェナク　〔d.〜f.⇒201頁〕

〔3. 1)〜2) 田村周久〕

3）蹄疾患

（1）病態生理

a．挫　跖

〔病態生理〕　強運動や硬い馬場での運動の際に生じる蹄底への衝撃が原因となり，蹄内の知覚部に出血および炎症を引き起こす。これを挫跖という。

〔治療薬〕　抗炎症作用および鎮痛を目的としてNSAIDsを用いる。

b. 蹄膿瘍

〔病態生理〕　蹄底裂，裂蹄あるいは釘などから細菌が蹄知覚組織に侵入し，感染すると発症する。これらの外傷がなくても，血中を遊走してきた細菌が知覚組織に定着して発症する機序も推測されている。蹄内は嫌気的状態下であることもあり，通性または偏性の嫌気性菌が増殖しやすい。

〔治療薬〕　経口投与で抗菌薬を投与しても蹄内への移行が悪いため，効果が期待できないことが多い。そのため，掌側指（趾）静脈からの局所灌流法による投与方法が選択されることがある。重度の感染や感染範囲が広い場合にはペニシリン系，セフェム系，ゲンタマイシンなど，原因細菌に感受性を示す抗生物質の全身投与を考慮する。

c. 蹄葉炎

〔病態生理〕　蹄葉炎は葉状層に特異的に発症する炎症であり，細菌感染を原因とする蹄膿瘍や蹄叉腐爛と区別する。エンドトキシン血症や穀類の過剰給餌，長時間の一肢による体重負荷（対側肢が骨折などの理由により負荷できない場合）などが発症の原因になると考えられているが，明確な発症機序は不明である。体重負荷で発症する蹄葉炎を除き，四肢に同時に発症することが多い。特に荷重の負担が多い前肢で慢性化しやすく，後肢に体重をかけたleaning back姿勢をとる。グルココルチコイドによる治療が引金となることもあるので，グルココルチコイドは使用禁忌。

〔治療薬〕　抗炎症作用および鎮痛を目的としてNSAIDsが使用される。抗血小板作用による末梢循環改善を期待してアスピリンを使用することもある。

d. 蹄叉腐爛

〔病態生理〕　蹄叉を構成する角質の腐敗性崩壊をいう。角質の崩壊が知覚組織に達すると，細菌感染症を引き起こして跛行する。長期間にわたって蹄下面を不衛生な状態に放置することで発生・進行する。

〔治療薬〕　病変が角質にとどまっている場合は消毒薬を使用するが，知覚組織に感染がある場合にはペニシリン系，セフェム系，ゲンタマイシンなど原因細菌に感受性を示す抗生物質を全身投与する。

(2) 各治療薬の薬理作用，体内動態，相互作用，副作用

　　　a. フルニキシンメグルミン ⇒197，200頁　　b. ケトプロフェン ⇒200頁，
　　　c. フェニルブタゾン，d. メロキシカム，e. ジクロフェナク　　〔c.〜e.⇒201頁〕

f. ペニシリン penicillin（○）

〔薬理作用〕　β-ラクタム系抗生物質。ペプチドグリカンの合成を阻害し殺菌的に働く。

〔体内動態〕[48]　水溶性ペニシリンGを筋肉内注射すると速やかに吸収されC_{max}は20分以内。筋肉内注射の場合，同じ投与量を静脈内注射した場合に比べて$0.5\mu g/mL$以上の血清中濃度をおよそ2倍長い時間維持できる（$i.m.$：約6〜7時間，$i.v.$：約3〜4時間）。ペニシリンGプロカイン懸濁剤を筋肉内注射すると，水溶性剤に比べてC_{max}が減少し，血清中濃度が長時間持続する。

　吸収された後，ペニシリンは脳脊髄液，関節および乳汁を除く体内に広く分布する。脳脊髄液中濃度は髄膜に炎症がなければ，一般に血清中濃度の10％にすぎない。血漿タンパク質結合率は大部分の動物種で約50％。ペニシリンは主として未変化体として尿中に排泄される。$t_{1/2}$は非常に短く，大部分の動物種で腎機能が正常ならば通常1時間以内である。

ウマ（水溶性ペニシリンG 10 mg/kg *i.v.*）[60]

$t_{1/2}$ 38.95 min, *AUC* 22.41 μg·h/mL, V_d 537.25 mL/kg, CL_{tot} 514.46 mL/h/kg

用法・用量[48]　10,000 〜 20,000 U/kg（6 〜 12 mg/kg）*i.v.*, *i.m.* QID（水溶性ペニシリンG）

〔薬物併用の相互作用〕　*in vitro* 試験で，ペニシリン系抗生物質はアミノグリコシド系またはセフェム系抗生物質と併用すると，若干の相乗または相加作用を示す。

g. セファロチン

用法・用量（通常使用例）　18 mg/kg *i.m.* または*i.v.*, q 6 h

〔薬理作用〕〔体内動態〕〔薬物併用の相互作用〕〔有害反応〕　⇒ 192 〜 193頁

h. ゲンタマイシン（○）

〔薬理作用〕　アミノグリコンド系抗生物質。⇒116頁

用法・用量[48]　成熟馬：6.6 mg/kg *i.v.* SID

子　馬：11 〜 15 mg/kg *i.v.* SID

〔体内動態〕　⇒ 192頁　　〔薬物併用の相互作用〕　⇒ 116頁

〔3.3〕桑野睦敏

4）骨疾患

（1）病態生理

a. 骨膜炎

〔病態生理〕　骨膜炎は，若齢競走馬の調教初期に第三中手骨などの長管骨に発生しやすく，骨の周期的疲労による骨強度の低下に対する反応として発症する。両側性に発症することが多く，急激な骨増生により疼痛を示して跛行を呈することもある。急性期には発症部位に腫脹と著明な触診痛が認められ，緩解後のレントゲン検査で特徴的な骨膜性の骨新生像（骨棘）が確認できる。重症例では発症部の皮質骨に疲労性骨折（罅裂骨折，皿状骨折，横骨折）がみられることもある。

〔治療薬〕　運動制限とNSAIDsの投与が一般的である。

b. 骨瘤（外骨症）

〔病態生理〕　限局した腫脹や骨形成を伴う病態を呈し，第二・四中手骨，指骨および飛節に好発する。第二・四中手骨の骨瘤は内側管骨瘤，外側管骨瘤と呼ばれ，肢勢異常による第二・四中手骨への過剰な負担が原因とされる。急性期には発症部の腫脹と跛行がみられることもあるが，持続する場合はこれらの骨折を疑うべきである。また，第一〜三指骨に発症する骨瘤は指骨瘤あるいは環骨瘤と呼ばれ，繋部が立った姿勢や加齢との関連が指摘されている。足根中足骨関節や距骨中心関節周囲に新生骨がみられるものを飛節内腫，距骨蹠側境界に新生骨がみられるものを飛節後腫（足底靫帯炎）と呼び，前者は一般的な後肢の慢性跛行の原因となることが多い。また，後者は過度の運動や外的傷害による足底靫帯の急性炎症が発症要因とされる。

〔治療薬〕　骨新生前の早期であれば水冷や抗炎症薬塗布など局所の消炎処置で鎮静化することもある。グルココルチコイドやNSAIDsの漸減経口投与は効果的な治療法である。飛節内腫においては，グルコ

コルチコイドやヨード酢酸ナトリウムを処方する。

c. 骨　折

〔病態生理〕　ウマに頻繁にみられる骨折部位は第一指(趾)骨，第三中手(足)骨，手根骨であるが，第三指(趾)骨，近位種子骨，上腕骨，下腿骨，大腿骨，骨盤における骨折もまれではない。患肢による負重が困難な場合や骨片が変位するおそれがある場合は，積極的な外科手術やギプスなどの外固定が必要である。外科手術による内固定では一次癒合が期待されるが，外的侵襲を与えない場合は一般的に二次癒合のプロセスを経て骨癒合が完了する。

〔治療薬〕　骨片の変位や骨折線の伸長が予想される骨折に対しては早期の骨片摘出術，外固定，内固定および創外固定などの外科的整復法とNSAIDsの投与を併用する必要がある。しかし，そうでないものは運動制限とNSAIDsの投与で二次癒合が期待できる。

(2) 各治療薬の薬理作用，体内動態，相互作用，副作用
a. フルニキシンメグルミン ⇒197，200頁
b. フェニルブタゾン，c. ジクロフェナク，d. メチルプレドニゾロン，e. デキサメタゾン　〔b.～e.⇒201頁〕

5) 関節疾患

(1) 病態生理

a. 関節炎

〔病態生理〕　骨関節炎，関節滑膜炎，関節包炎，骨軟骨症，関節内の靱帯炎や骨膜炎，関節の損傷などの状態が含まれ，多くは過度の運動や外的傷害によって関節軟部組織に反復性の高負荷がかかることにより発症する。関節内の感染による化膿性関節炎の場合もある。骨軟骨症は発育過程のウマの軟骨内骨化障害が原因とされ，離断性骨軟骨症，関節軟骨下骨嚢胞，骨端線炎，頚椎形成不全などがよく知られるが，多くは両側性にみられる。発症部位の関節に腫脹や関節液の増量がみられ，跛行や関節の屈伸時に疼痛がみられることがある。

〔治療薬〕　NSAIDsの局所および全身投与やヒアルロン酸の関節内注射が一般的であるが，ジメチルスルホキシドの局所投与やグリコサミノグリカン，ペントサンの全身投与が行われることもある。重症例ではグルココルチコイドの関節内注射(i.a.)が選択されることもある。また，感染例においては適切な抗菌薬の投与と関節内洗浄などの外科的処置との併用が必要である。重症の骨軟骨症の治療では，離断性骨片の除去や軟骨下骨嚢胞の掻爬などの外科的処置とNSAIDsの全身投与を併用する必要がある。

b. 脱　臼

〔病態生理〕　関節を構成する骨同士の正常な位置関係が失われた状態と定義される。ウマでは股関節や近位指節間関節でよくみられるが，走行中に肢を滑らせた際などの関節可動方向からの過度の衝撃，関節を保持する靱帯の断裂によって発症する。発症した関節は通常の形態を逸脱し，重度の跛行と疼痛を呈して患肢での負重が困難となる。

〔治療薬〕　脱臼の整復には全身麻酔下での外科的処置が必要であり，近位指節間関節脱臼では関節固定が必要である。術後管理はNSAIDsを全身投与する。

(2) 各治療薬の薬理作用，体内動態，相互作用，副作用

　　　a. フルニキシンメグルミン ⇒197，200頁

　　　b. フェニルブタゾン，**c.** ジクロフェナク，**d.** メチルプレドニゾロン，**e.** デキサメタゾン 〔b. ～ e.⇒201頁〕

f.　グリコサミノグリカン glycosaminoglycans(GAGs)

〔薬理作用〕　関節内でプロテオグリカンを分解するタンパク質分解酵素を阻害すると同時に，プロテオグリカン生合成を促進する。抗炎症作用，ヒアルロン酸濃度の増加。

〔体内動態〕　関節内で炎症のある軟骨組織に優先的に沈着する。筋肉内注射後48時間で関節内濃度がピークを迎え，96時間持続する。

　　　　　ウマ(コンドロイチン硫酸を3 g $i.v.$)[61]

　　　　　　　$t_{1/2}$ 1.2 h, C_{max} 210 μg/mL, T_{max} 0.083 h, AUC 253 μg·h/mL

　　用法・用量[62]　500 mg/ 4 d $i.m.$ または250 mg/ 1 week $i.a.$

〔薬物併用の相互作用〕　グルココルチコイドやNSAIDsとの併用時には感染リスクが増大する。

〔有害反応〕　関節内注射時に外科的侵襲による炎症や感染発症のリスクがある。

g.　ジメチルスルホキシド dimethyl sulfoxide(DMSO)

〔薬理作用〕　抗炎症作用，抗菌作用，鎮痛作用，利尿作用，抗ChE作用，他の薬物の経皮吸収を促進。

〔体内動態〕　関節などの病変部局所に投与後，生体内のほぼすべての部位に広く移行する。静脈内注射時の$t_{1/2}$は9時間で，腎臓の他，胆汁および呼気中からも排泄される[48]。

　　　　　ウマ(1.0 mg/g $i.v.$)[63]　　　$t_{1/2}$ 8.6 h, AUC 12.55 mg·h/mL, CL_{tot} 0.081 L/h/kg,
　　　　　　　　分解されないまま尿中へ排泄(26.6%)(12時間後)

　　　　　ウマ(0.1 mg/kg $i.v.$)[63]　　　$t_{1/2}$ 9.8 h, AUC 1.63 mg·h/mL, CL_{tot} 0.066 L/h/kg,
　　　　　　　　分解されないまま尿中へ排泄(25.3%)(12時間後)

　　用法・用量[48]　経皮投与は2～3回/d，総量100 gまで，静脈内注射には10%溶液を用いることが
　　　　　　　　　　推奨されており，投与量は0.1～1 g/kg 2～3回/d

〔薬物併用の相互作用〕　抗ChE作用を有するため，有機リン系薬や他のChE阻害薬との併用を避ける。水銀塩との混合投与で中毒が報告されている。アルコール作用，インスリン，グルココルチコイド，アトロピンの作用を増強。

〔有害反応〕　経皮投与で「ひりひり」と表現される局所作用，紅斑，小胞形成，皮膚乾燥，局所アレルギー。静脈内注射で溶血，血色素尿症(ヘモグロビン尿症)。

h.　ヒアルロン酸 hyaluronic acid

〔薬理作用〕　血管透過性亢進を抑制することによるタンパク質や炎症細胞の関節内流入の低減作用，関節内潤滑作用，抗炎症作用。

〔体内動態〕　ウマ(37.8 mg/body $i.v.$)[64]　　　$t_{1/2}$ 42.8 min, V_d 0.064 L/kg, CL_{tot} 1.44 mL/min/kg

　　用法・用量[65]　20～40 mg $i.a.$

〔有害反応〕　関節内注射により発熱，腫脹，滲出の局所作用。

i. ペントサン pentosan

〔薬理作用〕　鎮痛作用。変形性関節症においてはポリ硫酸化グリコサミノグリカン様の症状緩和作用。サイトカイン抑制，プロテオグリカン濃度維持，ヒアルロン酸生合成促進，抗炎症作用，脂質低下作用，弱い抗凝固作用(ヘパリンの1/15)およびフィブリン溶解作用により滑膜の血流量を増加させて関節内の炎症を鎮静化させる。

〔体内動態〕　ウマ(2 mg/kg *i.m.*)[66]　　C_{max}　1.7 μg/mL，T_{max}　4 h

　用法・用量[67]　3 mg/kg *i.m.*

〔薬物併用の相互作用〕　特に報告はないが，NSAIDs，アスピリン，ヘパリンなど血液凝固系に影響を及ぼす薬物との併用には注意が必要。

〔有害反応〕　抗凝固作用を有するため出血傾向がみられることがあり，アスピリンのように血液凝固系に影響する薬物を投与されたウマが激しい運動をしている場合は特に起こりやすい。ウマでは投与後24時間まで用量依存性に部分トロンボプラスチン時間(PTT)を延長させる。

6) 角膜潰瘍

(1) 病態生理

〔病態生理〕　ウマにおける眼科疾患で最も頻繁に発症する疾患であり，ほとんどの場合は外的損傷に起因する。特に競走馬では，集団で走行する際に前馬の蹴り上げた砂粒などの馬場素材が角膜表面に衝突することにより，競走後のほとんどのウマに軽微な表層性角膜潰瘍が発症する。しかし，正常な角膜の旺盛な治癒力によりこれらの多くは無症状のまま数日後には自然治癒する。本疾患における病態で重要な点は感染の有無であり，グラム陰性菌あるいは真菌感染が重篤化に関与することが多いが，地理的要因に大きく左右される。初期には羞明，眼瞼痙攣，流涙あるいは膿性眼脂などの特徴的症状を呈するが，角膜表面の潰瘍部は損傷部位が微細な場合には肉眼的観察が困難なことが多い。

〔治療薬〕　点眼薬による局所投与が主体となるが，感染が成立している場合の抗菌薬の選択には薬剤感受性試験の実施が必須である。また，融解がみられる場合は自家血清，アセチルシステインあるいはエデト酸カルシウム二ナトリウム水和物(EDTA)など抗コラゲナーゼ作用を有する薬物が有効であるが，穿孔の危険性が高い重篤例では外科的治療との併用が必要である。また，前部ブドウ膜炎を併発することが多いが，この場合はアトロピンの点眼やNSAIDsの全身投与との併用も検討する。感染を助長させるおそれがあるため，グルココルチコイド使用の際には十分注意する。

(2) 各治療薬の薬理作用，体内動態，相互作用，副作用

a. アセチルシステイン (○)

〔薬理作用〕　小動物では痰の排出促進の目的で使用されるが，ウマの角膜潰瘍では角膜コラゲナーゼ抑制薬として用いる。

〔体内動態〕　点眼投与のため，体内動態による生体への影響は弱い。

　用法・用量[68]　(5％点眼液)　4回/1日～1時間ごと

　硫黄臭などの悪臭を発するため，飼い主にはこの異臭が薬剤劣化によるものではないと告知しておく必要がある。

〔薬物併用の相互作用〕　アムホテリシンB，アンピシリンナトリウム，ラクトビオン酸エリスロマイシ

ン，テトラサイクリン，オキシテトラサイクリン，ヨード化油，過酸化水素およびトリプシンとは配合禁忌。

b．アトロピン（○）

〔薬理作用〕　虹彩および毛様体括約筋のコリン作動性反応阻害による散瞳および調節麻痺，ブドウ膜疾患に続発する疼痛軽減，ウマでは特に長時間作用する。

〔体内動態〕　点眼投与のため，体内動態による生体への影響は一般には弱いが，体内吸収率が高いため注意を要する。

〔薬物併用の相互作用〕　⇒ 63頁

〔有害反応〕　目のかすみ，瞳孔拡張，毛様筋麻痺および羞明，ウマでは疝痛を誘発する。

7）心房細動

（1）病態生理

〔病態生理〕　心房細動は主に競走馬で多くみられ，競走中に突然発症し，その運動能力を著しく減退させる疾患である。心房細動は持続性と発作性に分類され，心房内を不規則に興奮が旋回するリエントリー（回帰興奮および回帰収縮）が原因と考えられている。競走馬でみられる心房細動はほとんどが発作性心房細動であり，発症から数時間で自然治癒する。まれに持続性心房細動へ移行した場合は治療が必要となる。競走中に発症した場合は著しく競走能力の低下を認める。心電図におけるP波の消失，R-R間隔の不整およびf波の出現から診断することが可能であるが，競走直後の聴診で不整が認められるものについても心房細動発症を推察することができる。

〔治療薬〕　発症後24時間経過しても洞調律に復さない場合，持続性心房細動と診断して直ちに治療を開始する。治療はキニジンの経口投与あるいはフレカイニドの静脈内注射，経口投与が主であるが，キニジンを用いる際にはショックに注意する必要がある。

（2）各治療薬の薬理作用，体内動態，相互作用，副作用

a．キニジン（○）

〔薬理作用〕　Na^+チャネル遮断薬。⇒60頁

〔体内動態〕　経口投与後消化管から完全に吸収され，脳以外の全身に迅速に移行する。ウマでの血清中半減期は8.1時間であるが，酸性尿（pH＜6）では尿中への排泄が促進されて$t_{1/2}$が減少する[48]。

　　　　ウマ（10 mg/kg，グルコン酸キニジン i.v.）[69]　　　$t_{1/2}$ 6.65 h，V_d 3.10 L/kg，CL_{tot} 5.49 mL/min/kg
　　　　ウマ（同 p.o.）[69]　　　C_{max} 0.79 μg/mL，T_{max} 146 min，BA 48.5%

　用法・用量[46]　　10〜15 mg/kgの試験的投与後に22 mg/kg p.o., q 2 h

〔薬物併用の相互作用〕　⇒ 61頁

〔有害反応〕　ウマでは鼻粘膜の腫脹，蹄葉炎，消化管不調および蕁麻疹性膨疹，房室ブロック，循環虚脱および急性死を含む心不整脈の発生。

b．フレカイニド flecainide

〔薬理作用〕　クラスIc群不整脈治療薬で活動電位の最大立ち上がり速度を減少させるが，活動電位持続

時間（APD）を変化させないNa$^+$チャネル遮断薬。

〔体内動態〕　ウマにおける経口投与では投与後45 〜 60分でC$_{max}$に達し，$t_{1/2}$は3 〜 6時間。

ウマ（4 mg/kg *p.o.*）[70]　　$t_{1/2}$ 228 min, C$_{max}$ 1,014 ng/mL, T$_{max}$ 45 min, *AUC* 5.117 ng·h/mL

用法・用量　（一般的な使用例）

0.2 mg/kg/min以下の速度で*i.v.*（上限2 mg/kgまで）。

*i.v.*から2時間経過しても除細動できなかった場合は*p.o.*に切り替える。

その場合は，3 mg/kg *p.o.* → 翌日4 mg/kg *p.o.* → 翌日5 mg/kg *p.o.*と漸増する。

〔薬物併用の相互作用〕　リトナビルとの併用は不整脈，血液障害，痙攣などの重篤な作用が発生するため禁忌。ミラベグロン，テラプレビルとの併用はQT延長をきたし心室性不整脈を誘発するため禁忌。ジギタリス配糖体との併用はジギタリス配糖体の血漿中濃度を上昇させる。βアドレナリン受容体拮抗薬との併用で心機能低下や房室ブロック，血漿中濃度の上昇，キニジン，シメチジンあるいはアミオダロンとの併用で血漿中濃度の上昇，フェニトイン，フェノバルビタールあるいはカルバマゼピンとの併用で血漿中濃度の低下がみられる。Ca^{2+}チャネル遮断薬との併用で心機能低下や房室ブロックが出現する。塩酸リドカインあるいはプロカインアミドとの併用は有害反応を増強させる。

〔有害反応〕　心室頻脈，心室細動，心房粗動，高度房室ブロック，洞房ブロック，心不全の悪化，肝機能障害，黄疸。

〔(3.4)〜 7) 守山秀和〕

8）蕁麻疹

（1）病態生理

〔病態生理〕　蕁麻疹はウマで頻繁に認められる。原因は多岐にわたり，薬物，昆虫，飼料，寄生虫，感染症，寒冷，暑熱，体調および精神的ストレスが考えられている。これらの原因により皮下の肥満細胞が活性化されて脱顆粒によりヒスタミンなどが放出されて発症する。

〔治療薬〕　原因を除去するとともに，メチルプレドニゾロンやデキサメタゾンなどのグルココルチコイドを投与する。また，H$_1$ヒスタミン受容体拮抗薬としてヒドロキシジンが有効である。

（2）各治療薬の薬理作用，体内動態，相互作用，副作用

　　　　a. メチルプレドニゾロン（○）⇒201頁　　b. デキサメタゾン（○）⇒201頁

c. ヒドロキシジン hydroxyzine

〔薬理作用〕　H$_1$ヒスタミン受容体拮抗薬。抗ヒスタミン作用による抗アレルギー作用。

〔体内動態〕　経口投与後，速やかにかつ良好に吸収される。肝臓で代謝され，その主要代謝物であるセチリジンcetirizineも抗ヒスタミン作用をもつ。セチリジンのウマでの体内動態は次のとおりである。

ウマ（0.2 mg/kg *p.o.*）[71]　　$t_{1/2}(\beta)$ 5.8(4.1〜5.9)h, C$_{max}$ 58(40〜76)ng/mL, T$_{max}$ 0.8(0.7〜1.0)h,

AUC 379(347 〜 453)ng·h/mL

用法・用量[48]　　0.5 〜 1 mg/kg *i.m.*, *p.o.* BID

ウマの蕁麻疹治療における第2世代抗ヒスタミン薬：オロパタジン

　ウマの蕁麻疹治療には，長らく第1世代の抗ヒスタミン薬が用いられてきた。しかし，サラブレッド種競走馬において，ヒスタミンを皮内投与して形成させた丘疹に対する抗ヒスタミン薬の効果を検証したところ，第1世代抗ヒスタミン薬の丘疹抑制効果は驚くほど低く（クロルフェニラミンで最大13.6%），その一方で，第2世代の抗ヒスタミン薬であるオロパタジンはきわめて高い丘疹抑制効果（最大93.7%）を示した。オロパタジンは，すでに国内の多くのウマ蕁麻疹症例に応用され（0.1mg/kg *p.o.* BID），臨床的にも高い症状抑制効果を示す成績を得ており，今後，ウマの蕁麻疹治療の第一選択薬として期待できる。

（黒田泰輔・上野儀治）

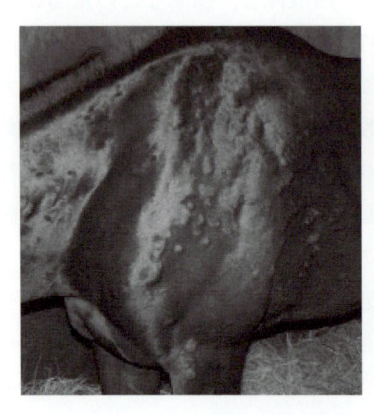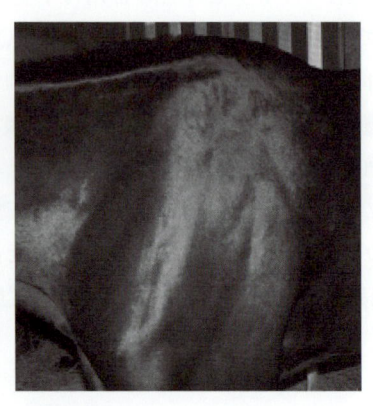

図　オロパタジン治療蕁麻疹症例

左：1カ月以上治癒しない重度の蕁麻疹症例。
右：同症例のオロパタジン0.1mg/kg投与半日後。丘疹は消失している。

9）真菌性皮膚炎

（1）病態生理

〔病態生理〕　皮膚糸状菌によって毛髪や表皮などのケラチン含有組織に発症する。真菌が増殖しやすい閉鎖的な屋内環境において発症しやすい。特に *Trichophyton equinum* はウマ白癬菌として知られており，ウマからウマに感染することが多い。

〔治療薬〕　グリセオフルビンなどの抗真菌薬が利用されている。

（2）各治療薬の薬理作用，体内動態，相互作用，副作用

a．グリセオフルビン griseofulvin

〔薬理作用〕　抗真菌薬。真菌の微小管に結合して脱重合を阻害し，有糸分裂を阻害する。

〔体内動態〕[48]　生体内で合成中のケラチンに結合する特徴をもつため，皮膚，毛，爪，脂肪，骨格筋および肝臓に高濃度で集積し，投与後4時間以内に角質層に到達する。本薬物の1%未満が未変化体で尿中に排泄される。ウマでは100 mg/kgの20日間経口投与で明らかな有害反応はない。

　用法・用量[48]　微粒子型（超微粒子型ではない）：5 mg/kg *p.o.* SID

10）感染性子宮内膜炎，胎盤停留

（1）病態生理

〔病態生理〕　感染性子宮内膜炎は交配や産後の物理的損傷によって，子宮の感染防御能が低下し，細菌や真菌などが感染することで成立し，子宮内の強い炎症を引き起こす。

　胎盤停留は胎子娩出後に胎盤が子宮内にとどまり排出されない状態を指し，胎盤が微生物の感染源となり子宮内で腐敗，変性する。

〔治療薬〕　感染性子宮内膜炎にはオキシトシンまたはジノプロストを投与し，子宮収縮を促進して子宮内貯留液の排出を促す。また，原因微生物に有効な抗菌薬を子宮内局所または全身投与する。

　胎盤停留ではオキシトシンを投与し，子宮収縮を促進して胎盤の排出を促す。感染が進行している場合は，原因微生物に有効な抗菌薬を子宮内局所または全身投与する。

（2）各治療薬の薬理作用，体内動態，相互作用，副作用

　a．オキシトシン（○）

〔薬理作用〕　子宮収縮作用。⇒72頁，163頁

〔体内動態〕　細胞外液の全体に分布するが，少量が胎盤を通過して胎子の血液循環に移行するとされている。肝臓および腎臓で速やかに代謝され，また血漿中の酵素オキシトシナーゼにも分解される。ごく少量のオキシトシンは未変化体として尿中に排泄される。

　　　　ウマ（10 U $i.v.$）[72]　　　$t_{1/2}(\beta)$　6.8 min

　用法・用量[48]　子宮内貯留液の排出：20 U $i.v.$ または $i.m.$，1日1〜3回

〔有害反応〕　過量投与によって，子宮の過度の緊張またはテタニー性の収縮が起こり，きわめて強い陣痛，子宮破裂，胎子の傷害または死亡をもたらすことがある。

　b．ジノプロスト（$PGF_{2\alpha}$）（○）

〔薬理作用〕　子宮収縮作用。⇒71頁，159頁

〔体内動態〕　ウマ（5 mg $i.v.$）[73]　　　$t_{1/2}(\beta)$　25.9 min，CL_{tot}　3.3 L/h/kg

　用法・用量[48]　10 mg/body $i.m.$ SID

〔有害反応〕　ウマでは一時的な体温低下および発汗が報告されている。頻度は少ないが，呼吸数および心拍数の増加，運動失調ならびに疝痛の発現や横臥位を呈することがある。これらの作用は一般に投与後15分以内にみられ，1時間以内に消失する[48]。

〔3.8)〜10）田村周久〕

4.　競走馬のドーピング

到達目標：競走馬におけるドーピングと禁止薬剤について説明できる。（△）
キーワード：競馬法，競走馬理化学研究所，禁止薬物，罪刑法定主義

1)　ドーピングの定義

　ドープdopeという語が初めて英語の辞書に載ったのは1889年であり，その中では「競走馬に与える阿片と麻薬の混合物」と説明されている。語源的には，南アフリカ原住民カフィル族が祭礼や戦いに出る前に飲んでいた強い酒をドープDopと呼んでいたことに由来しているとされており，これが南アフリカのオランダ移住民（ボーア人）を介して英語になったと考えられている。

　ドーピングdopingは，競馬界ならびにヒトのスポーツ界に共通するもので，「運動能力を人為的に不公正に高めることを目的にして，物質を投与したり，使用したりすること」と定義されている。競馬界においては，競馬を開催しているすべての国でドーピングは厳しく規制されており，わが国においても法律で規制されている（「競馬法」第31条）[注3]。

注3　「競馬法」第31条に記載されている条文：
　　次の各号の一に該当する者は，3年以下の懲役又は300万円以下の罰金に処する。
　　（略）
　　2　出走すべき馬につき，その馬の競走能力を一時的にたかめ又は減ずる薬品又は薬剤を使用した者
　　（略）

2)　日本の競馬における薬物規制

　日本の競走馬におけるドーピング検査は，1965年に設立された公益財団法人競走馬理化学研究所が，中央競馬の興奮薬の摘発を目的にカフェインなどの8品目8薬物を検査対象とする検出業務を開始したことに始まる。その後，1970年には中央競馬に加え地方競馬のすべての競馬場がドーピング検査を実施することになった。オリンピックにおけるヒトのドーピング検査の本格導入が，1968年のグルノーブル冬季オリンピック大会であることを考えると，わが国の競走馬におけるドーピング検査の導入がいかに早かったかがわかる。

　わが国の薬物規制制度は，「競馬法」における禁止薬の規定を基本としており，競馬主催者は，「競馬法」第31条をもとに競馬に関する規程（中央競馬においては「日本中央競馬会競馬施行規程」，地方競馬においては「地方競馬実施条例施行規則」など）に禁止薬物に関する条項を設け，「出走予定馬の競走能力に影響を及ぼす薬物」の使用を禁止し，併せて麻薬・覚醒剤，興奮薬，中枢抑制薬および筋肉増強薬など104品目130薬物（2016年4月1日現在）を禁止薬物として明示している（表4-1）。ほとんどの海外の主催者が何らかの薬理作用を示すすべての薬物の使用を規制しているなか，このように薬物名を具体的に明示している理由は，わが国の刑法上の原則である罪刑法定主義[注4]に耐えられる制度とする必要があるためである。ただし，日本中央競馬会をはじめとした競馬主催者は，その規程に「禁止薬物以外であっても競走能力を高め，又は減ずる目的をもって使用してはならない」といった文言を記載することで，明示された禁止薬物に限らず，幅広く競走能力に影響のある薬物の使用を規制している[注5]。

表4-1　日本中央競馬会における禁止薬物の薬理作用別リスト(2016年4月1日現在)

[禁止薬物に該当する104品目は五十音別に掲示されているが，薬理作用を元に分類し直すと以下のようになる。バルビツール酸誘導体，ベンゾジアゼピン誘導体，17αメチルステロイド類（例えば‥‥）の表記は日本中央競馬会の記載に従った。括弧内に例示された薬物を計数することで130薬物となる]

薬理作用	薬　物
中枢神経系に作用する薬物	
興奮薬	アドラフィニル，アンフェタミニル，アンフェタミン，エチルアンフェタミン，エフェドリン，カフェイン，クロベンゾレックス，コカイン，シクラゾドン，ジメチルアンフェタミン，ストリキニーネ，セレギリン，デキストロアンフェタミン，デプレニル，ニケタミド，ニコチン，ピプラドロール，ファンプロファゾン，フェネチリン，フェンカミン，フェンプロポレックス，ブルシン，フルフェノレックス，プレニラミン，ペモリン，ベンズフェタミン，ペンテトラゾール，メソカルブ，メタンフェタミン，メチルエフェドリン，メチルフェニデート，メフェノレックス，モダフィニル，リスデクスアンフェタミン
抑制薬	エタノール，シプロヘプタジン，ノスカピン，ペンタゾシン，メサピリレン
鎮静薬	アセプロマジン，キシラジン，クロルプロマジン，クロルプロマジンスルホキシド，デクスメデトミジン，デトミジン，バルビタール，バルビツール酸誘導体(例えば，アモバルビタール，アロバルビタール，シクロバルビタール，セコバルビタール，チアミラール，チオペンタール，フェノバルビタール，ヘキソバルビタール，ペントバルビタール，メタルビタール及びメホバルビタールをいう)，プロピオニルプロマジン，プロマジン，メデトミジン，ロミフィジン
抗不安薬	ベンゾジアゼピン誘導体(例えば，オキサゾラム，クロラゼプ酸二カリウム，クロルジアゼポキシド，ケタゾラム，ジアゼパム，デモキセパム，ノルダゼパム，ハラゼパム，ピナゼパム，フォサゼパム，プラゼパム及びメダゼパムをいう)
鎮痛薬	エチルモルヒネ，コデイン，トラマドール，ヘロイン，モルヒネ
抗てんかん薬	カルバマゼピン
鎮痙薬	バルビツール酸誘導体(例えば，プリミドンをいう)
末梢神経系に作用する薬物	
ムスカリン受容体拮抗薬	アトロピン
副交感神経興奮薬	アミノレックス，スコポラミン
副交感神経遮断薬	アルプレノキシム，アルプレノロール，オクスプレノロール，プロプラノロール，ベタキソロール，メトプロロール
局所麻酔薬	ジブカイン，テトラカイン，プロカイン，リドカイン
呼吸・循環器系に作用する薬物	
気管支拡張薬	アミノフィリン，イブテロール，イプラトロピウム，オキシエチルテオフィリン，オキシプロピルテオフィリン，クレンブテロール，コリンテオフィリン，サルブタモール，ジヒドロオキシプロピルテオフィリン，テオフィリン，テルブタリン，バンブテロール，プロカテロール，メトキシフェナミン
呼吸促進薬	ジモルホラミン
血管拡張薬	テオブロミン
強心・血行促進薬	10-オキソカンファー，カンフル，トランスパイオキソカンファー
筋骨格筋に作用する薬物	
筋肉増強薬	キンボロン，スタノゾロール，テストステロン，トレンボロン，ナンドロロン，フラザボール，フルオキシメステロン，ボルジオン，ボルデノン，17αメチルステロイド類(例えば，オキシメトロン，メスタノロン，メタンジエノン，メタンドリオール及びメチルテストステロンをいう)，メテノロン
筋弛緩薬	グアイフェネシン，メトカルバモール
泌尿器系に作用する薬物	
利尿薬	フロセミド

注　アナボリックステロイドを除く禁止薬物を使用した競走馬は，使用日から起算し10日以内に施行される競走には出走できない。ただし，国際的に統一された検出時間が公表されている薬物の一部については，その検出時間に合わせた出走停止期間が別途設けられている。また，筋肉増強薬にあたるアナボリックステロイドは，競走馬が引退するまで使用が認められておらず，競技外検査などで陽性となった競走馬には6カ月間出走を制限する措置がとられる。

競走馬理化学研究所では，出走馬から採取された検体(尿もしくは血液)から禁止薬物を検出する検査を行う。この検査において検体に禁止薬物の存在が確認された場合にはその競走馬は失格となり，関係者には競馬施行規程による制裁が課せられることはもちろんのこと，違反者は「競馬法」による刑事罰の対象となる。この点が，法律(「競馬法」)に基づく禁止薬物規制を基本とするわが国の薬物規制制度の特徴であり，法律ではなく主催者ルールにより薬物規制を実施している海外とは大きく異なっている。

注4　**罪刑法定主義**：ある行為を犯罪として処罰するためには，法令において犯罪とされる行為の内容，およびそれに科せられる刑罰を，予め明確に規定しておかなければならないとする原則のこと。

注5　**「日本中央競馬会競馬施行規程」における記載**：
　　　第9章　禁止薬物(競走能力に影響を及ぼす薬品及び薬剤の使用禁止)
　　　第132条　出馬投票をした馬その他の競走に出走させようとする馬(次項において「出走予定馬」という。)について，別表(2)に掲げる馬の競走能力を一時的に高め，又は減ずる薬品又は薬剤(以下「禁止薬物」という。)を使用してはならない。
　　　2　禁止薬物以外のものであっても，出走予定馬について馬の競走能力を一時的に高め，又は減ずる目的をもって使用してはならない。

3) 諸外国の競馬における薬物規制

　欧州をはじめとする諸外国は，世界各国の競馬主催者で構成される国際競馬統括機関会議で取りまとめられた「International Agreement on Breeding, Racing and Wagering(生産，競馬及び賭事に関する国際協約)」に基づいて，主催者ごとに禁止薬物を規定し，主催者ルールとして薬物規制を実施している。この協約では，禁止薬物を「哺乳類の身体系統のうち一つ以上に作用する可能性のある物質」「内分泌物質およびその合成物質」「隠蔽剤」「酸素運搬体」「直接的あるいは間接的に，遺伝子の発現に影響する，あるいはそれを操作する物質」と定義している。すなわち，海外では競走能力への影響の有無とは関係なくあらゆる薬物の影響下にない状態で出走することが競走馬に求められている。この点が，「競馬法」に基づき，競走能力に影響がある薬物を禁止薬物としている日本との大きな違いとなっている。

　欧州では，タンパク質同化作用を期待したアナボリックステロイド・成長ホルモン，赤血球増加作用を狙ったエリスロポエチンの不正使用を取り締まるため，競走後だけではなく調教中の検体を採取し検査する「競技外検査out of competition testing(OCT)」を2002年に導入し，現在では欧州に限らずほとんどの海外の主催者がこのOCTを実施している。また，欧州に比べ薬物の使用に比較的寛容であるとされてきた米国も，有名馬の骨折が契機となり，近年では薬物規制の強化に積極的に取り組んでいる。

　このように動物の福祉に対する関心が高い海外では，競馬の公正性ばかりではなく，ウマの福祉の観点からも薬物の不正使用の規制はきわめて重要と考えられている。

4) 馬術競技の薬物規制

　これまで，競馬におけるアンチドーピング制度について記述してきたが，国内外の馬術競技も厳正な薬物規制のもと実施されている。馬術競技の薬物規制制度と運用方法は，国際馬術連盟Fédération Equestre Internationale(FEI)の「馬ドーピング防止および規制薬物規程Equine Anti-Doping and Controlled Medication Regulations」および「獣医規程Veterinary Regulations」により定められている。これらの規程では，馬術競技において一切使用してはならず使用すればドーピングとみなされる物質を「絶対禁止物質banned substances」，一般的にウマの治療に用いられるものの競技では禁止されている物質を「治療用規制物質controlled medication substances」と定義し，この2つを包括したものを「禁

止物質prohibited substances」と呼んでいる。この「禁止物質」は，FEIによって「馬禁止物質リスト Equine Prohibited Substances List」として公表されており，このリストに記載された物質およびその類似の化学構造もしくは生物学的効果を有する物質の存在が確認された競技馬は失格処分となる。このリストに記載される薬物の薬理作用は広範囲に及ぶため，実際に馬術競技において使用できる薬品は，抗生物質，駆虫薬，あるいは電解質などに限られる。したがって，馬術競技の薬物規制制度は日本より海外の競馬に近いといえる。

なお，馬術競技においては「治療目的使用に係る除外措置equine therapeutic use exemption（ETUE）」制度が導入されており，申請が認められれば「治療用規制物質」の使用が許されるが，「絶対禁止物質」には適用されない。

5）日本の薬物規制制度の現状と獣医師の責務

近年では競走馬の国際交流は一般的となり，海外の競走馬の日本遠征や日本馬の海外遠征が頻繁に行われるようになってきた。そのため，日本の薬物規制制度を改善し，海外の主催者と歩調を合わせる取り組みが進められている。

その一例として，諸外国と比較して日本の規制対象に欠けている部分を補完するため，ウマの福祉と事故防止の観点から痛みなどの症状の軽減を主目的としたNSAIDsや副腎皮質ステロイドといった薬物の使用を制限する主催者ルールの導入があげられる。この例に限らず今後，国際化に向けた過渡期にあるわが国の薬物規制制度は，様々な変革がなされると考えられる。したがって，競走馬の診療に従事する獣医師は，常に競馬主催者の治療に関する最新の規則を入手し，細心の注意を払って治療することが求められる。また，海外遠征を予定している競走馬の治療にあたっては，海外と国内の薬物規制が異なっていることをよく認識し，出走国主催者の薬物規制に関する規則などの確認を怠ってはならない。

加えて，調教師などの管理者から競走馬の治療を依頼された場合は，そのウマの出走予定を確認し，治療に使用する，または使用した薬物名を確実に管理者に伝えることは，薬物検出事件を未然に防ぐための獣医師の最低限の責務として重要である。

（4. 上野儀治）

> ── 様々な競技に使われる馬種 ──
>
> **サラブレッド**：アラブ馬やイギリス在来のハンター種などを基に作られた馬種。1791年以来厳格な血統登録が行われており，父系はゴドルフィンアラビアン，バイアリターク，ダーレーアラビアンのいずれかにたどりつく。競走用。
>
> **クォーターホース**：アメリカンクォーターホースとも呼ばれる。ヨーロッパから連れてきたアンダルシアンとサラブレット，アラブ，あるいは捕獲したムスタングなどを交配し改良して作った馬種。クォーターホース競馬やロデオなどのウエスタン競技で使用される。
>
> **スタンダードブレッド**：アメリカントロッターとも呼ばれる。サラブレットにアラブ，カナディアンペーサー，ノーフォークトロッター，モルガンなどを交配して改良して作った馬種。乗馬と競馬で用いられ，特に速歩が得意なので主に繋駕速歩競走に使用されている。
>
> **エンデュランスホース**：数十kmの長距離を数時間かけて騎乗しその走破タイムを競うウマの耐久レースで用いられる馬種で，アラブ種が多い。
>
> （堀　正敏）

わが国の薬物規制制度の国際化

　「凱旋門賞」での禁止薬物検出による日本馬失格は，検出された薬物「イプラトロピウム」が当時わが国では禁止薬に指定されてなかったため，わが国と海外の薬物規制の違いを大きくクローズアップすることになった。この事件がきっかけとなり，日本の競馬界は薬物規制制度の国際化に一歩踏み出すことになる。

　現在，日本は競馬一流国の証であるパートⅠ国（競馬開催国の国際格付けの一つ。競馬開催国はパートⅠ～Ⅳにグループ分けされ，最上位がパートⅠ）に位置づけられており，年間160回以上の国際競走（外国馬が出走できる競走）が施行されている。また，日本馬の海外での活躍も一般的になってきた。薬物規制制度の国際協調はわが国の競馬産業の発展に欠かせないものとしてその重要度は年々増している。

　競馬の公正性を確保するため，世界の競馬主催者は出走後の尿を採取し，ドーピング検査を行っている。

（上野儀治）

運動誘発性肺出血とフロセミド

　運動誘発性肺出血は，レースなどの強い運動負荷により肺胞毛細血管が損傷することで生じる肺の出血である。競走馬では比較的よくみられ，鼻孔から出血が確認できる重症例では運動能力が著しく低下することが知られている。海外では，この疾患の予防にフロセミドが有効であると考えられており，北米では競馬での使用が容認されてきた。しかし，利尿薬であるフロセミドは，尿を希釈させる隠蔽行為に用いられるためヒトのスポーツ界では禁止薬物として扱われ，北米以外の主要な競馬開催国でもその使用を禁止している。このようなことから，現在では，北米でも主要なレースを中心にその使用を禁止する方向で議論されている。日本においても出走予定馬に対して禁止薬物に指定されている。

（上野儀治）

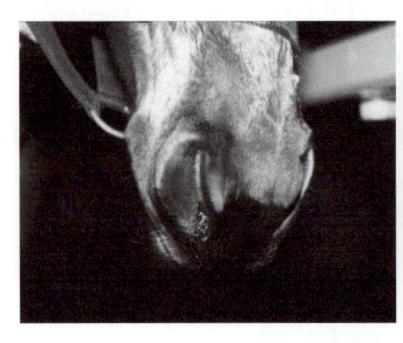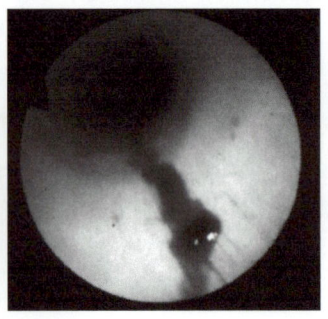

図　運動誘発性肺出血
　左：重症例でみられる鼻孔からの出血。
　右：気管の内視鏡画像。肺からの出血により，気管内に血液が認められる。

演習問題

（1. 呼吸器・循環器疾患の薬物治療）

1. ウマの肺虫症で使用するイベルメクチンの作用として正しいのはどれか。

　　a. 抗菌作用

　　b. 鎮咳作用

　　c. 去痰作用

　　d. 駆虫作用

　　e. 抗炎症作用

（2. 消化器疾患の薬物治療）

2. ウマの急性腹症の原因となる病態のうち，プロトンポンプ阻害薬により改善が期待できるのはどれか。

    a. 胃十二指腸潰瘍

    b. 鼓脹

    c. 腸捻転

    d. 宿糞

    e. 腸炎

3. ウマの急性腹症に用いる薬物とその説明について誤っている組み合わせはどれか。

    a. フルニキシンメグルミン ―――― 最も多用されるNSAIDsである。

    b. シメチジン ―――― 胃酸分泌を抑制する。

    c. ブトルファノール ―――― α_2アドレナリン受容体作動薬である。

    d. キシラジン ―――― 鎮痛作用を有する。

    e. ヘパリン ―――― 播種性血管内凝固の予防のために投与される。

4. 疝痛の治療薬として誤っている薬物はどれか。

    a. キシラジン

    b. フルニキシンメグルミン

    c. オメプラゾール

    d. テオフィリン

    e. メデトミジン

（3. 運動器疾患およびその他の疾患の薬物治療）

5. ウマ横紋筋融解症や筋炎の治療薬ではない薬物はどれか。

    a. アセチルシステイン

    b. フルニキシンメグルミン

    c. デキサメタゾン

    d. メロキシカム

    e. フェニルブタゾン

6. ウマの運動器疾患治療薬として用いられるNSAIDsやグルココルチコイドの体内動態に関して正しい記述はどれか。

    a. アスピリンは経口投与により小腸下部から速やかに吸収される。

    b. ケトプロフェンはタンパク質結合性の高い薬物との併用に注意する。

    c. ウマにおけるメロキシカムのCOX-2への選択性は低い。

    d. デキサメタゾンの投与は内因性グルココルチコイドに影響しない。

    e. ウマでのフルニキシンメグルミンの生物学的利用率は低い。

7. ウマの心房細動に関して誤っている記述はどれか。

    a. 心房内を不規則に興奮が旋回するリエントリーが原因と考えられている。

    b. 発作性心房細動と持続性心房細動に分類される。

    c. ウマの心房細動の治療薬としてキニジンを用いることが多い。

　　　d. キニジンは脳以外の全身の臓器に迅速に分布する。

　　　e. 発作性心房細動を起こしたウマは再発防止のため抗不整脈薬による治療を行う。

（**4. 競走馬のドーピング**）

8. 競走馬のドーピングに関して正しい記述はどれか。

　　　a. 競走馬のドーピング指定薬は世界で共通である。

　　　b. わが国の競走馬のドーピング規制は「競馬法」をもとに定められている。

　　　c. わが国の競走馬におけるドーピング検査は日本中央競馬会で行われている。

　　　d. わが国では，ドーピングとして使用が禁止されている薬物名がすべて明示されている。

　　　e. 海外において禁止薬物以外の薬物の競走馬への適用は認められている。

解　答

1. **正解　d**
   解説　イベルメクチンはミクロフィラリアの駆虫薬。グルタミン酸開口型Cl^-チャネル活性に作用し，Cl^-の膜透過性を増加させ，神経細胞や筋肉細胞の膜を過分極させることで麻痺を生じさせる。

2. **正解　a**
   解説　消化性潰瘍形成の主な原因は胃酸であり，胃酸分泌を抑制するプロトンポンプ阻害薬が用いられる。

3. **正解　c**
   解説　ブトルファノールはκオピオイド受容体作動性の非麻薬性鎮痛薬である。

4. **正解　d**
   解説　テオフィリンはPDEの活性を阻害することによって気管支拡張作用を示す。

5. **正解　a**
   解説　アセチルシステインはウマの角膜潰瘍治療薬（点眼薬）で，角膜コラゲナーゼ抑制作用を示す。

6. **正解　b**
   解説　ケトプロフェンは，血漿タンパク質と高率で結合する（ウマでは約93％）ので，ワルファリンやフェニルブタゾンなど他の高タンパク質結合性薬物と相互に置換されやすい。a.アスピリンは小腸上部から吸収される。c.COX-2への選択性が高い。d.内因性グルココルチコイドは減少する。e.生物学的利用率は高い（平均80％）。

7. **正解　e**
   解説　発作性心房細動は数時間で自然治癒する場合が多く治療は行わない。キニジンの治療時にはショックに注意する。フレカイニドもよく用いる。

8. **正解　b**
   解説　a.各国，競馬主催者によって異なる。c.公益財団法人競走馬理化学研究所で行われている。d.禁止薬物以外のものであっても出走予定馬についてウマの競走能力を一時的に高めたり減ずる目的をもって使用してはならないと競馬主催者の規定に定められている。e.海外では，競走能力への影響の有無とは関係なくあらゆる薬物の影響下にない状態で出走することが競走馬に求められており，日本の「競馬法」とは異なる。

薬物の体内動態, 用法・用量 出典一覧

第2章　小動物の薬物治療法

1) Riviere JE, Papich MG: Veterinary Pharmacology & Therapeutics. 9th ed., Wiley-Blackwell, Iowa, 2011
2) Plumb DC: Plumb's Veterinary Drug Handbook. 7th ed., Wiley-Blackwell, Iowa, 2011
3) Lainesse C, *et al.*: *J Vet Pharmacol Ther* **29**: 271-8, 2006
4) 尾﨑博, 西村亮平: 小動物の臨床薬理学. 文永堂出版, 東京, 2003
5) Boothe DM: Small Animal Clinical Pharmacology & Therapeutics. 2nd ed., Elsevier, St. Louis, 2012
6) 尾﨑博, 浅井史敏, 辻本元 編: 小動物の薬物治療学. オーム社, 東京, 2010
7) Löscher W, *et al.*: *Arch Int Pharmacodyn Ther* **254**: 180-95, 1981
8) Papich MG, *et al.*: *Am J Vet Res* **56**: 1629-36, 1995
9) Cochrane SM, *et al.*: *Can J Vet Res* **54**: 132-8, 1990
10) Cotler S, *et al.*: *J Pharm Sci* **73**: 348-51, 1984
11) Frey HH, *et al.*: *J Vet Pharmacol Ther* **8**: 219-33, 1985
12) Radulovic LL, *et al.*: *Drug Metab Dispos* **23**: 441-8, 1995
13) Patterson EE, *et al.*: *J Vet Pharmacol Ther* **31**: 253-8, 2008
14) Carnes MB, *et al.*: *Am J Vet Res* **72**: 1247-52, 2011
15) Trepanier LA, *et al.*: *Res Vet Sci* **58**: 248-51, 1995
16) Baker PR, *et al.*: *Br J Pharmac* **63**: 509-12, 1978
17) Bergstrom RF, *et al.*: *J Pharmacokinet Biopharm* **9**(5): 603-722, 1981
18) 医薬品インタビューフォーム モルヒネ塩酸塩注射液. 第一三共, 2012
19) Pfeffer M, *et al.*: *J Pharm Sci* **69**: 801-3, 1980
20) Wells SM, *et al.*: *Am J Vet Res* **69**: 1548-54, 2008
21) Garcia-Villar R, *et al.*: *J Vet Pharmacol Ther* **4**: 87-92, 1981
22) Salonen JS: *Acta Vet Scand Suppl* **85**: 49-54, 1989
23) Thomasy SM, *et al.*: *Am J Vet Res* **66**: 1162-6, 2005
24) Franquelo C, *et al.*: *Am J Vet Res* **56**: 1087-91, 1995
25) Plumb DC: Plumb's Veterinary Drug Handbook. 8th ed., Wiley-Blackwell, Iowa, 2015
26) Benchaoui HA, *et al.*: *J Vet Pharmacol Ther* **30**(4): 336-44, 2007
27) Nelson RW, Couto CG（長谷川篤彦, 辻本元 監訳）: スモールアニマル・インターナルメディシン, 原書第4版. 上巻, インターズー, 東京, 2011
28) 医薬品インタビューフォーム プリンペラン錠. アステラス製薬, 2014
29) 添付文書 プロナミド錠. DSファーマアニマルヘルス, 2009
30) 医薬品インタビューフォーム コントミン筋注. 田辺三菱製薬, 2007
31) 医薬品インタビューフォーム タガメット錠. 大日本住友製薬, 2006
32) Le Traon G, *et al.*: *J Vet Pharmacol Ther* **32**: 213-8, 2009
33) 添付文書 ザンタック錠. グラクソ・スミスクライン, 2013
34) 医薬品インタビューフォーム ガスター錠. アステラス製薬, 2013
35) 医薬品インタビューフォーム オメプラール注用. アストラゼネカ, 2012
36) 添付文書 グリチロン配合錠. エーザイ, 2011
37) Plumb DC: Plumb's Veterinary Drug Handbook, 6th ed., Wiley-Blackwell, 2008
38) 板垣博, 大石勇 監修／今井壯一, 板垣匡, 藤崎幸藏 編: 最新家畜寄生虫病学, 朝倉書店, 東京, 2007
39) Gutiérrez L, *et al.*: *Acta Vet Scand* **54**: 35, 2012
40) Riond JL *et al.*: *J Vet Pharmacol Ther* **13**: 415-24, 1990
41) 動物用医薬品評価書 ドキシサイクリン. 内閣府食品安全委員会, 2012
42) Adams HR ed.: Veterinary Pharmacology and Therapeutics. 8th ed., Iowa State University Press, Ames, 2001
43) 関口昇ほか: 動薬研究 **50**: 1-9, 1994
44) Regmi NL *et al.*: *J Vet Pharmacol Ther* **29**: 403-8, 2006
45) Intorre L *et al.*: *J Vet Pharmacol Ther* **18**: 352-6, 1995
46) Dye JA *et al.*: *J Vet Pharmacol Ther* **12**: 133-140, 1989
47) 添付文書 スベリン. 田辺三菱, 2015
48) 添付文書 メジコン配合シロップ（デキストロメトルファン）. シオノギ製薬, 2009
49) Leusch A, *et al.*: *Biopharm Drug Dispos* **22**(5): 199-212, 2001
50) 医薬品インタビューフォーム ベネトリン吸入液. グラクソ・スミスクライン, 2015
51) 医薬品インタビューフォーム キュバール50エアゾール. 大日本住友製薬, 2011
52) Bexfield NH, Foale RD, *et al*: *Small Ani Pract* **46**: 377-382, 2006
53) Button C, Gross DR, *et al.*: *Am J Vet Res*. **41**: 1230-7, 1980
54) Cristina E Okuyama , *et al*: *Clini Exp Pharmacol Physiol* **34**: 290-295, 2007
55) Christ DD, *et al*: *J Pharmacol Exp Ther*. **268**(3): 1199-205, 1994
56) Kondo T, *et al*: *Arzneimittelforschung* **46**(6): 594-600, 1996
57) Raynaud JP: *Ann Rech Vet* **23**: 1-25, 1992

58) Daurio CP, *et al.*: *Vet Res Commun* **16**(2): 125-30, 1992

59) Mealey KL, *et al.*: *Am J Vet Res* **63**: 479-81, 2002

60) European Medicines Agency: CVMP assessment report for Trifexis(EMEA/V/C/002635/0000), 2013

61) Khaled A. Khaled, *et al*: *Int J Pharm* **222**: 1-6, 2001

62) 中山智宏, 佐伯潤編：薬用量マニュアル 犬・猫・エキゾチックアニマル第3版. 日本小動物獣医師会, 2011

63) 医薬品インタビューフォーム リメタゾン. 田辺三菱製薬, 2012

64) Toutain PL, *et al.*: *Am J Vet Res* **44**: 212-217, 1983

65) Committee for Veterinary Medicinal Products: Diclofenac Summary Report. The European Agency for the Evaluation of Medicinal Products, 2003

66) 医薬品インタビューフォーム アデフロニック錠. テバ製薬, 2015

67) 添付文書 Rimadyl. Pfizer, 1999

68) McKellar, QA *et al.*: *J Small Anim Pract* **31**: 443-448, 1990

69) Busch, U *et al.*: *Drug Metab Dispos* **26**: 576-584, 1998

70) Veterinary Clinical Drug Information Monographs: Firocoxib(Systemic). The United States Pharmacolpeial Convention, 2007

71) 添付文書 ヒスタール散. ザイダスファーマ, 2010

72) 添付文書 ネオマレルミンTR錠6mg. テバ製薬, 2012

73) Warry E, *et al.*: *J Vet Intern Med* **25**: 903-8, 2011

74) 添付文書 アトピカ(シクロスポリン製剤)カプセル. ノバルティス アニマルヘルス, 2007

75) Nelson RW, *et al.*: Small Animal Internal Medicine. 3rd ed., Mosby, St. Louis, 2003

76) Papich MG: Saunders Handbook of Veterinary Drugs: Small and Large Animal. 4th ed Saunders, 2016

77) van Dijl, *et al.*: *J Vet Intern Med* **28**: 1229-34, 2014

78) 前出吉光 監修：新版 主要症状を基礎にした犬の臨床. デーリィマン社, 札幌, 2007

79) 医薬品インタビューフォーム カルボプラチン点滴静注液サワイ. 沢井製薬, 2014

80) 医薬品インタビューフォーム タスオミン錠. バイエル薬品, 2014

81) KuKanich B, *et al.*: *J Vet Pharmacol Ther* **33**(1): 42-9, 2010

82) 動物用医薬品評価書 セファレキシン. 内閣府食品安全委員会, 2010

83) 医薬品インタビューフォーム タリビット錠. 第一三共, 2016

84) 医薬品インタビューフォーム ロメフロン点眼液0.3%. 千寿製薬, 2011

85) 医薬品インタビューフォーム サジテン点眼液0.05%. 日本アルコン, 2014

86) 片野修一他：日本獣医師会誌 **65**：796-801, 2009

87) 医薬品インタビューフォーム トルソプト点眼液0.5%, 参天製薬, 2014

88) Tokumura T, *et al.*: *Biol Pharm Bull* **16**: 319-21, 1993

89) 医薬品インタビューフォーム アドナ注. 田辺三菱製薬, 2009

90) 医薬品インタビューフォーム オダノン錠30mg. 東和薬品, 2009

91) 医薬品インタビューフォーム トランサミン注. 第一三共, 2013

92) Therapeutic Good Administration(TGA), Australian assessment report for tranexamic acid. Australian Government Department of Health and Ageing, December 2010.(Product name: Cyklokapron, Sponsor: Pfizer Australia)

93) 医薬品インタビューフォーム プラビックス錠. サノフィ, 2012

94) Kim YI, *et al.*: *Int J Pharm* **415**: 129-39, 2011

95) 医薬品インタビューフォーム ワーファリン錠. エーザイ, 2013

96) Neff-Davis CA, *et al.*: *J Vet Pharmacol Ther* **4**(2): 135-40, 1981

97) Smith SA, *et al.*: *J Vet Pharmacol Therap* **23**: 339-44, 2000

98) 医薬品インタビューフォーム ヘパリンナトリウム注タナベ. 田辺三菱製薬, 2011

99) Diquélou A, *et al.*: *Vet Clin Pathol* **34:** 237-42, 2005

100) Grebe S, *et al.*: *Berl Munch Tierarztl Wochenschr* **113**(3): 103-7, 2000

101) Mischke R, *et al.*: *Vet J* **192**: 299-303, 2012

102) 医薬品インタビューフォーム ウロナーゼ静注用6万単位. 持田製薬, 2011

103) 医薬品インタビューフォーム ウロキナーゼ静注用6万単位ベネシス. 田辺三菱製薬, 2012

104) The Merck Veterinary Manual(WEB版)

105) Fu JS, *et al.*: *J Lab Clin Med* **111**(6): 669-76, 1988

第3章　産業動物の薬物治療法

1) Jones RD, *et al.*: *J Vet Pharmacol Ther* **17**: 141-7, 1994

2) Noguchi H, *et al.*: *Int J Clin Pharmacol Ther Toxicol* **21**: 213-7, 1983

3) Plumb DC: Plumb's Veterinary Drug Handbook. 8th ed., Wiley-Blackwell, Iowa, 2015

4) Rehbein S, *et al.*: *Parasitol Res* **111**: 1343-7, 2012

5) Mizutani, H, *et al.*: *Vet Res Commun* **27**: 633-41, 2003

6) Toutain PL, *et al*: *J Vet Pharmacol Ther:* **5**: 33-43. 1982

7) Toutain PL, *et al*: *Am J Vet Res* **46**: 719-25, 1985

8) 添付文書 動物用チオラ注射液. あすかアニマルヘルス, 2014

9) Lapierre H1, *et al*: : *J Dairy Sci* **95**: 353-362, 2012

10) 動物用医薬品評価書 グリチルリチン酸モノアンモニウム. 食品安全委員会, 2008

11) 日本比較薬理学・毒性学会 編：獣医薬理学. 近代出版, 東京, 2013

12) Hays MT: *Thyroid* **11**(7): 671-5, 2001
13) 中尾敏彦, 津曲茂久, 片桐成二 編：獣医繁殖学. 第4版, 文永堂出版, 東京, 2012
14) 吐山豊秋：新編 家畜薬理学. 改訂版, 養賢堂, 東京, 1994
15) 動物用医薬品評価書 エチプロストントロメタミン. 食品安全委員会, 2009
16) Sandow J, *et al*.: *Brit J Clin Pract* **41**(Suppl 48): 6-13, 1987
17) Brown SA, *et al*.: *J Vet Pharmacol Ther* **22**: 35-40, 1999
18) Liu S, *et al*: *J Vet Pharmacol Ther* **34**: 35-41, 2011
19) 北岡建樹：チャートで学ぶ輸液療法の知識. 南山堂, 東京, 1995, 120-36
20) 大熊利忠: 医学のあゆみ **183**(9)：553-8, 1997
21) 和田攻ほか編：輸液ガイド. 改訂第2版, 文光堂, 東京, 1995, 22-34
22) 北岡建樹ほか：内科 **72**：647-50, 1993
23) 富田公夫ほか：内科 **72**：625-31, 1993
24) 太田祥一ほか：医学のあゆみ **183**(9)：574-81, 1997

第4章 馬の薬物治療法

1) Plumb DC: Plumb's Veterinary Drug Handbook. 3rd ed., Iowa State University Press, Ames, 1999
2) Bayly WM, *et al*.: *Equine Vet J* **34**(1): 36-43, 2002
3) uvivier DH, *et al*.: *quine Vet J* **31**(1): 20-4, 1999
4) Duvivier DH, *et al*.: *Vet J* **154**(2): 49-53, 1997
5) Eenoo PV, *et al*.: *Biomed Chromatogr* **16**(8): 513-6, 2002
6) Errecalde JO, *et al*.: *Vet Res Commun* **16**(2): 131-8, 1992
7) Chen CL, *et al*.: *Chin J Physiol* **38**(1): 1-6, 199
8) Pérez R, *et al*.: *J Vet Med A Physiol Pathol Clin Med* **50**(6): 297-302, 2003
9) Gokbulut C, *et al*.: *Equine Vet J* **33**(5): 494-8, 2001
10) Pérez R, *et al*.: *J Vet Pharmacol Ther* **22**(3): 174-80, 1999
11) Van Duijkeren, E *et al*.: *J Vet Pharmacol Ther* **17**: 440-46, 1994
12) Brown, MP *te al*.: *Am J Vet Res* **49**: 918-22, 1988
13) Derek C. Knottenbelt, Fernando Malalana: Saunders Equine Formulary, 2nd Revised ed. Saunders, 2005
14) Ruoff WW Jr, *et al*.: *Am J Vet Res* **46**(10): 2085-90, 1985
15) Matsuda Y *et al*.: *J Vet Med Sci* **61**: 209-12, 1999
16) Fultz L, *et al*.: *J Vet Pharmacol Ther* **36**: 309-312, 2013
17) Fultz L, *et al*.: *Equine Vet J* **46**(2): 252-5, 2014
18) Prades M, *et al*.: *Equine Vet J* **21**(3): 211-4, 1989
19) Davis JL, *et al*.: *Am J Vet Res* **66**(10): 1694-701, 2005
20) Chay S, *et al*.: *Drug Metab Dispos* **11**(3): 226-31, 1983
21) Rand C, *et al*.: *Vet Rec* , **169**(5): 126, 2011
22) Sandin A, *et al*.: *Equine Vet J Suppl* **31**(29): 50-3, 1999
23) Andrews FM , *et al*: *Equine Vet J Suppl* **29**: 81-86, 1999
24) Smyth GB, *et al*.: *Equine Vet J* **22**(1): 48-50, 1990
25) Holland PS, *et al*.: *J Vet Pharmacol Ther* **20**(2): 145-52, 1997
26) Whittem T: *Vet Clin North Am Equine Pract.* **15**: 747-768, 1999
27) Plumb DC: Plumb's Veterinary Drug Handbook. 8th ed., Wiley-Blackwell, Iowa, 2015
28) Knych, HK, *et al*: : *J Vet Pharmacol Ther* **38**: 313-20, 2015
29) Soraci AL, *et al*.: *J Vet Pharmacol Ther* **28**(1): 65-70, 2005
30) Dyer DC, *et al*.: *Arch Int Pharmacodyn Ther* **289**(1): 5-10, 1987
31) Garcia-Villar R, *et al*.: *J Vet Pharmacol Ther* **4**(2): 87-92, 1981
32) Clark JO and Clark TP: *Vet Clin North Am Equine Pract.* **15**: 705-23, 1999
33) Grimsrud KN, *et al*.: *Vet Anaesth Analg* **39**(1): 38-48, 2012
34) Valverde A: *Vet Clin North Am Equine Pract.* **26**: 515-32, 2010
35) Knych HK, *et al*.: *Vet Anaesth Analg* **39**(3): 221-9, 2012
36) Dimaio Knych HK, *et al*.: *Am J Vet Res* **72**(10): 1378-85, 2011
37) Mama KR, *et al*.: *Equine Vet J* **41**(8): 772-7, 2009
38) Salonen JS, *et al*.: *J Vet Pharmacol Ther* **12**(1): 65-72, 1989
39) Knych HK, *et al*.: *J Vet Pharmacol Ther* **37**(4): 374-81, 2014
40) Devine EP, *et al*.: *J Am Vet Med Assoc* **243**(1): 105-12, 2013
41) Waterman AE, *et al*.: *Equine Vet J Suppl* **24**(11): 56-8, 1992
42) Knych HK, *et al*.: *J Vet Pharmacol Ther* **36**(1): 21-30, 2013
43) Sanchez LC *et al*: : *Am.J Vet Res.* **69**: 579 ～ 585, 2008
44) McCann ME, *et al*.: *Am J Vet Res* **56**(8): 1070-4, 1995
45) Gerhards H, *et al*.: *J Vet Pharmacol Ther* **11**(1): 77-83, 1988
46) Rose RJ and Hodgson DR ed.: Manual of Equine Practice., 2nd ed. WB Saunders, Philadelphia, 1999
47) Broome TA, *et al*.: *Can J Vet Res* **67**: 297-302, 2003
48) Plumb DC: Plumb's Veterinary Drug Handbook. 7th ed., Wiley-Blackwell, Iowa, 2011

49) Landoni MF, *et al.*: *J Vet Pharmacol Ther* **19**: 466-74, 1996
50) Lees P, *et al.*: *J Vet Pharmacol Ther* **27**: 479-90, 2004
51) Corveleyn S, *et al.*: *Res Vet Sci* **67**: 203-4, 1999
52) Lees P, *et al.*: *Vet J* **196**: 294-303, 2013
53) MacAllister CG, *et al.*: *J Am Vet Med Assoc* **202**: 71-7, 1993
54) Beretta C, *et al.*: *Pharmacol Res* **52**: 302-6, 2005
55) Noble G, *et al.*: *J Vet Intern Med* **26**(5): 1192-201, 2012
56) Knych, HK *et al.*: *J Vet Pharmacol Ther* **32**(suppl s1): 128, 2009
57) Knych HK, *et al.*: *J Vet Pharmacol Ther* **37**: 125-32, 2014
58) 石井英昭: 馬の科学 **50**：349-52，2013
59) Soma LR, *et al.*: *J Vet Pharmacol Ther* **28**: 71-80, 2005
60) Horspool LJ, *et al.*: *Br Vet J* **151**: 401-12, 1995
61) Jianping, D. *et al.*: *Biopharm Drug Dispos* **25**: 109-16, 2004
62) Allen DG, *et al.* ed.: Handbook of Veterinary Drugs. 2nd ed., Lippincott-Raven, Philadelphia, 1998
63) Blythe LL, *et al.*: *Am J Vet Res* **47**: 1739-43, 1986
64) Popot MA, *et al.*: *Equine Vet J* **36**: 482-7, 2004
65) Auer JA, ed: Equine Surgery. WB Saunders, Philadelphia, 1992
66) Fuller CJ, *et al.*: *Equine Vet J* **34**: 61-4, 2002
67) McIlwraith CW, *et al.*: *Am J Vet Res* **73**: 628-33, 2012
68) John D. Lavach: Severin's Veterinary Ophthalmology Notes, 3rd ed, Colorado, 1996
69) McGuirk SM, *et al.*: *Am J Vet Res* **42**: 938-42, 1981
70) Ohmura H, *et al.*: *J Vet Med Sci* **63**: 511-4, 2001
71) Olsén L, *et al.*: *Vet J* **177**: 242-9, 2008
72) Paccamonti DL, *et al.*: *Equine Vet J* **31**: 285-8, 1999
73) Shrestha, HK: *Biol Reprod* **87**: 1-6, 2012

和文索引

＊太字の頁は，薬物の［薬理作用］［体内動態，用法・用量］［薬物併用の相互作用］［有害反応］が記述されている頁ですが，これらがすべて記述されていない場合も薬物の見出しが立ててある頁は太字にしています。

獣医学教育モデル・コア・カリキュラム準拠

獣医臨床薬理学

発　　　行	2017年12月10日　発行
	2022年8月1日　第一版2刷

編　　　集	日本比較薬理学・毒性学会
発 行 者	菅 原 律 子
発 行 所	株式会社　近代出版
	〒150-0002　東京都渋谷区渋谷2-10-9
	電話：03-3499-5191　FAX：03-3499-5204
	e-mail：mail@kindai-s.co.jp
Ｄ Ｔ Ｐ	株式会社　西崎印刷
印 刷 所	研友社印刷株式会社

ISBN978-4-87402-238-2　　ⓒ2017 Printed in Japan

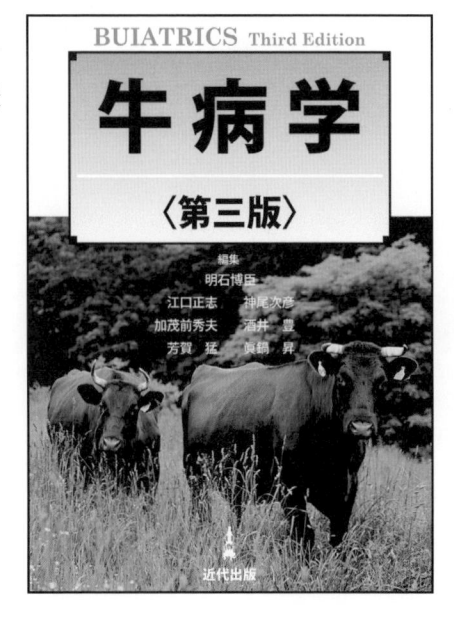
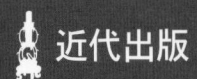

動物の感染症〈第三版〉

A4 判 320 頁　本体価格 12,000 円＋税

編集　明石博臣／大橋和彦／小沼　操／菊池直哉／後藤義孝／髙井伸二／宝達　勉

主な内容

感染症の成立／感染と発病機序／局所感染症と全身感染症／感染症の実験室内診断とバイオハザード対策／感染症の予防と治療／感染症の対策とその撲滅／関連法規の概要／伝染病の防疫の実際

疾病別　主な症状一覧：呼吸器症状／消化器症状／異常産・生殖器障害・産卵異常（鶏）／皮膚・体表・外貌異常／神経症状・運動障害／出血・血尿・血便／貧血・黄疸／免疫不全／急性死

疾病各論（収載疾病数 437）：牛／めん羊・山羊／馬／豚／家きんおよび鳥類／犬・猫／みつばち／魚類／水生甲殻類／野生動物

- -

動物微生物検査学

B5 判 248 頁　本体価格 5,000 円＋税

編集　福所秋雄／青木博史／田村　豊／前田秋彦／村上洋介／吉川泰弘

主な内容

微生物学の基礎（微生物学の歴史／微生物の特徴と分類／動物感染症と免疫／動物感染症の制御）

検査にかかわる国際基準（バイオセーフティ／検査の精度管理／検査結果の解釈）

動物微生物の検査法（微生物検査の変遷と概要／微生物染色法／顕微鏡による観察法／抗原検出法／血清抗体検査法／遺伝子検査法／薬剤感受性試験法／動物微生物の分離・培養法）

動物感染症診断のための微生物検査（産業動物／伴侶動物／実験動物／人獣共通感染症／食品・食肉の衛生検査／飼料等の衛生検査）

- -

マウス胚の操作マニュアル〈第三版〉

A4 変形判 720 頁　本体価格 25,000 円＋税

Andras Nagy ／ Marina Gertsenstein ／ Kristina Vintersten ／ Richard Behringer　著

山内一也／豊田　裕／岩倉洋一郎／佐藤英明／鈴木宏志　訳

主な内容

マウスの発生遺伝学と発生学／トランスジェニックマウス，キメラマウスの作出／着床前胚の回収と体外培養／着床外胚の分離，培養，体外操作／胚盤胞に由来する幹細胞の分離と培養／ES 細胞を用いた遺伝子導入／単為発生，前核移植，マウスクローニング／生殖補助技術／凍結保存，清浄化，マウスの輸送／遺伝子産物，細胞，組織，臓器システムの観察法／顕微操作実験室のセットアップ

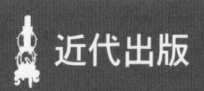 近代出版

〒150-0002　東京都渋谷区渋谷2-10-9
TEL 03-3499-5191　FAX 03-3499-5204
http://www.kindai-s.co.jp

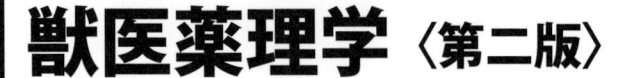
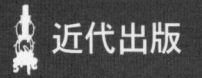